Pflegias

Anatomie und Physiologie

Maria Pohl-Neidhöfer

unter Mitarbeit der Verlagsredaktion

Cornelsen

Pflegias

Redaktion:
Susanne Stucki

Außenredaktion:
Lars Wilker

Videoredaktion:
Lisa Budzynski

Rechte und Lizenzen:
Birke Fähnrich

Layout:
SOFAROBOTNIK GbR, Augsburg

Logo, Produktmarke, Umschlag und Layoutanpassung:
Rosendahl Grafikdesign, Berlin

Umschlagfoto:
Werner Krüper, Bielefeld

Technische Umsetzung:
vitaledesign, Berlin

Für die Erstellung des Buches wurden Texte übernommen aus:
In guten Händen. Altenpflege Band 1 (Autorin: Dr. Friederike Bremer-Roth)
In guten Händen. Gesundheits- und Krankenpflege Band 1, (Herausgeberin: Prof. Dr. Uta Oelke, Autorinnen: Anja Koch, Dr. Christine Grünendahl)

Begleitmaterialien für Auszubildende:
ISBN 978-3-06-451236-8 (Arbeitsheft zu „Anatomie und Physiologie")
ISBN 978-3-06-451223-8 (Schulbuch 1)
ISBN 978-3-06-451224-5 (E-Book zu Schulbuch 1)
ISBN 978-3-06-451225-2 (Schulbuch 2)
ISBN 978-3-06-451226-9 (E-Book Schulbuch 2)

Lösungshinweise zu den Fragen finden Sie auf den Internetseiten des Cornelsen-Verlags unter dem Webcode nayoga.

www.cornelsen.de

1. Auflage, 4. Druck 2024

Druck und Bindung: Livonia Print, Riga

ISBN 978-3-06-451235-1 (Schulbuch)
ISBN 978-3-06-451497-3 (E-Book)

PEFC
PEFC/12-31-006

PEFC zertifiziert
Dieses Produkt stammt aus nachhaltig bewirtschafteten Wäldern und kontrollierten Quellen.
www.pefc.de

Vorwort

Liebe Auszubildende in der Pflege,

wir freuen uns, dass Sie dieses Buch über Anatomie und Physiologie aufgeschlagen haben. Ob Sie nun darin herumschmökern, es sich einmal ansehen oder damit lernen wollen: Herzlich willkommen!

Anatomie – die Lehre vom Bau des menschlichen Körpers und seinen Organen – ist eine sehr alte Disziplin der Medizin. Bereits in der Antike wurden Lehrbücher über den Aufbau und die Funktion des menschlichen Körpers geschrieben. So haben in der berühmten Bibliothek von Alexandria bereits anatomische Bücher gestanden. Im 16. Jahrhundert wurde dann der Begriff „Physiologie" geprägt, zunächst allgemein für Naturlehre, dann spezifiziert auf die belebte Natur und hier in unserem Zusammenhang die Lehre von den normalen Lebensvorgängen und Funktionen des menschlichen Körpers.

Dieses Buch, das Sie in den Händen halten oder als eBook lesen, ist speziell für die Ausbildung zur Pflegefachfrau/zum Pflegefachmann erstellt worden. Die Inhalte sind abgestimmt auf die Lehrbücher Pflegias. In der Gliederung finden Sie die jeweils passenden Überschriften.

In die Beiträge sind langjährige Erfahrungen in der Pflegeausbildung in der Akutpflege und der Langzeitpflege eingeflossen. Beim Schreiben der Texte standen immer die Fragen der Auszubildenden zu den jeweiligen Themen im Mittelpunkt: Was wurde oft gefragt, welche Zusammenhänge waren schwer zu verstehen und wie haben wir das Problem gelöst?

Am Ende eines jeden Kapitels finden Sie Wiederholungsfragen. Diese sind ebenfalls aus der Praxis der Lehrenden entstanden, die eine oder andere Frage wurde schon in einer Klausur gestellt.

Mein Dank gilt dem Redaktionsteam, die Zusammenarbeit war sehr intensiv und konstruktiv. Es hat mir sehr viel Freude bereitet, an diesem Buch zu arbeiten und so die Auszubildenden beim Lernen unterstützen zu können.

Nun wünsche ich Ihnen viel Spaß mit diesem Buch und viel Erfolg in Ihrer Ausbildung! Ich freue mich auf neugierige Auszubildende und Pflegefachpersonen.

Maria Pohl-Neidhöfer

Inhalt

A Haut und Körper

B Ernährung, Stoffwechsel und Ausscheidung

Inhalt

Inhalt

C Aktivität, Mobilität und Ruhe

D Kognition und Wahrnehmung

Inhalt

E Sexualität und Fortpflanzung

A Haut und Körper

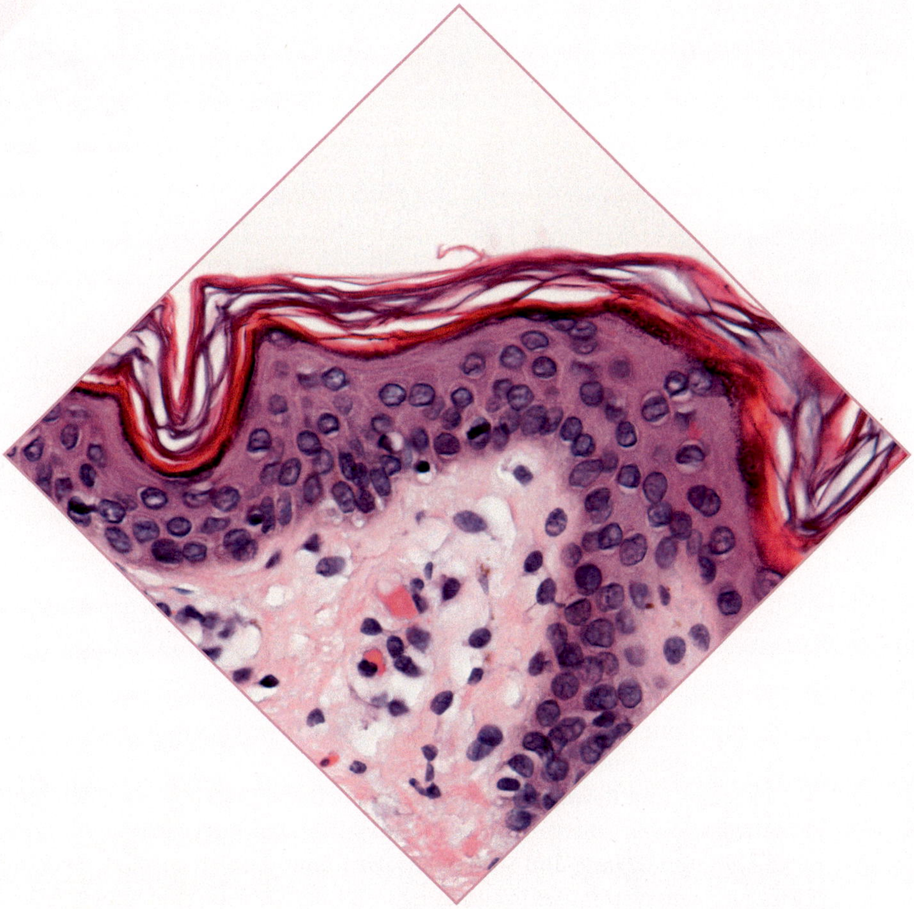

1 Körper als System

Anatomie ist die Lehre vom inneren Aufbau des Körpers. Der menschliche Organismus folgt einem Bauplan, der kleinste Strukturen zu größeren Funktionseinheiten verbindet, aus denen Zellen, Gewebe, Organe, Organsysteme und der gesamte Körper aufgebaut sind (Abb. 1).

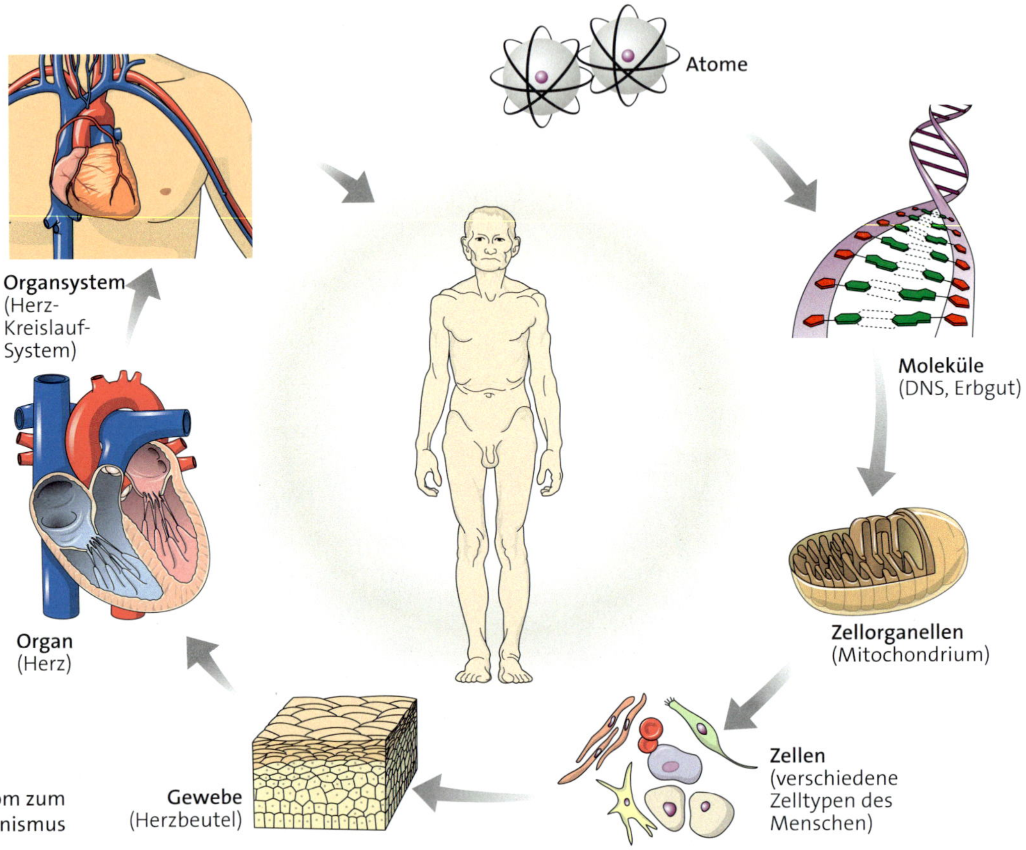

Abb. 1 Vom Atom zum Organismus

Unter funktionellen Gesichtspunkten kann der menschliche Körper in folgende Systeme eingeteilt werden:

- Der **Stütz- und Bewegungsapparat**, der sich aus Knochen, Knorpel, Sehnen, Bändern sowie den Gelenken und den Muskeln zusammensetzt.
- Die **inneren Organe und Stoffwechselsysteme**, die sich aus Blut, Herz und Blutgefäßen, Atemsystem, dem Verdauungstrakt, dem Harnsystem und den Geschlechtsorganen, der Haut, dem Immunsystem sowie hormonproduzierenden Organen und Drüsen zusammensetzen.
- Das **Nervensystem**, das sich aus Gehirn, Rückenmark, dem peripheren und dem vegetativen Nervensystem zusammensetzt.
- Die **Sinnesorgane**.

Physiologie
physis griech. = Natur
logos griech. = Wissenschaft

Die ›Physiologie‹ ist die Lehre der normalen Stoffwechsel- und Organfunktionen. Sie beschreibt die Funktion der einzelnen Systeme und ihre gegenseitigen Zusammenhänge, wie z.B. Zellstoffwechsel, Kreislaufregulation, Verdauungsabläufe oder die Reizüberleitung vom Nerven auf den Muskel.

1.1 Anatomische Grundbegriffe

In jeder Profession bildet sich eine eigene Fachsprache heraus. In der Pflege ist die Fachsprache einerseits vom Englischen geprägt, da die Entwicklung der Profession der Pflege im englischsprachigen Raum begonnen hat. Andererseits stellt die Medizin eine wichtige Bezugswissenschaft dar. Die Fachsprache in der Medizin setzt sich aus griechischen und lateinischen Begriffen zusammen, seit dem 20. Jahrhundert finden auch hier zunehmend englische Fachbegriffe Eingang. Da die Anatomie ein Teilgebiet der Medizin ist, sind auch in der Pflegeausbildung anatomische Fachbegriffe ein notwendiger Bestandteil, um sich die Teildisziplinen anzueignen und mit anderen Berufsgruppen fachgerecht kommunizieren zu können.
Im Bereich der Anatomie, der Lehre vom Aufbau des Körpers, werden überwiegend lateinische und griechische Begriffe verwendet. Die wichtigsten Begriffe sind in den folgenden Tabellen aufgeführt.

Abschnitt	Fachbegriff
Kopf	Caput, lat.
Gesicht	Facies, lat.
Nase, Ohren, Finger	Akren
Hals	Cervix, lat. Collum, gr.
Brustkorb	Thorax
Rücken	Dorsum
Bauch	Abdomen
Arme, Beine	Extremitäten
Hand	Manus
Fuß	Pedes
Fußsohle	Planta
Handinnenseite/ Hohlhand	Palma, Vola
Finger	Phalanges
Zehen	Digitores
Körperstamm, Rumpf	Truncus

Tab. 1 Abschnitte des Körpers

Richtung	Fachbegriff
rechts	dexter
links	sinister
mittig	medial
seitlich	lateral
zum Rumpf hin	proximal
zum Gliedmaßenende hin	distal
zum Kopfende hin	kranial, superior
nach vorn	anterior
nach hinten	posterior

Tab. 2 Richtungsbezeichnungen

Lage	Fachbegriff
tiefliegend	profundus
oberflächlich	superficialis
zur Basis gerichtet	basal
außen liegend	externus
innen liegend	internus

Tab. 3 Lagebezeichnungen

Die Angabe rechts und links bezieht sich immer auf den Patienten und nicht auf die Sicht des Betrachters.

Bewegung	Fachbegriff
Drehung	Rotation
Drehung nach außen	Außenrotation
Drehung nach innen	Innenrotation
Kreisbewegung	Zirkumduktion
abspreizen	Abduktion
überkreuzen	Adduktion
strecken	Extension
beugen	Flexion
Bewegung nach vorn	Anteversion
Bewegung nach hinten	Retroversion
Innenrotation im Handgelenk	Pronation
Außenrotation im Handgelenk	Supination
Zangengriff zwischen Daumen und Kleinfinger. Diese Bewegung ist nur möglich durch das Sattelgelenk des Daumengrundgelenkes, welches dem Daumen eine Beweglichkeit in zwei Achsen ermöglicht.	Opposition

Tab. 1 Bewegungsrichtungen

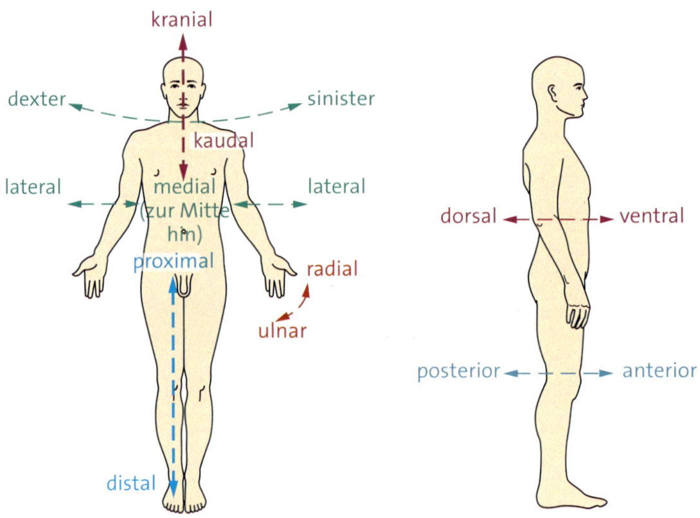

▸ **Abb. 1** Bewegungsrichtungen und Körperorientierungen

▾ **Abb. 2** Bewegungsrichtungen

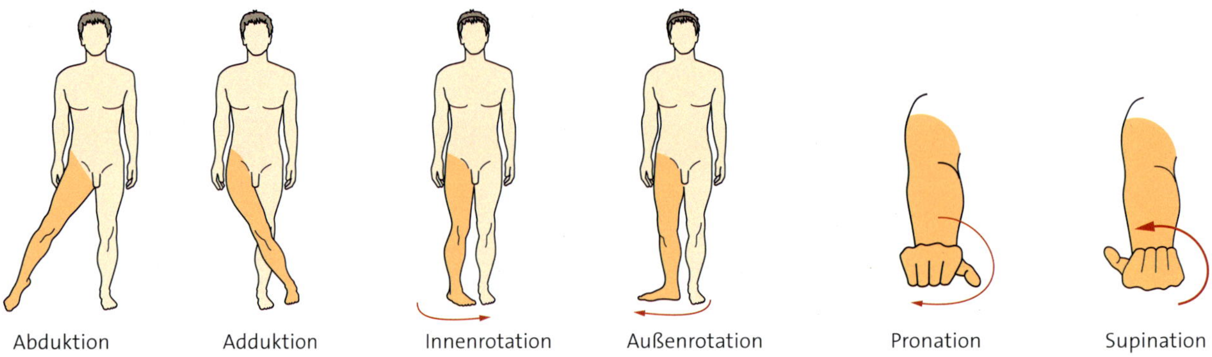

Zur bildgebenden Diagnostik werden zweidimensionale Bilder des Körpers hergestellt. Damit die Bilder zugeordnet werden können, werden die verschiedenen Ebenen und Achsen des Körpers bezeichnet. Ebenso werden in der Anatomie zur Darstellung der Organe zweidimensionale Bilder in den verschiedenen Ebenen benutzt.
Zu den zweidimensionalen bildgebenden Verfahren gehören: Röntgenuntersuchung, Sonografie, Computertomografie (CT), Magnetresonanztomografie (MRT), Kernspintomografie und Szintigrafie. Des Weiteren werden auch dreidimensionale Darstellungen angefertigt, z.B. in der Ultraschallfeindiagnostik in der Schwangerschaft.

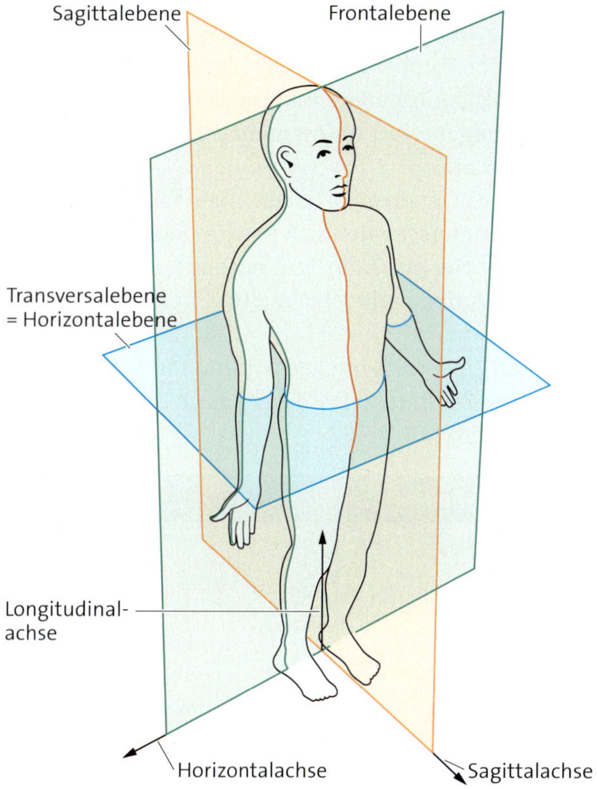

Abb. 3 Körperachsen und Körperebenen

Fachbegriff	Erklärung
Sagittalebene	senkrechte Ebene, wenn sie den Körper in je eine symmetrische rechte und linke Hälften teilt, wird sie als **Medianebene** bezeichnet
Frontalebene	Ebene, die parallel zur Stirn verläuft
Transversalebene, Horizontalebene	quer verlaufende Ebene
Transversalachse	Querachse
Longitudinalachse	Längsachse
Sagittalachse	senkrecht zu den anderen beiden Achsen verlaufende Achse

Tab. 2 Körperachsen und Körperebenen

1.2 Zelle

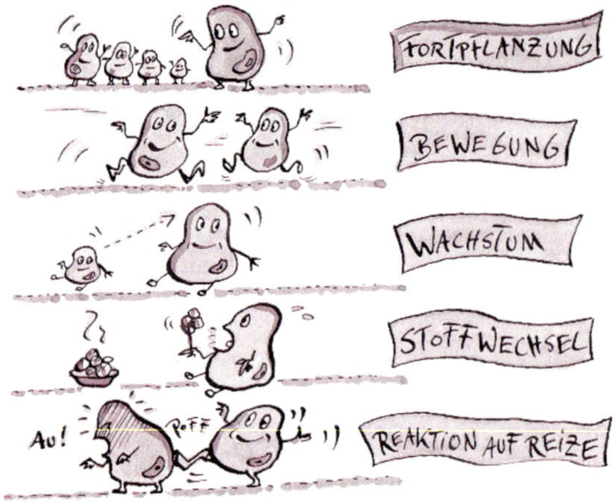

Abb. 1 Die Zelle zeigt alle Kennzeichen des Lebens

Der kleinste Baustein aller lebenden Organismen ist die Zelle. Der menschliche Körper besteht aus ungefähr 100 Billionen dieser selbstständigen Lebenseinheiten. Zellen können sich teilen, vermehren, wachsen, fortbewegen, auf Reize reagieren und andere Stoffe aus ihrer Umgebung aufnehmen, umbauen und ausscheiden (Abb. 1).

Damit Zellen existieren können, müssen verschiedene Anforderungen erfüllt sein. Sie brauchen ausreichend Nährstoffe, Salze, Sauerstoff und Wasser sowie einen immer konstant bleibenden Temperaturbereich. Darüber hinaus muss der Abtransport der Abfallprodukte gewährleistet sein. Diesen Anforderungen wird im menschlichen Körper das Organ ›Blut‹ gerecht.

Blut → S. 192

Zytologie
Zelllehre
zytos, griech. = Zelle

Alle Zellen eines Organismus haben einen fast identischen Grundaufbau, unterscheiden sich aber in ihrer Gestalt, Größe und Funktion. Es gibt beispielsweise Nervenzellen, Muskelzellen, Blutzellen, Abwehrzellen oder Schleimhautzellen. Ihr Aufbau und ihre Funktion werden in der ›Zytologie‹ beschrieben.

Besonders groß sind die menschlichen Eizellen. Nervenzellen sind mit bis zu einem Meter die längsten Zellen. Verschiedene Zellformen lassen sich nach ihren Merkmalen und ihrem Vorkommen unterscheiden (Tab. 1).

Zellform	Merkmal	Vorkommen	
platte Zellen	Höhe ist geringer als die Breite	in der Haut	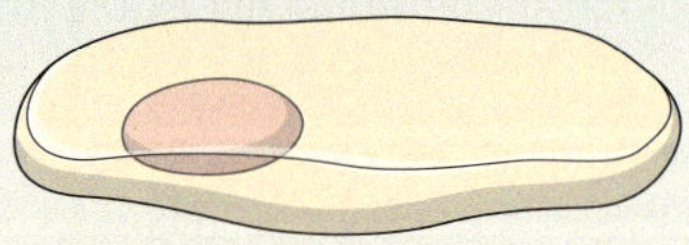
kubische Zellen	Höhe entspricht der Breite	in den Harnwegen	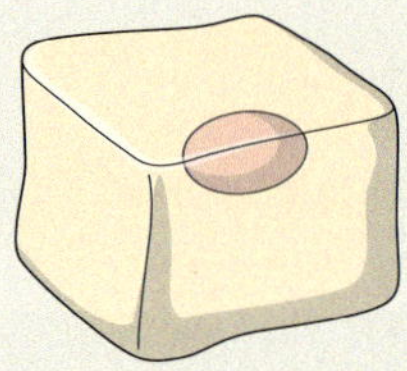
zylinderförmige Zellen	Höhe ist kleiner als die Breite Grundfläche ist viereckig, rund oder oval	in den Verdauungswegen	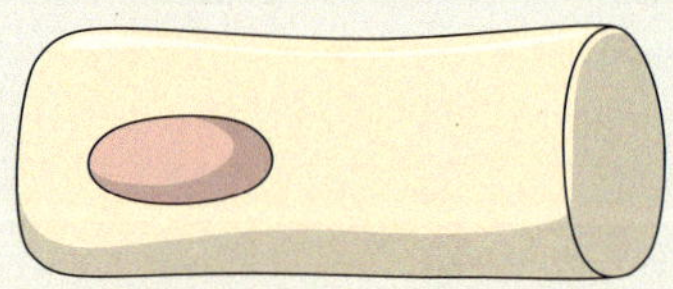
vielgestaltige Zellen	Form ist unregelmäßig	im Nerven- oder Bindegewebe	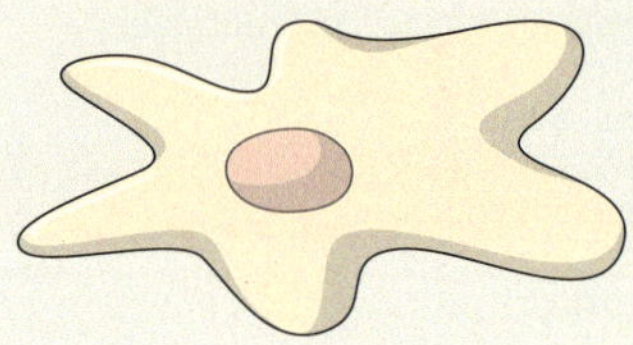

Tab. 1 Zellformen

1.2.1 Zellaufbau

Alle Zellen bestehen aus den Bausteinen (Abb. 2):

- Zellmembran
- Zellplasma
- Zellkern
- Zellorganellen

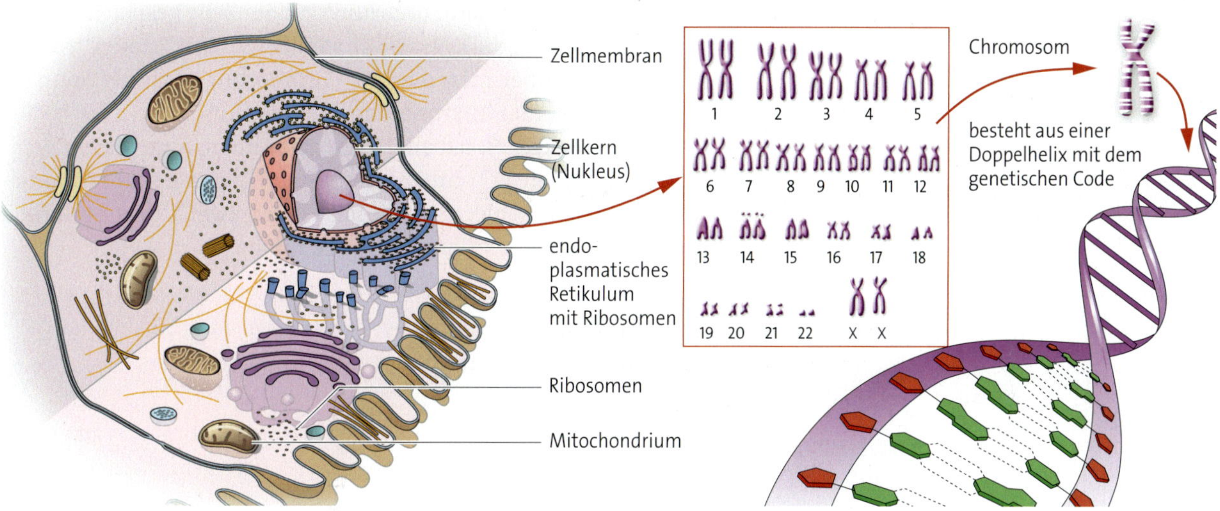

Abb. 2 Schematischer Aufbau einer Zelle: Vom Chromosom zur DNS

Die **Zellmembran** schließt die Zelle nach außen ab. Sie schützt zum einen vor dem Eintritt von ungewollten Substanzen und dient zum anderen dem Stoffaustausch (z.B. Sauerstoff – Kohlenstoffdioxid). Sie besteht aus einer doppelten Schicht Fettmolekülen (Phospholipide) und aus Transportproteinen (Abb. 3). Die Fettmoleküle setzen sich aus jeweils einem wasseranziehenden (hydrophilen) Kopf sowie zwei wasserabweisenden (hydrophoben) Schwänzen zusammen.
Die Zellmembran reguliert den Eintritt und den Austritt von Stoffen in das Zellinnere. Diese Eigenschaft bezeichnet man als ›Semipermeabilität‹.

Semipermeabilität
teilweise durchlässig
semi-, lat. = halb
permeare, lat. = durchlassen

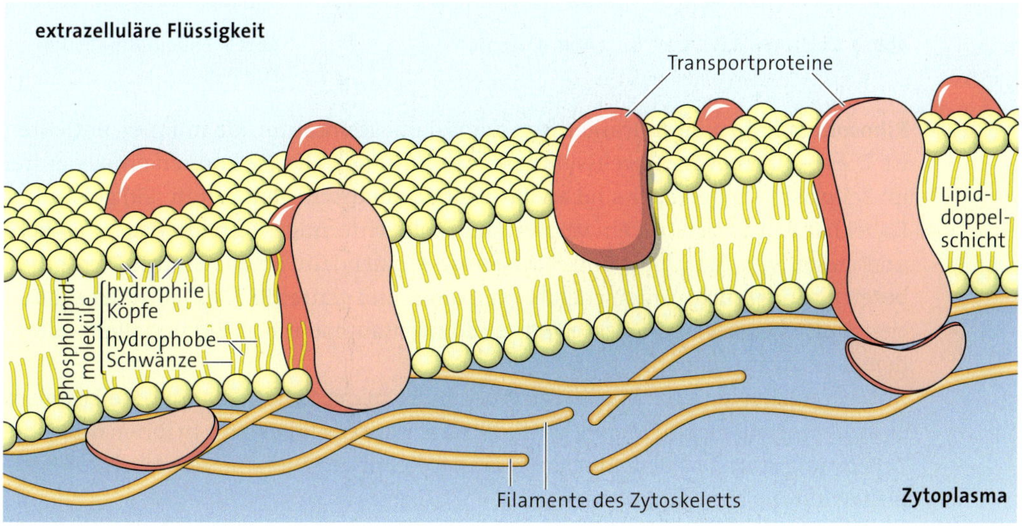

Abb. 3 Zellmembran

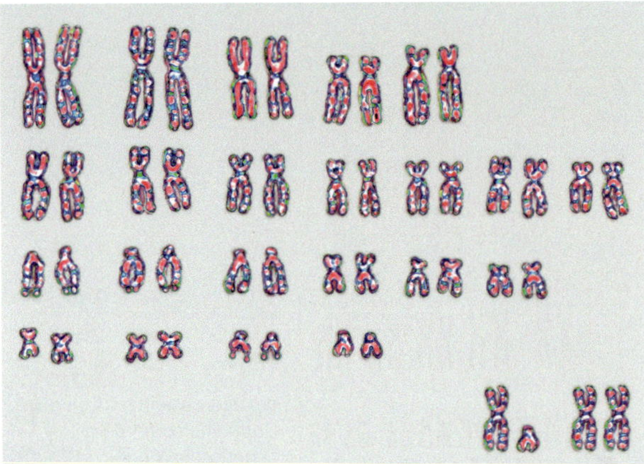

Abb. 1 Chromosomen des Menschen, unten rechts die männlichen und die weiblichen Geschlechtschromosomen

Unter **Zellplasma** versteht man die Zellflüssigkeit, in der sich die verschiedenen Zellorganellen befinden. Es besteht hauptsächlich aus Wasser, Eiweißkörpern, Salzen, Kohlenhydraten und fettähnlichen Stoffen.
Der **Zellkern** beinhaltet Kernplasma, Kernkörperchen und darin die Desoxyribonukleinsäure (DNS).
Die DNS enthält die Gene, auf denen alle Informationen zu Aufbau und Funktion der Zelle gespeichert sind. Kommt die DNS in Spiralen gerollt als „Knäuel" vor, bezeichnet man dies als Chromosom. In dieser Form ist sie unter Mikroskopen sichtbar (Abb. 1).
Menschen haben 23 Chromosomenpaare. Davon beinhalten 22 Paare Informationen über die Körperfunktionen und ein Paar bestimmt das Geschlecht. Während Frauen zwei X-Chromosomen haben, ist bei Männern ein X- und ein Y-Chromosom zu finden.

Aufgrund der englischen Bezeichnung deoxyribonucleic acid wird auch häufig die Bezeichnung DNA für die Erbinformation genutzt.

Zu den Zellorganellen zählen
- Ribosomen
- Mitochondrien (Abb. 2)
- Golgi-Apparat (Abb. 3)
- Lysosomen (Abb. 4)
- endoplasmatisches Retikulum (Abb. 5)

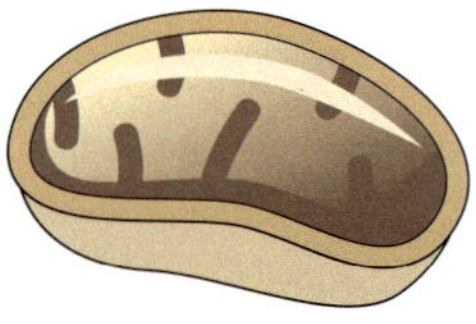

Kraftwerk der Zelle: stellt der Zelle Energie zur Verfügung, indem es Nährstoffe in ATP umwandelt

Abb. 2 Mitochondrium

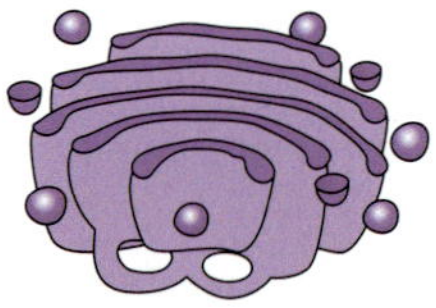

Speicherung der Produkte bzw. Sekrete aus dem ER

Abb. 3 Golgi-Apparat

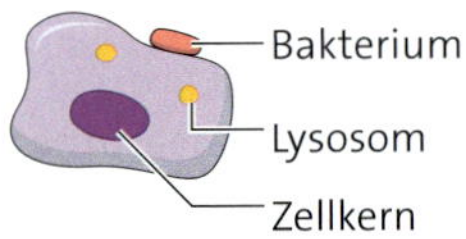

löst Fremdstoffe auf, ohne der Zelle selbst zu schaden

Abb. 4 Lysosom

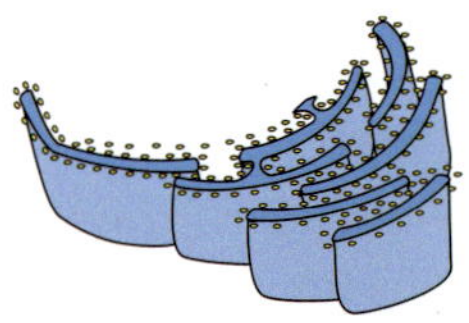

Netzwerk der Zelle: Eiweißsynthese, Sekretbildung

Abb. 5 Endoplasmatisches Retikulum

Ribonukleinsäure → S. 22

Ribosomen haben ihren Namen von der ›Ribonukleinsäure‹, die in ihnen enthalten ist. Diese spielt bei der Eiweißsynthese eine zentrale Rolle. Sie können entweder frei im Zellplasma liegen oder sind an das **endoplasmatische Retikulum** (ER) gebunden. Dabei handelt es sich um ein verzweigtes schlauchförmiges Gebilde, das innen hohl und außen von Membran umschlossen ist. Je nachdem, ob das ER mit Ribosomen besetzt ist oder nicht, unterscheidet man raues und glattes ER. Das ER ist Ort zahlreicher Stoffwechselvorgänge wie Fett- und Eiweißaufbau (raues ER) und dient außerdem dem Stofftransport.
Mitochondrien sind für die Energiegewinnung in der Zelle zuständig. Sie bestehen aus zwei verschiedenen Membranen, die innen stark gefaltet sind. In ihnen findet die Zellatmung statt. Das bedeutet, dass Nährstoffe unter Sauerstoffverbrauch zur Energiegewinnung abgebaut werden.

Muskelzellen enthalten besonders viele Mitochondrien.

Der **Golgi-Apparat** dient sowohl der Bildung als auch der Ausscheidung von Stoffen. Er besteht aus vielen Membranstapeln. Um den Golgi-Apparat herum liegen einzelne abgeschnürte Bläschen, die so genannten Golgi-Vesikel. Des Weiteren bildet der Golgi-Apparat weitere Organellen, die **Lysosomen**. Sie enthalten Enzyme, die aufgenommene Fremdstoffe der Zelle verdauen. Somit können sie Fremdstoffe auflösen, ohne der Zelle selbst zu schaden.

1.2.2 Zellaktivität

Im Inneren der Zelle und an der Zellmembran finden viele Aktivitäten statt, die als Stoffwechsel bezeichnet werden. Der Stoffwechsel dient zum einen dem Wachstum der Zelle, hierbei spricht man vom Baustoffwechsel, und zum anderen der Gewinnung von Energie, dem Energiestoffwechsel. In die Zelle werden verschiedene Stoffe aufgenommen. Diese werden umgebaut, um Wärme und Energie zu bilden, aber auch um zelleigene Substanzen aufzubauen. Energie und Wärme werden benötigt, damit die Zelle ihren Aufgaben (z.B. Fortpflanzung, Bewegung und Stoffwechsel) gerecht werden kann.

Endozytose
endon, griech. = innen,
kytos, griech. = Höhlung

Exozytose
exo, griech. = außen

Vesikel
Bläschen, kleine Blase

Phagozytose → S. 194

Transportprozesse

Der Transport von Stoffen (z.B. Sauerstoff, Salze) durch eine Zellmembran kann mit oder ohne Energieverbrauch vonstattengehen (Abb. 6). Dementsprechend unterscheidet man aktive Transportmechanismen (mit Energieverbrauch) von passiven Transportmechanismen (ohne Energieverbrauch) (Tab. 1).

Aktive Transportmechanismen	Passive Transportmechanismen
›Endozytose‹/›Exozytose‹ Carrier-Transport	Diffusion Osmose

Tab. 1 Transportmechanismen

Endo- und **Exozytose** basieren auf dem gleichen Prinzip: Feste oder flüssige Stoffe werden in kleine Bläschen (›Vesikel‹) verpackt und auf diese Art und Weise durch die Zellmembran transportiert. Nach einem solchen Vorgang verläuft z.B. die ›Phagozytose‹. Bei der Endozytose (Einschleusung) wird die Zellmembran eingestülpt, sodass sich ein Vesikel bildet und von der Membran löst. Bei der Exozytose (Ausschleusung) stößt ein Vesikel auf die Membran und verschmilzt mit ihr, sodass der Vesikelinhalt aus der Zelle austreten kann. Endo- und Exozytose finden auch innerhalb der Zelle zwischen den Organellen statt. Sie dienen hier der Weiterverarbeitung von Substanzen, aber auch dem Transport von Membranstücken von einem Organell zum anderen.

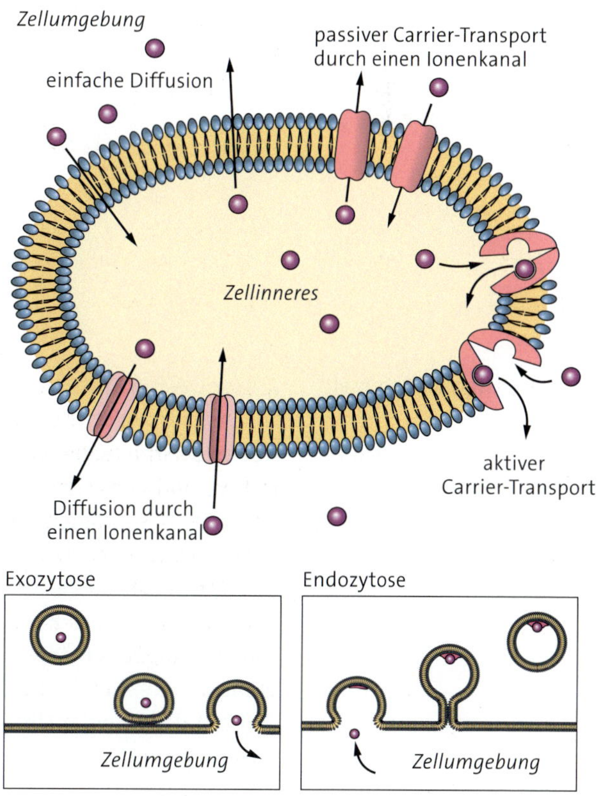

Abb. 6 Transportmechanismen an der Zellmembran

Transportmechanismen an der Zellmembran

Der **Carrier-Transport** erfolgt mittels sogenannter Transportproteine, die in die Zellmembran eingebaut sind. Sie ermöglichen den Stofftransport von überwiegend großmolekularen Stoffen wie Fetten und Ionen. Transportproteine können aktiv agieren (z.B. Ionenpumpe) oder passiv tätig sein (z.B. Ionenkanal).

Die **Diffusion** ist ein Mechanismus, bei welchem sich in einer Flüssigkeit gelöste Moleküle aufgrund ihrer Eigenbewegung und in Richtung eines Konzentrationsgefälles durchmischen. Dieses Phänomen findet sich beim kunstvollen Eingießen eines „Kiba" (Kirsch-Bananen-Saft): Zuerst wird der physikalisch dichtere Bananennektar eingegossen und dann vorsichtig der Kirschnektar. Zunächst sind beide Flüssigkeiten im Glas getrennt. Lässt man den Kiba längere Zeit stehen, vermischen sich die Flüssigkeiten auch ohne Umrühren.

Osmose entsteht an einer semipermeablen Membran, die zwei Flüssigkeiten mit unterschiedlichen Anteilen an Wassermolekülen und damit einem unterschiedlichen osmotischen Druck (Lösungsdruck) voneinander trennt. Zwischen beiden Flüssigkeiten besteht ein Konzentrationsgefälle. Entlang dieses Konzentrationsgefälles diffundieren die Wassermoleküle durch die semipermeable Membran. Ein Beispiel für Osmose sind reife Kirschen, die nach Regen platzen. Hier diffundiert das Regenwasser durch die Kirschschale ins Kirschinnere, bis die Schale platzt.

Die Osmose ist die Grundlage des Wasserhaushalts von Zellen sowie des gesamten menschlichen Organismus. Gelangen Zellen in eine Umgebung, deren osmotischer Druck von dem des Zellinneren abweicht, verändern sich der Wassergehalt der Zelle und damit auch ihre Funktionsfähigkeit. Hat eine Lösung den gleichen osmotischen Druck wie Zellplasma, spricht man von ›isotonen‹ Lösungen. Sie werden z.B. bei Infusionen eingesetzt. Besitzen Flüssigkeiten einen höheren osmotischen Druck, spricht man von ›hypertonen‹ Lösungen, bei niedrigerem osmotischem Druck von ›hypotonen‹ Lösungen.

isoton
isos, griech. = gleich
tonos, griech. = Spannung

hyper-
griech. = darüber

hypo-
griech. = unter

Energiestoffwechsel

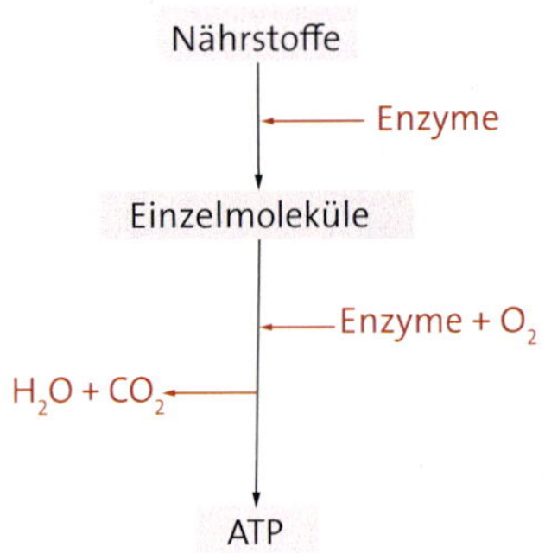

Abb. 1 Energiestoffwechsel

Beim Energiestoffwechsel wird Energie gewonnen (Abb. 1). Er beginnt bereits mit der Nahrungsaufnahme. Durch die Nahrung werden dem menschlichen Körper Nährstoffe wie Fette, Eiweiße und Kohlenhydrate zugeführt. Diese werden im Magen-Darm-Trakt in ihre Bestandteile aufgespaltet und in die Zellen transportiert. Dort werden sie in den Mitochondrien unter Zusatz von Sauerstoff, der aus dem Blut gewonnen wird, in energiereiche Verbindungen umgewandelt. Daher wird diese Energiegewinnung auch ›aerob‹ oder oxidativ genannt.

Neben Energie entstehen hierbei Kohlendioxid und Wasser als Abbauprodukte. Damit die neu gewonnene Energie nicht verloren geht, wird sie in Form des phosphorhaltigen Stoffes **Adenosintriphosphat** (ATP) gespeichert und dorthin transportiert, wo sie benötigt wird.

aerob
Sauerstoff zum Leben brauchend
aer, lat. = Luft

Bei Sauerstoffmangel wird auf eine anaerobe Energiegewinnung umgeschaltet, bei der nur ein Teil des Energiestoffwechsels, die Glykolyse, genutzt wird. Hierbei wird Glukose abgebaut. Diese anaerobe Form der Energiegewinnung ist jedoch 15-mal weniger effektiv als die aerobe. Zusätzlich entsteht das Abbauprodukt Milchsäure (Laktat), das zu einer Übersäuerung (Azidose) des Blutes führen kann.

In körperlicher Ruhe wird der meiste Sauerstoff von Zellen des Herzmuskels und des Gehirns verbraucht. Das Gehirn ist daher bei einer vollständigen Unterbrechung der Sauerstoffversorgung (z.B. bei einem Herz-Kreislauf-Stillstand) besonders gefährdet. Schon nach wenigen Minuten ohne Sauerstoffversorgung kommt es hier zu ›irreversiblen‹ Schäden. Bei körperlicher Arbeit (z.B. Laufen) werden die Blutversorgung und damit das Sauerstoffangebot zu Gunsten der Skelettmuskulatur umverteilt.

irreversibel
nicht umkehrbar

> Der Hauptenergieträger des menschlichen Körpers ist Traubenzucker (Glukose). Ist ein Überschuss an Glukose in den Zellen vorhanden, kann Glukose in der Leber und in Muskelzellen in Form von Glykogen gespeichert werden.

Baustoffwechsel

Der **Baustoffwechsel** beinhaltet die Wachstums- und Teilungsvorgänge in der Zelle. Dazu zählen zum einen die Zellteilung und zum anderen die Eiweißsynthese. Hierbei wird Energie verbraucht.

Die **Kernteilung** der Körperzellen wird auch als Mitose bezeichnet. Sie ist wichtig, damit sich die Zellen teilen können und der Organismus wächst beziehungsweise erhalten bleibt. Bei der Zellteilung entstehen aus einer Mutterzelle zwei Tochterzellen. Die Mitose läuft in vier Phasen ab (Tab. 1).

Phase	Beschreibung
1. Prophase (Vorbereitung) 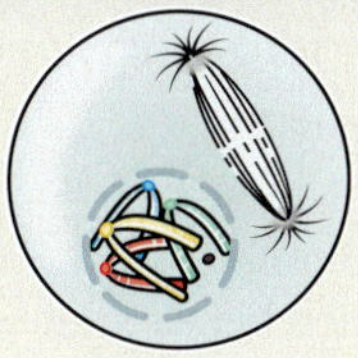	Die Chromosomen haben sich verdoppelt und sind in der Mitte verbunden. Die Polkörperchen (Zentriolen) trennen sich und wandern an die beiden Pole, um die Richtung der Zellteilung vorzugeben. Dabei spannen sie das Zellskelett, eine Art Linienmarkierung, zwischen sich auf.
2. Metaphase („Aufstellen“) 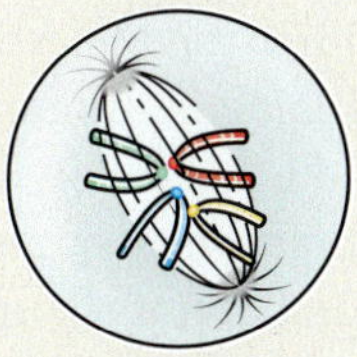	Die Chromosomen sammeln sich in der Mitte zwischen den Polkörperchen und heften sich an die „Fäden“ des Zellskeletts. Damit ist gesichert, dass sie in die richtige Richtung wandern und nicht durcheinanderkommen.
3. Anaphase („Auseinander!“) 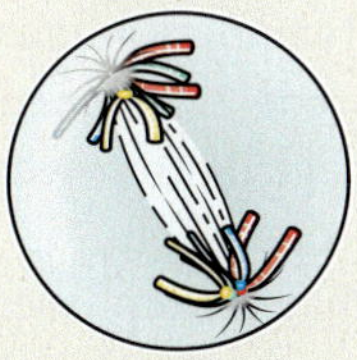	Die Chromosomen teilen sich längs in genau gleiche Hälften, von denen je eine zu jedem der beiden Pole wandert.
4. Telophase (Endphase) 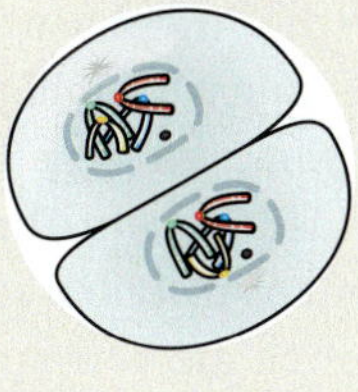	Das Zytoplasma wird durch die Membran in der Mitte abgeschnürt, sodass zwei gleich große Zellen entstehen. Die Organellen, die im Zytoplasma verteilt sind, werden auf die beiden entstehenden Zellen verteilt. Beide Zellen haben nun genau die gleiche DNS. Sie sind kleiner als die Ausgangszelle und müssen Nährstoffe aufnehmen und wachsen, bevor sie sich ebenfalls teilen können.

Tab. 1 Phasen der Mitose

Die **Eiweißsynthese** unterteilt sich in die Transkription und Translation (Abb. 1). Bei der Transkription wird an der DNS des Zellkerns eine Kopie der Erbinformation erstellt. Diese Kopie wird als RNS (Ribonukleinsäure) bezeichnet, sie ist sozusagen ein Spiegelbild der DNS. Die RNS wandert nun durch die Zellkernmembran ins Zytoplasma. Nun wird in einem zweiten Schritt die RNS zu den Ribosomen transportiert. Dort wird die auf der RNS befindliche Erbinformation als Herstellungsanleitung für die neu zu bildenden Aminosäuren genutzt. Die nun entstehenden Aminosäurenketten sind die Grundlage des neuen Eiweißmoleküls. Man bezeichnet diesen Vorgang als Translation. Die RNS wird hierbei mehrfach als „Kopiervorlage“ genutzt und zerfällt im Anschluss. Die Ribosomen dienen bei diesem Prozess lediglich als ›Katalysator‹.

Katalysator
ein Stoff, der chemische Reaktionen fördert, ohne selbst verbraucht zu werden
katalysis, griech. = Auflösung

Eiweiße sind für die Funktion der Zelle von besonderer Bedeutung, da sie Aufbau, Struktur und chemische Reaktionen der Zelle bestimmen.

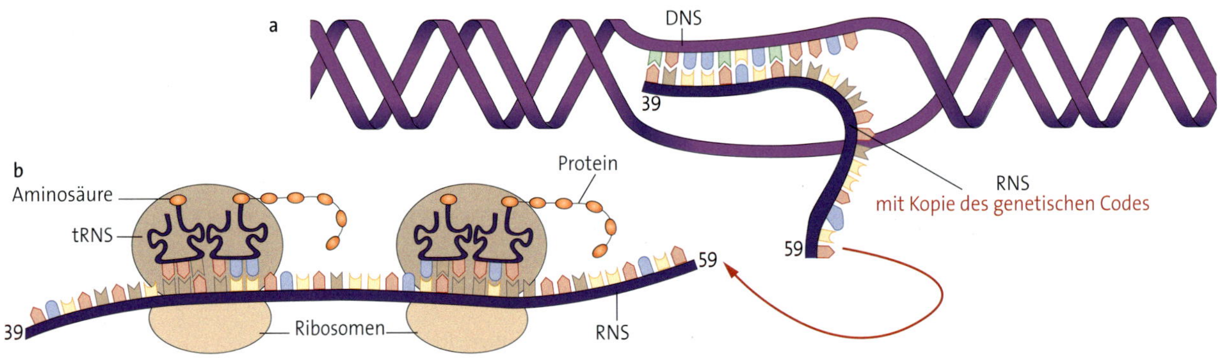

Abb. 1 a) Transkription und b) Translation

Meiose

Als Meiose wird die Kernteilung der Geschlechtszellen bezeichnet. Sie wird eingeteilt in die erste Reifeteilung oder Reduktionsteilung und die zweite Reifeteilung. Der Begriff Reduktionsteilung erklärt sich dadurch, dass durch die Meiose der doppelte (diploide) Chromosomensatz zu einem einfachen (haploiden) Chromosomensatz reduziert wird. Die Meiose betrifft die Eizellen und die Spermien, die sogenannten Gameten. Aus einer Zelle mit einem diploiden Chromosomensatz entsteht bei Frauen eine Eizelle mit haploidem Chromosomensatz und drei ›Polkörperchen‹ oder bei Männern vier Spermien mit je haploidem, aber unterschiedlichem Chromosomensatz. Für die Befruchtung der Eizelle ist dies eine notwendige Voraussetzung, da Spermium und Eizelle miteinander verschmelzen und jede Zelle einen einfachen Chromosomensatz einbringt. Nach der Befruchtung liegt dann wieder eine Zelle mit diploidem Chromosomensatz vor, die sich dann mitotisch teilt.

Polkörperchen
Kleine, verkümmerte Tochterzellen, die nicht befruchtet werden können.

Die erste Reifeteilung der Urkeimzelle wird in die Phasen Prophase, Metaphase, Anaphase und Telophase eingeteilt. Die Phasen unterscheiden sich in ihrem Ablauf von der Mitose. Im Unterschied zur Mitose wird z. B. in der Anaphase je ein komplettes Chromosom in die Tochterzelle überführt. Die Aufteilung ist zufällig, so kommt es zur Rekombination von genetischen Merkmalen und somit zu genetischer Vielfalt. Es entstehen zwei Tochterzellen mit haploidem nicht identischem Chromosomensatz.
Die beiden Tochterzellen mit einfachem Chromosomensatz teilen sich in der **zweiten Reifeteilung** nun noch einmal wie in der Mitose, ohne die vorherige Verdoppelung des Chromosomensatzes. Es entstehen insgesamt vier Tochterzellen mit einfachem Chromosomensatz.

1.3 Gewebe

Der menschliche Organismus besteht aus verschiedenen Organsystemen, die miteinander im Austausch stehen und sich gegenseitig beeinflussen. Die Organe, die die Organsysteme bilden, bestehen wiederum aus Geweben. Ein Gewebe ist ein Verband von Zellen, mit gleicher Spezialisierung, sie haben eine gemeinsame Funktion. Die Differenzierung in die verschiedenen Gewebearten erfolgt in der Embryonalzeit. Jedes Gewebe wird durch Zellen gebildet, die in der gleichen Art und Weise differenziert sind. Die wichtigsten Gewebearten sind:

- Epithelgewebe/Oberflächengewebe
- Binde- und Stützgewebe
- Muskelgewebe
- Nervengewebe

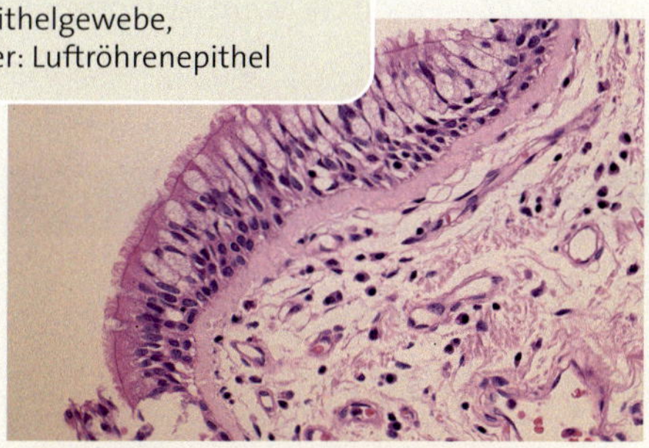

Epithelgewebe,
hier: Luftröhrenepithel

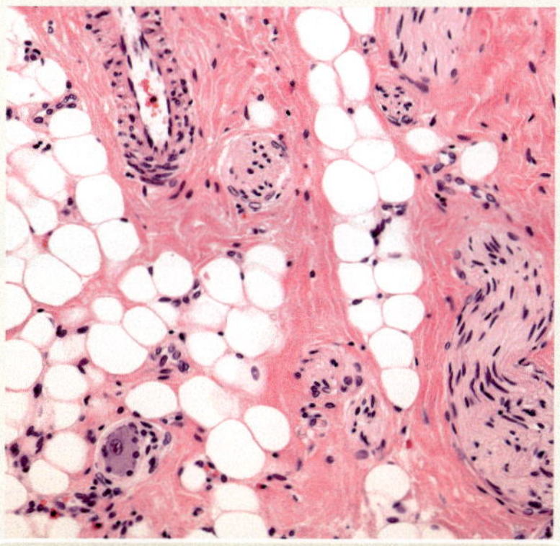

Bindegewebe,
hier: Fettgewebe mit großen Fettzellen

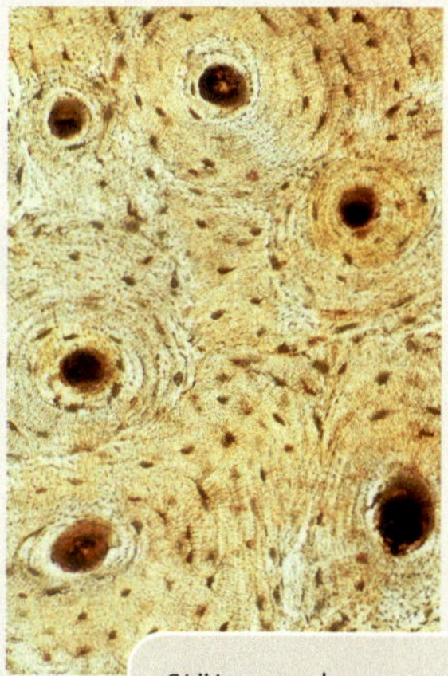

Stützgewebe,
hier: Röhrenknochen

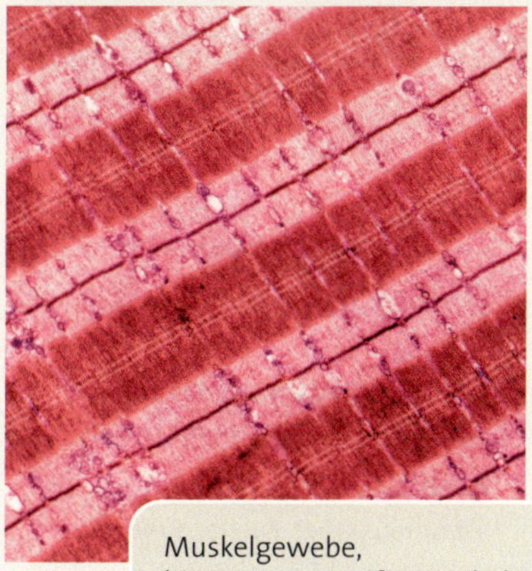

Muskelgewebe,
hier: quergestreifte Muskulatur

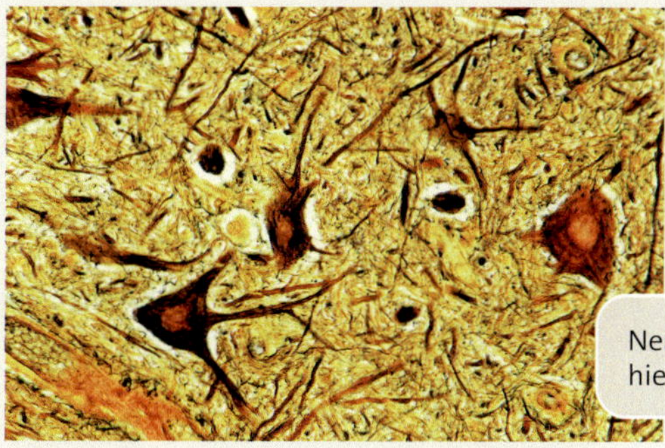

Nervengewebe,
hier: Gehirn

1.3.1 Epithelgewebe

Unter diesem Begriff werden alle Oberflächengewebe zusammengefasst. Die Form der einzelnen Zellen und die Anzahl der Gewebsschichten sind dabei sehr unterschiedlich und entsprechen den jeweiligen Anforderungen, die an die Funktion gestellt werden.

Das Epithelgewebe ermöglicht den Stoffaustausch, z. B. als Schleimhaut im Verdauungssystem oder in den Alveolen der Lunge. Es schützt den Körper aber auch vor Verletzungen und Austrocknung im Bereich der Oberhaut und es dient zur Reizaufnahme als Sinnesepithel, z. B. in der Netzhaut.

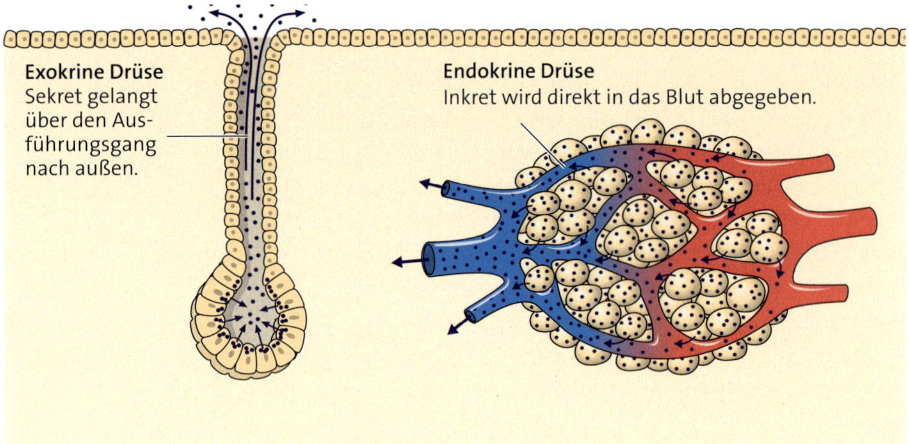

Abb. 1 Exokrine und endokrine Drüsen

Die Drüsen werden ebenso zu den Epithelien gezählt. Drüsen sind spezialisierte Zellen, die Stoffe produzieren, die nach außen oder direkt ins Blut abgegeben werden (Abb. 1). **Exokrine Drüsen** geben ihre Produkte, die Sekret genannt werden, nach außen ab. Exokrine Drüsen sind z. B. Schweißdrüsen, Talgdrüsen und Duftdrüsen der Haut, aber auch Verdauungsdrüsen. Die Drüsen, die ihr Produkt ans Blut abgeben, werden **endokrine Drüsen** genannt. Die Produkte werden Hormone oder Inkrete genannt.
Das Epithelgewebe wird nach seinem Aufbau eingeteilt (Tab. 1).

Art	Abbildung	Vorkommen, Beispiele
einschichtiges Plattenepithel	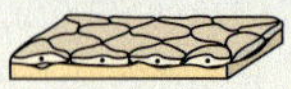	Innenschicht von Blutgefäßen, Kapillargefäße, Alveolen
mehrschichtiges Plattenepithel – verhornt	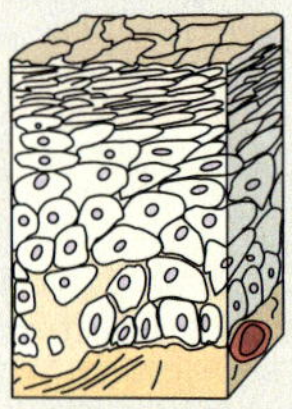	Oberhaut
mehrschichtiges Plattenepithel – unverhornt	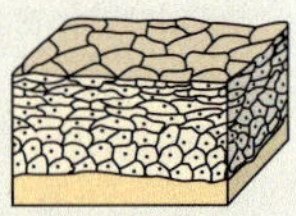	Schleimhaut
einschichtiges kubisches Epithel	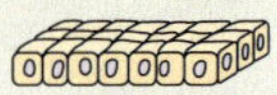	Ausführungsgänge von exokrinen Drüsen, Sammelrohre der Nieren
einschichtiges Zylinderepithel	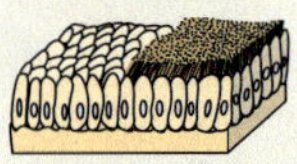	Verdauungskanal, Gallenblase Flimmerepithel: Eileiter, Bronchien
mehrschichtiges Zylinderepithel – unverhornt	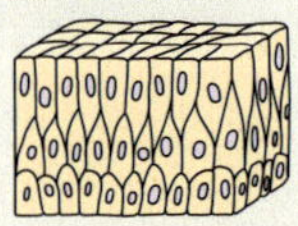	Konjunktiva, einige Drüsenausführungsgänge
mehrreihiges Epithel – mit und ohne Flimmerhärchen	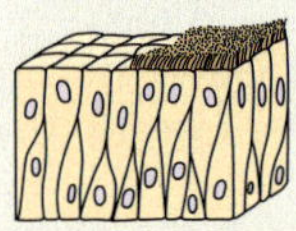	Samenleiter mit Flimmerhärchen: Atemwege, Tuba auditiva, männliche Harnröhre
Übergangsepithel	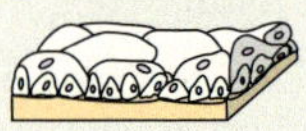	Schleimhaut der Harnblase, Harnleiter, Nierenbecken, oberer Teil der Harnröhre

Tab. 1 Wichtige Epithelien im Überblick

1.3.2 Binde- und Stützgewebe

Zum Binde- und Stützgewebe gehören:

- Mesenchym: Es kommt nur beim Embryo vor und ist das Vorläufergewebe des Bindegewebes, die Sonderform davon ist das gallertartige Bindegewebe, welches z.B. als Wharton-Sulze in der Nabelschnur vorkommt.
- retikuläres Bindegewebe
- lockeres Bindegewebe
- straffes Bindegewebe
- freie Bindegewebszellen: Dies sind Leukozyten, Plasmazellen (reife B-Lymphozyten) und Mastzellen. Diese Zellen dienen der ›Immunabwehr‹.
- Knochengewebe
- Knorpelgewebe

Immunabwehr → S. 199

Das Bindegewebe hat, wie sein Name bereits aussagt, eine Verbindungsfunktion zwischen den verschiedenen Geweben und Organen. So sind zum Beispiel die Blutgefäße von einer Bindegewebsschicht, der Adventitia, umgeben, die die Gefäße in das Umgebungsgewebe einbettet. Die Blutgefäße werden dadurch einerseits fixiert und andererseits können sie sich mit dem Blutstrom ausdehnen und zusammenziehen.
Das Binde- und Stützgewebe besteht aus Bindegewebszellen und Interzellularsubstanz, diese setzt sich aus Grundsubstanz und ›kollagenen‹ Fasern zusammen. Die Unterschiede in den Eigenschaften der Gewebe entstehen durch die verschiedenen prozentualen Anteile der einzelnen Bestandteile. Im Alter sinkt der Anteil der Grundsubstanz, damit sinkt auch die Fähigkeit, Wasser zu speichern – der ›Hautturgor‹ sinkt.

Kollagen
Ein wasserunlösliches, faserig aufgebautes Protein, das bis zu 25 % des Proteingehalts im menschlichen Körper ausmacht.

Hautturgor → S. 48, Band 2

Retikuläres Bindegewebe
Das retikuläre Bindegewebe ist netzartig aufgebaut. Es hat einen hohen Anteil an Interzellularsubstanz und die kollagenen Fasern sind netzartig verteilt, aus diesem Aufbau ergibt sich die große Flexibilität des Gewebes und die große Speicherkapazität für Wasser. Retikuläres Bindegewebe ist also sehr beweglich und kann viel Wasser aufnehmen. Es kommt in den lymphatischen Organen und im Knochenmark vor. Eine Sonderform ist das Fettgewebe.

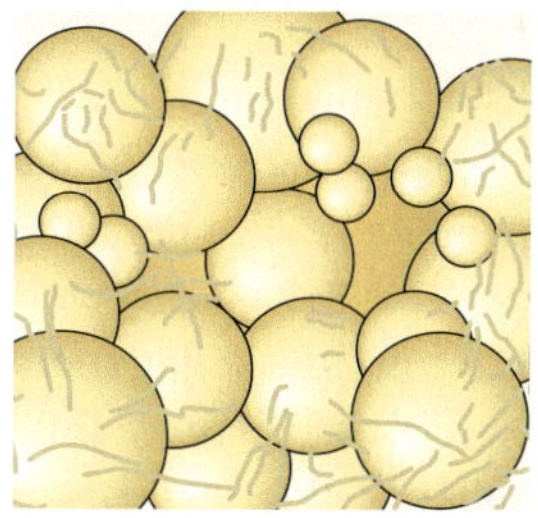

Abb. 2 Fettgewebe

Im **Fettgewebe** befinden sich zwischen den netzartigen Fasern die Fettzellen, die Adipozyten (Abb. 2). Dies sind verhältnismäßige große, kugelige Zellen, die in ihren Vakuolen Fett speichern. Enthält die Zelle nur eine Speichervakuole, entsteht **weißes Fettgewebe.** Dieses dient beim Erwachsenen als Energiespeicher, zur Wärmeisolation, zur Polsterung der inneren Organe und als Wasserspeicher. In der Embryonal- und Fetalzeit werden Fettzellen gebildet, die mehrere Vakuolen enthalten, diese bilden das **braune Fettgewebe.** Braunes Fettgewebe isoliert besser und dient beim Neugeborenen für einen effektiveren Schutz vor Auskühlung als das weiße Fettgewebe. Im Laufe der Individualentwicklung wird das braune Fettgewebe abgebaut und durch weißes ersetzt. Beim Erwachsenen kommt braunes Fettgewebe nur noch in den Achseln, im Nacken und am Nierenhilus vor.
Für eine erwachsene Frau ist es normal, dass 20–35 % ihres Körpergewichtes durch das Fettgewebe gebildet werden und bei einem erwachsenen Mann sind es 15–20 % des Körpergewichtes.

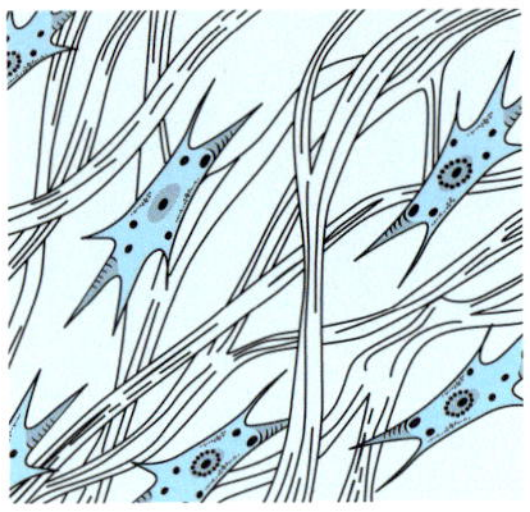

Abb. 1 Lockeres Bindegewebe

Lockeres Bindegewebe

Das lockere Bindegewebe besteht zu einem großen Teil aus Interzellularsubstanz und kann, in chemisch gebundener Form, viel Wasser speichern (Abb. 1). Es hat eine große Elastizität und Beweglichkeit. Es umhüllt die Organe und verbindet die Haut mit den darunter liegenden Geweben und ermöglicht durch seine Flexibilität die Dehnbarkeit der Haut und die Beweglichkeit der inneren Organe. Es schützt die Organe vor Druck und Stößen von außen. Ödeme sind Wasseransammlungen im lockeren Bindegewebe. Lockeres Bindegewebe ersetzt Gewebsverluste. Entsteht nach einer Verletzung eine Narbe, so besteht diese aus lockerem Bindegewebe.

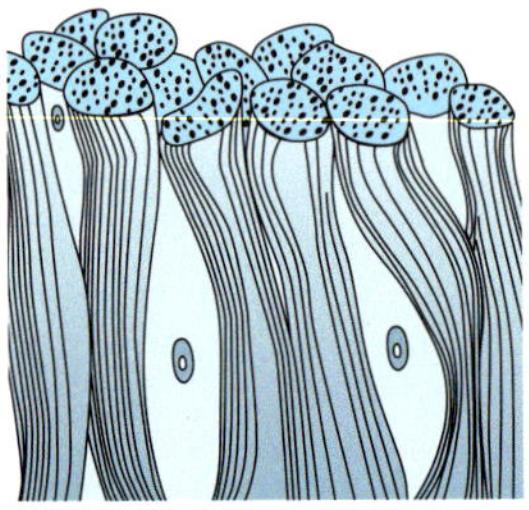

Abb. 2 Straffes Bindegewebe

Straffes Bindegewebe

Das straffe Bindegewebe enthält in der Interzellularsubstanz eine große Anzahl an kollagenen Fasern (Abb. 2). Es ist besonders fest und kommt als Sehnen, Bänder und Faszien vor. Sehnen verbinden Muskeln und Knochen miteinander und müssen große Zugbelastung aushalten. Beispiele sind die Achillesehen am Fuß, die besonders stark ist oder auch die flächige Sehne auf der Bauchmuskulatur, die Aponeurose. Die Aponeurose stabilisiert die vordere Bauchwand. Bänder stabilisieren z.B. Gelenke und Faszien umhüllen Muskeln. Auch die Organkapseln bestehen aus straffem Bindegewebe. Lockeres und straffes Bindegewebe werden beide als faseriges Bindegewebe zusammengefasst.

Knorpelgewebe

Das Knorpelgewebe ist aus Knorpelzellen, den Chondrozyten, kollagenen Fasern und Grundsubstanz aufgebaut. Je nachdem, wie groß die Anteile der drei Bestandteile sind, unterscheiden sich die Eigenschaften des ›Knorpels‹. Knorpel ist einerseits sehr fest – zugfest – und anderseits sehr elastisch – druckelastisch – und kann Wasser speichern. Diese Funktionen dienen z.B. dazu, um Stöße im Skelett abzufangen und die Gelenkanteile reibungsarm und schmerzfrei aufeinander gleiten zu lassen.

Knorpel → S. 26

Knochengewebe

Das Knochengewebe ist sehr hart und fest, dafür aber weniger elastisch als das Knorpelgewebe. Nur der Zahnschmelz ist ein noch härteres Gewebe im menschlichen Körper. Das Knochengewebe ist aus Knochenzellen, den ›Osteoblasten‹ und den ›Osteoklasten‹, aus kollagenen Fasern und Grundsubstanz aufgebaut. In der Grundsubstanz wird Kalzium als stabilisierendes Mineral eingelagert. Das Verhältnis von Knochenzellen, kollagenen Fasern und Grundsubstanz ist beim Knochengewebe so gestaltet, dass die benötigte Stabilität erreicht wird. Aus dem Knochengewebe ist das Skelett aufgebaut. Im Laufe des Lebens verändert sich die Zusammensetzung des Knochengewebes. Bei Säuglingen und Kleinkindern überwiegen die elastischen Fasern. Beim Erwachsenen ist der Kalziumanteil besonders hoch und die Festigkeit erreicht ihr Maximum. Beim alten Menschen nimmt der Kalziumanteil ab und auch der Anteil an elastischen Fasern ist geringer. Daraus ergibt sich die größere Sprödigkeit und Frakturgefahr im Alter. Knochengewebe kommt als ›Geflechtknochen‹ und als ›Lamellenknochen‹ vor. Geflechtknochen sind netzartig aufgebaut und beim Lamellenknochen liegen die einzelne Knochenfasern parallel nebeneinander. Geflechtknochen ist der zuerst gebildete Knochen. Er kommt beim Fötus im gesamten Skelett vor, bis zum 5. Lebensjahr wird er zu Lamellenknochen umgebaut. Danach kommt er nur noch im Felsenbein, den Schädelnähten und in den Alveolarfortsätzen der Zähne vor. Nach einer Fraktur wird zunächst Geflechtknochen gebildet, der dann im Verlauf der Knochenheilung in Lamellenknochen umgewandelt wird.

Osteoblasten → S. 91
Osteoklasten → S. 91
Geflechtknochen → S. 92
Lamellenknochen → S. 92

1.3.3 Muskelgewebe

Das Muskelgewebe wird in drei verschiedene Arten unterteilt. Die Unterteilung ergibt sich aus ihrem unterschiedlichen Aussehen unter dem Mikroskop und ihrer unterschiedlichen Funktion. Gemeinsam ist allen drei Muskelgeweben, dass sie sich aufgrund ihrer besonderen Eiweiße, dem Aktin und dem Myosin, zusammenziehen können, sie können kontrahieren. Dadurch entsteht die Beweglichkeit der Skelettmuskulatur, die Pumpleistung des Herzens und die Kontraktion des Magens.

Die **glatte Muskulatur** kommt in den inneren Organen, z.B. den Verdauungsorganen, vor (Abb. 3). Eigenschaften der glatten Muskulatur:

- Die Funktion kann nicht durch den Willen gesteuert werden.
- Die Muskelfilamente sind verteilt und die Muskelzellen erscheinen unter dem Mikroskop einheitlich.
- Die Zellkerne liegen in der Mitte der spindelförmigen Muskelzellen.

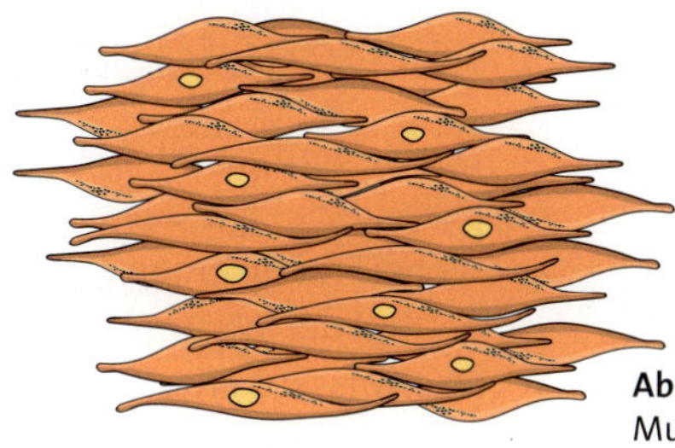
Abb. 3 Glatte Muskulatur

Die **quergestreifte Muskulatur** gehört zum aktiven Bewegungssystem (Abb. 4). Das Zusammenspiel zwischen Knochen, Sehnen, Bändern und Muskeln ermöglicht die aktive Fortbewegung des Menschen. Eigenschaften der quergestreiften Muskulatur:

- Die Funktion wird durch den bewussten Willen gesteuert.
- Die Muskelfilamente sind streng geordnet und unter dem Mikroskop als Streifen zu sehen.
- Die Zellkerne liegen alle am Rand der Muskelfasern.
- Die Muskulatur arbeitet sehr effektiv.

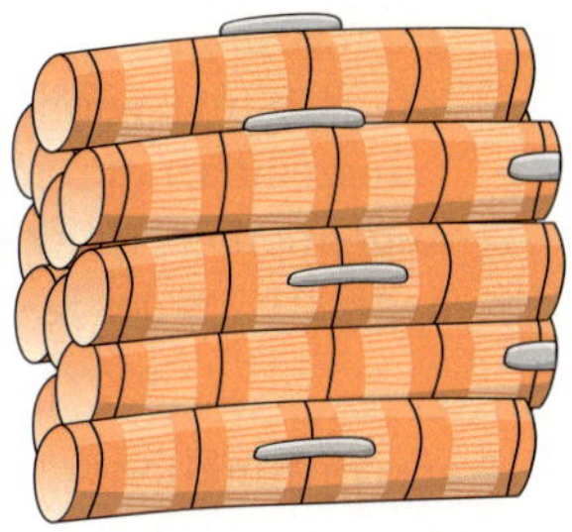
Abb. 4 Quergestreifte Muskulatur

Die dritte Form ist die **Herzmuskulatur** (Abb. 5). Eigenschaften der Herzmuskulatur:

- Die Funktion kann nicht durch den Willen gesteuert werden.
- Die Muskelfilamente sind streng geordnet und unter dem Mikroskop als Streifen zu sehen.
- Die Zellkerne liegen in der Mitte der Muskelfasern.
- Die Fasern sind netzartig angeordnet und arbeiten sehr effektiv.

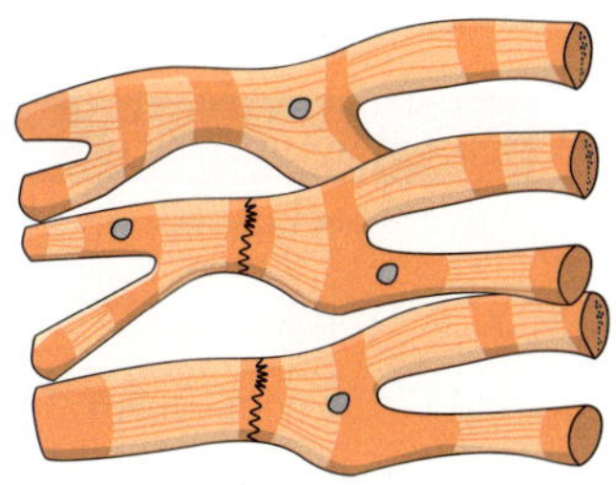
Abb. 5 Herzmuskulatur

1.3.4 Nervengewebe

Das Nervengewebe ist aus den Nervenzellen mit seinen Fortsätzen und den Gliazellen aufgebaut. Die Gliazellen dienen als Stützgewebe und isolieren die Nervenfasern elektrisch. Die ›kleinste funktionelle Einheit‹ des Nervengewebes ist das ›Neuron‹. Ein Neuron besteht aus einer Nervenzelle mit Dendriten und Neurit.

Die Nervenzellen nehmen Reize auf, leiten sie weiter und reagieren auf Reize. Dabei werden über die Dendriten Reize zur Nervenzelle hin transportiert. Diese Reizleitungsrichtung heißt afferent. Über den Neurit wird der Reiz von der Nervenzelle weg geleitet, diese Reizleitungsrichtung wird efferent genannt.

Kleinste funktionelle Einheit
In der Anatomie wird mit diesem Begriff die kleinste Baueinheit eines Organs bezeichnet, die die Funktion erfüllt.

Neuron → *S. 168*

1.4 Wasser- und Elektrolythaushalt des Menschen

Der Wasser- und Elektrolythaushalt des Menschen gibt Auskunft über die Verteilung des Wassers in unserem Organismus und über die Verteilung und Funktion der verschiedenen Elektrolyte. Die Aufrechterhaltung des Wasser- und Elektrolythaushalts und damit des sogenannten inneren Milieus wird Homöostase genannt. Wir führen unserem Körper Wasser und Elektrolyte über die Nahrung und Getränke zu. Die Ausscheidung erfolgt über die Niere, die Lunge und die Haut.

1.4.1 Wasserhaushalt

Der Gesamtgehalt an Wasser ist vom Lebensalter abhängig. Der Körper des Säuglings besteht zu 75 % aus Wasser, mit zunehmendem Lebensalter sinkt der Wassergehalt, wobei Frauen einen etwas geringeren Wasseranteil aufweisen als Männer. Im Schnitt beträgt der Wasseranteil insgesamt 50–70 % des Körpergewichtes (KG).
Das Wasser befindet sich im

- Intrazellularraum (innerhalb der Zellen): 30–40 % des KG
- Extrazellularraum (außerhalb der Zellen): 25 % des KG, dazu gehören:
  - Intravasalraum (innerhalb der Gefäße): 5 % des KG
  - Interstitium (zwischen den Zellen): 18 % des KG
  - Transzellulärraum (Pleuraspalt, Peritonealhöhle, Perikardraum, Liquorraum, Augenhöhlen, Höhlen in den Drüsen, im Urogenitaltrakt und im Gastrointestinaltrakt): 2 % des KG

Wasser hat in unserem Körper verschiedene Aufgaben:

- Transportfunktion
- Lösungsmittel im menschlichen Organismus
- ermöglicht die Beweglichkeit unseres Körpers
- dient zur Regulation des Wärmehaushaltes

1.4.2 Elektrolythaushalt

Ion	intrazellulär	extrazellulär
Na^+	15 mmol/l	141 mmol/l
K^+	140 mmol/l	4 mmol/l
Ca^{2+}	0,0001 mmol/l	2,5 mmol/l
Mg^{2+}	15 mmol/l	1 mmol/l
Cl^-	8 mmol/l	100 mmol/l

Tab. 1 Elektrolytverteilung

Säure-Basen-Haushalt → S. 30

Hormonsystem → S. 206

Elektrolyte sind gelöste Ionen, die als geladene Teilchen bei der Lösung von Salzen in Wasser entstehen. Im Körper ist ein Gleichgewicht des Elektrolythaushalts von besonderer Bedeutung für die Erregbarkeit aller Zellen sowie der Aufrechterhaltung des Wasserhaushalts und des ›Säure-Basen-Haushalts‹. Die Steuerung des Elektrolythaushalts erfolgt über komplexe Regelungsprozesse durch das ›Hormonsystem‹. Folgende Ionen haben für den menschlichen Organismus eine besonders wichtige Funktion (Tab. 1):

- **Natrium** (Na^+): Hält den osmotischen Druck im Extrazellularraum aufrecht. Es ist mitverantwortlich für das Auslösen von elektrischer Erregung in der Zelle und ist das bedeutendste Kation im Extrazellularraum.
- **Kalium** (K^+): Ist zur Proteinsynthese und zum Kohlenhydratabbau notwendig. Es ist der Gegenspieler zu Na^+ bei der elektrischen Erregung an der Zellmembran und das bedeutendste Kation im Intrazellularraum.

- **Magnesium** (Mg^{2+}): Fördert die Fibrinolyse und verzögert die neuromuskuläre Erregbarkeit. Es senkt den Tonus der glatten Muskulatur und liegt hauptsächlich im Intrazellulärraum vor.
- **Kalzium** (Ca^{2+}): ist wichtig für die ›Blutgerinnung‹ und beeinflusst die Erregbarkeit von Nerven, Muskeln und Herz. Es ist zum größten Teil im Knochen gebunden und liegt in geringen Mengen im Extrazellularraum vor.
- **Chlorid** (Cl^-): Beeinflusst die Erregbarkeit der Zellmembranen und spielt eine Rolle im Säure-Base-Haushalt. Es ist das wichtigste Anion im Intravasalraum (innerhalb der Gefäße).

Blutgerinnung → S. 194

1.4.3 Störungen des Wasser- und Elektrolythaushalts

Störungen des Wasser- und Elektrolythaushalts können die Körperfunktionen teilweise lebensgefährlich beeinflussen. Die folgenden Störungen betreffen hauptsächlich Veränderungen des ›Natriumchlorid-Haushalts‹ mit nach sich ziehenden Wasserverschiebungen Tab. 2).

Natriumchlorid wird umgangssprachlich Kochsalz genannt

Störung	Name der Störung	Ursachen und Folgen
zu viel Wasser mit Elektrolytausgleich	isotone Hyperhydratation	**Ursache:** Überschuss an Wasser und Kochsalz sowie eingeschränkte Nierenfunktion **Folge:** Zunahme des Extrazellularvolumens, Ödembildung, Lungenödem
zu viel Wasser und zu wenige Ionen	hypotone Hyperhydration	**Ursache:** Wasserüberschuss und zu geringe renale Ausscheidung **Folge:** Zunahme des Intrazellularvolumens, Zellschwellung, Hirnödem
zu viel Wasser und zu viele Ionen	hypertone Hyperhydratation	**Ursache:** Verlust von Intrazellularflüssigkeit, Überschuss an Kochsalz, Störungen der renalen Ausscheidung **Folge:** Störungen in Erregungsleitung, Abbau von Proteinen, Gefahr von Gefäßschädigungen im Gehirn, Blutungsgefahr
zu wenig Wasser und ebenso großer Verlust an Ionen	isotone Dehydratation	**Ursache:** Erbrechen und Durchfälle, starkes Schwitzen, Verbrennungen **Folge:** eingeschränkter Extrazellulärraum, hypovolämischer Schock
zu wenig Wasser und noch weniger Ionen	hypotone Dehydratation	**Ursache:** überwiegender Kochsalzverlust, Trinken hypotoner Flüssigkeit (z. B. destilliertes Wasser) **Folge:** Abnahme des Extrazellularvolumens und Zunahme des Intrazellularvolumens, in der Folge Hirnödem und Hypovolämie
zu wenig Wasser, aber Ionen gehen nicht verloren	hypertone Dehydratation	**Ursache:** Wasserverlust ohne gleichzeitigen Kochsalzverlust, mangelnde Zufuhr an Wasser, Durchfälle, vermehrtes Schwitzen, Fieber **Folge:** massive Einschränkung des Intrazellulärvolumens, Hirnblutungen durch Eiweißabbau und folgende Gefäßschädigung

Tab. 2 Störungen des Wasser- und Elektrolythaushalts, ihre Ursachen und Folgen

Verschiebungen einzelner Ionenkonzentrationen werden wie folgt benannt:
- Störungen des Kaliumhaushalts (Hypo- und Hyperkaliämien): führen zu Störungen bei der Erregungsbildung und -leitung, insbesondere am ›Herzen‹.
- Störungen des Kalziumhaushalts (Hypo- und Hyperkalzämie): verhindern eine normale Mineralisierung der Knochen, können sich auf die Blutgerinnung und die neuromuskuläre Erregbarkeit negativ auswirken.
- Störungen des Magnesiumhaushalts (Hypo- und Hypermagnesiämie): Ein Mangel an Magnesium führt zu einer gesteigerten neuromuskulären Erregbarkeit und Krämpfen.

Herz → S. 126

1.5 Säure-Basen-Haushalt des Menschen

Der Säure-Basen-Haushalt beschreibt die Beziehung zwischen Säuren und Basen in Flüssigkeiten unseres Organismus. Er wird ähnlich dem Wasser- und Elektrolythaushalt aufrechterhalten, um Stoffwechselvorgänge und Zellaktivitäten zu ermöglichen.

1.5.1 Definition von Säuren und Basen

Die Bezeichnung Säuren stammt aus der Erfahrung, dass bestimmte Stoffe (z.B. Essig) sauer schmecken. Im chemischen Sinne sind Säuren Stoffe, die Wasserstoff-Ionen abgeben können. Saure Lösungen entstehen, wenn Säuren in Wasser gelöst werden. Dabei bilden die Säuremoleküle in der Reaktion mit Wasser positiv geladene Wasserstoff-Ionen (H^+), die die saure Eigenschaft bewirken, sowie negativ geladene Säurerest-Ionen, sogenannte korrespondierende Basen. Diese Reaktion wird Dissoziation genannt. Basen, auch Laugen genannt, sind die Gegenspieler der Säuren, sie nehmen Wasserstoff-Ionen auf. Basische (alkalische) Lösungen entstehen, wenn Basen in Wasser gelöst werden. Dabei bilden sie in der Reaktion mit Wasser negativ geladene Hydroxid-Ionen (OH^-) und positiv geladene Ionen (meist Metall-Ionen).
Reagieren Säuren und Basen chemisch miteinander, neutralisieren sie sich, und es entsteht Wasser und Salz. Neutrale Lösungen sind weder sauer noch basisch. Sie enthalten gleich viele Hydroxid-Ionen (OH^-) und Wasserstoff-Ionen (H^+).

pH-Wert
ist der negativ dekadische Logarithmus der H^+-Ionen-Konzentrationen
$pH = -\log [H^+]$

Der ›pH-Wert‹ ist eine Zahlenangabe zwischen 0 und 14 zur genauen Kennzeichnung der sauren, basischen oder neutralen Eigenschaften einer Lösung. Er ist auf die Konzentration von Wasserstoff-Ionen in einer Lösung bezogen (Abb. 1). Die Abkürzung „pH“ steht dabei für potentia hydrogenii (Stärke des Wasserstoffes) oder pondus hydrogenii (Gewicht des Wasserstoffes). Ist der pH-Wert verändert, können bestimmte Hormone (z.B. Katecholamine) und Enzyme (z.B. Verdauungsenzyme) nicht oder nur eingeschränkt wirken (Tab. 1).

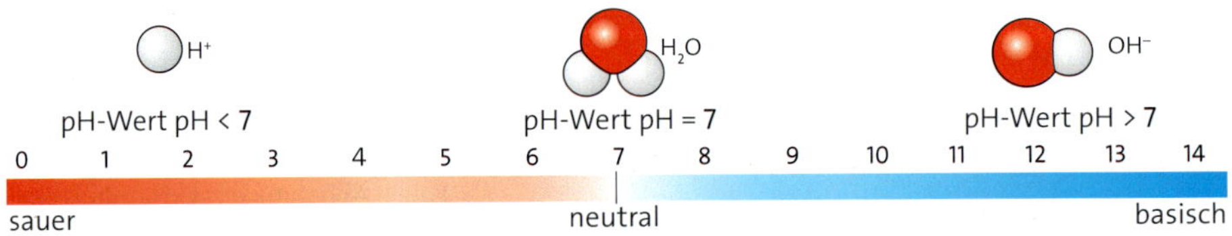

Abb. 1 Der pH-Wert einer Lösung von sauer bis basisch

Sekret	pH-Wert	Wirkung
Blut	7,35–7,45	Puffer und Hormone wirken nur in diesem Bereich
Duodenalsekret	8,0	enzymatische Spaltung der Nährstoffe nur in diesem Bereich möglich
Magensaft	1,77	Bakterien abtötend
Speichel	6,9	Wirkung der Amylase nur in diesem Bereich möglich
Schweiß	5,5	Abwehr gegen Bakterien nur in diesem Bereich möglich
Vaginalsekret	5	Abwehr gegen Bakterien nur in diesem Bereich möglich
Sperma	7–7,8	Neutralisation des Vaginalsekretes

Tab. 1 Im menschlichen Organismus sind Flüssigkeiten (Sekrete) mit unterschiedlichen pH-Werten vorhanden.

1.5.2 Puffersysteme im Blut

Es gibt Lösungen, die Abweichungen des pH-Wertes ausgleichen können. Sie werden als **Pufferlösungen** bezeichnet. Die Stoffe dieser Lösungen können Wasserstoff-Ionen aufnehmen oder abgeben, ohne dass sich der pH-Wert der Lösung ändert. Diese Puffer haben einen bestimmten pH-Wert-Bereich, in dem sie optimal wirken. Dabei besteht ein Puffersystem immer aus einer schwachen Säure sowie den dissoziierten Bestandteilen dieser schwachen Säure, d.h. dem Wasserstoff-Ion und der korrespondierenden Base.
Im menschlichen Blut gibt es drei lebensnotwendige Puffersysteme:
- Bikarbonatpuffer
- Phosphatpuffer
- Proteinpuffer

Beim **Bikarbonatpuffersystem** fungiert Kohlensäure (H_2CO_3) als Puffer. Die Wasserstoff-Ionen (H^+) werden von den Bikarbonat-Ionen (HCO_3^-) abgefangen, d.h., sie binden sich mit den Puffer-Ionen zu Kohlensäure. Die Kohlensäure wiederum zerfällt in „neutrales" Wasser (H_2O) und Kohlenstoffdioxid (CO_2). Diese Reaktion funktioniert auch in die umgekehrte Richtung:

$$HCO_3^- + H \leftrightarrows H_2CO_3 \leftrightarrows H_2O + CO_2$$

Ist eine Reaktion des Bikarbonatpuffersystems abgelaufen, wird CO_2 über die Lunge, H^+ bzw. HCO_3^- über die Niere ausgeschieden. H_2O steht dem Wasserhaushalt des Körpers zur Verfügung (Abb. 2).

> Das Bikarbonatsystem ist das wirksamste Puffersystem des Menschen und übernimmt ca. 75 % der Pufferleistung.

Die Phosphate im Blut bilden das **Phosphatpuffersystem**. Hierbei sind das primäre Phosphat ($H_2PO_4^-$) als Säure und das sekundäre Phosphat (HPO_4^{2-}) als korrespondierende Base wirksam. Obwohl die Pufferkapazität dieses Systems sehr gut ist, bleibt der Puffereffekt aufgrund der niedrigen Phosphatkonzentration im Blut relativ klein.
Das **Proteinpuffersystem** wird durch die Plasmaproteine, v.a. das Albumin, sowie das Hämoglobin getragen. Die Puffereigenschaften werden dabei durch die Seitengruppen der Aminosäuren bestimmt, die Wasserstoff-Ionen aufnehmen können. Der Hämoglobinpuffer hat dabei durch die hohe Konzentration des Hämoglobins im Blut eine besonders große Bedeutung.

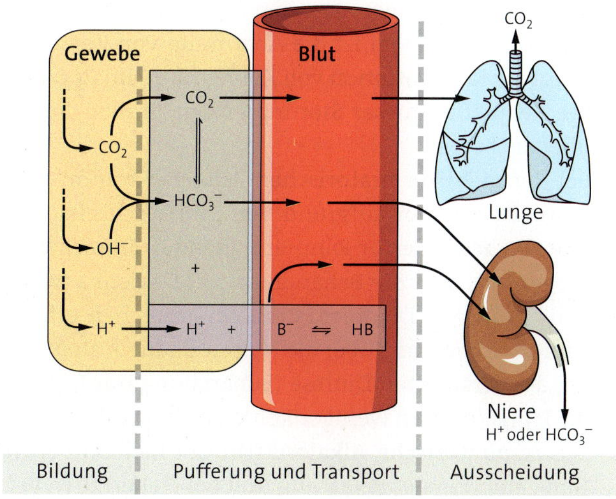

Abb. 2 Funktion des Bikarbonatpuffersystems

1.5.3 Störungen des Säure-Basen-Haushaltes

Im Körper werden ständig Säuren gebildet, die durch das Puffersystem abgefangen werden. Kommt es zu Störungen des Säure-Basen-Haushalts, werden diese abhängig vom Blut-pH-Wert als Azidose (pH-Wert < 7,37) oder Alkalose (pH-Wert > 7,43) bezeichnet. Die pH-Wert-Bereiche zwischen 7,35 und 7,37 und zwischen 7,43 und 7,45 werden als kompensierte Azidose bzw. Alkalose bezeichnet. Die Ursachen dieser „Entgleisungen" sind dabei für ihre Therapie wesentlich. Können die körpereigenen Puffersysteme die Störungen nicht mehr ausreichend kompensieren, müssen von außen Puffer in Form von intravenösen Lösungen zugeführt werden.

respiratorisch die Atmung betreffend

metabolisch den Stoffwechsel betreffend

Unterteilte man die Störungen ihrer Ursache entsprechend früher in ›respiratorische‹ und ›metabolische‹ Störungen, spricht man heute von respiratorischen und nicht respiratorischen Störungen, da nicht nur Atem- und Stoffwechselfunktionsstörungen, sondern auch Funktionsstörungen der Nieren oder des Magen-Darm-Trakts zugrunde liegen können. Daraus ergibt sich folgende Einteilung:

- nicht respiratorische Azidose
- respiratorische Azidose
- nicht respiratorische Alkalose
- respiratorische Alkalose

Ursache einer **nicht respiratorischen Azidose** sind häufig Stoffwechselstörungen (z. B. diabetische Ketoazidose), Durchfälle, körperliche Arbeit oder Niereninsuffizienz. Die häufigste Ursache ist die ›diabetische‹ Ketoazidose. Hierbei ist der Glukosestoffwechsel gestört. Durch Insulinmangel erfolgt die Energiegewinnung in den Zellen nicht über Glukose, sondern es werden Fettsäuren zur Energiegewinnung verbrannt. Dabei entstehen Ketonkörper. Diese sind „sauer" und verschieben den pH-Wert des Blutes unter 7,37.

Diabetes mellitus → *S. 262, Band 2*

Bei Durchfällen werden zu viele alkalische Stoffe ausgeschieden. Bei der Niereninsuffizienz werden zu wenige Säuren über den Urin ausgeschieden.
Die Regulation dieser Störungen erfolgt über die vermehrte Abatmung von Kohlenstoffdioxid. Es kommt zur vertieften Atmung mit vermehrter Kohlenstoffdioxidabgabe, diese Atmung wird als Kussmaul-Atmung bezeichnet.
Die **respiratorische Azidose** entsteht bei Störungen der Atmung (z. B. unzureichende Belüftung der Lungen, Atemdepression durch Medikamente, eingeschränkte Gasaustauschfläche). Dabei ist die Abatmung von Kohlenstoffdioxid vermindert. Dadurch steigt die Konzentration von Kohlensäure im Organismus (Bikarbonatpuffersystem). Die Regulation dieser Störung erfolgt primär durch die Ausscheidung von Säuren über die Nieren.
Bei der **nicht respiratorischen Alkalose** kommt es zu einem Verlust von „sauren" Blutbestandteilen aufgrund von Stoffwechselstörungen. Der pH-Wert steigt über 7,43. Ursache hierfür kann anhaltendes Erbrechen (Verlust von Salzsäure aus dem Magensaft) oder die Behandlung mit Diuretika (vermehrte Säureausscheidung über den Urin) sein. Die Regulation bei Erbrechen erfolgt über eine Einschränkung der Säureausscheidung über die Nieren, dadurch steht mehr Kohlensäure zur Verfügung. Bei der verstärkten Diurese (Behandlung mit Diuretika) erfolgt die Regulation über die Lunge, es wird weniger Kohlenstoffdioxid abgeatmet.
Die **respiratorische Alkalose** tritt bei ineffektiver Atmung (z. B. bei ›Hyperventilation‹, emotionaler Belastung und bei Fieber) bzw. bei Störungen des Atemzentrums auf. Die Regulation erfolgt wiederum über die Nieren, die die Ausscheidung von Säuren reduzieren und die Ausscheidung von alkalischen Bikarbonat-Ionen verstärken.

Hyperventilation → *S. 369, Band 2*

1.6 Veränderungen über die Lebensspanne

Neugeborene und Säuglinge	Wasser- und Elektrolythaushalt: Der Wassergehalt des Körpers liegt bei über 70 % Säure-Basen-Haushalt: Direkt nach der Geburt sind pH-Werte bis 7,3 normal.
Kleinkinder	Wasser- und Elektrolythaushalt: Der Wassergehalt des Körpers liegt bei ca. 60 % Säure-Basen-Haushalt: Der pH-Wert liegt unabhängig vom Lebensalter zwischen 7,37 und 7,43.
Pubertierende	Wasser- und Elektrolythaushalt: Der Wassergehalt des Körpers liegt bei ca. 60–65 %. Säure-Basen-Haushalt: Der pH-Wert liegt unabhängig vom Lebensalter zwischen 7,37 und 7,43.
Erwachsene	Wasser- und Elektrolythaushalt: Der Wassergehalt des Körpers liegt bei Männern ca. 65 % und bei Frauen bei ca. 60 %. In der Schwangerschaft steigt er etwas an. Säure-Basen-Haushalt: Der pH-Wert liegt unabhängig vom Lebensalter zwischen 7,37 und 7,43.
Alte und Hochbetagte	Wasser- und Elektrolythaushalt: Der Wassergehalt fällt auf bis zu 53 % ab. Säure-Basen-Haushalt: Der pH-Wert liegt unabhängig vom Lebensalter zwischen 7,37 und 7,43.

Wiederholungsfragen

1. Sie führen bei Ihrer Klientin Frau Zuse die Hautbeobachtung durch und stellen eine Hautrötung mittig an der linken Handinnenseite, 2 cm entfernt vom Handgelenk in Richtung der Finger fest. Die Rötung ist kreisförmig und hat einen Durchmesser von 0,5 cm. Formulieren Sie die Beobachtung der Hautveränderung und ihrer Lokalisation mit Fachworten.

2. Wodurch unterscheiden sich aktive und passive Transportprozesse voneinander?

3. Erläutern Sie die Diffusion und den Carrier-Transport.

4. Nennen Sie die Unterschiede zwischen exokrinen und endokrinen Drüsen.

5. Beschreiben Sie die Unterschiede zwischen den einzelnen Muskelgeweben. Überlegen Sie, welche Vorteile sich daraus für die verschiedenen Organe ergeben.

2 Haut

2.1 Funktionen

Mit einer Oberfläche von 1,5–2 m^2 und einem Gewicht von 3,5–10 kg ist die Haut das größte Organ des Menschen, bei Säuglingen und Kleinkindern ist das Verhältnis der Körperoberfläche zum Körpergewicht 2,5- bis 3-mal größer als bei Erwachsenen, dadurch ist auch der Verlust von Wärme über die Körperoberfläche bei Säuglingen und Kleinkindern größer. Die Haut hat verschiedene Funktionen:

Schutzfunktion: Die Haut schützt vor mechanischen, thermischen und chemischen Schädigungen aus der Außenwelt sowie vor Bakterien, der Verdunstung lebenswichtigen Wassers im Körperinneren und vor gefährlicher Strahlung. Bei Säuglingen ist diese Funktion noch nicht vollständig ausgeprägt. Der Anteil an subkutanem Fettgewebe ist geringer und sie ist 5-mal dünner als die Haut eines Erwachsenen.

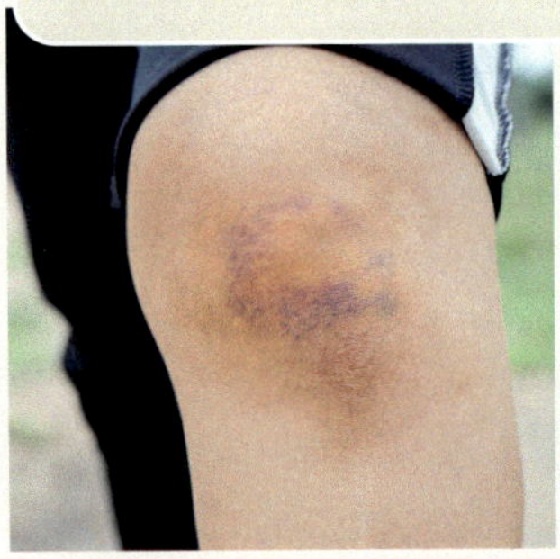

Sinnesfunktion: Die Haut nimmt Reize (z. B. Kälte, Wärme, Schmerz oder Berührung) aus der Außenwelt auf und leitet sie weiter.

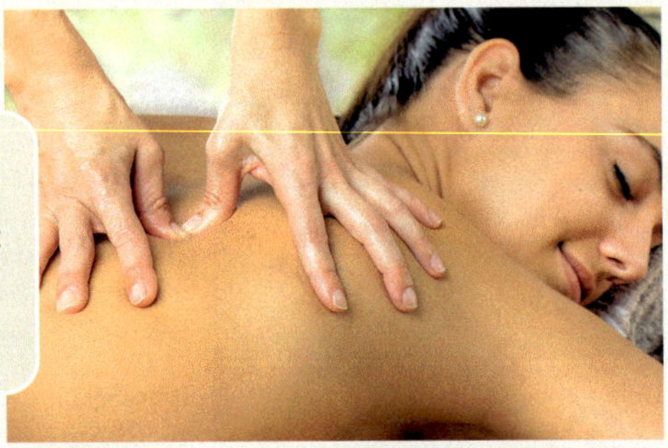

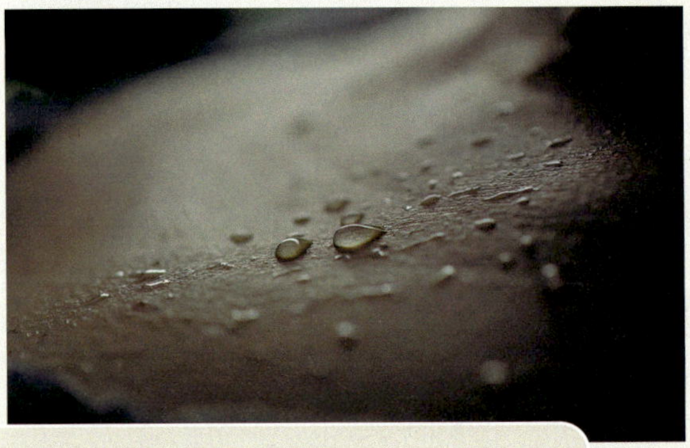

Temperaturregulationsfunktion: Über die Haut wird Körperwärme an die Umgebung abgegeben. Kühlung:
– Blutgefäße der Haut stellen sich weit
– Verdunstungskälte durch Absonderung von Schweiß
Erwärmung:
– Engstellen der Blutgefäße in der Haut

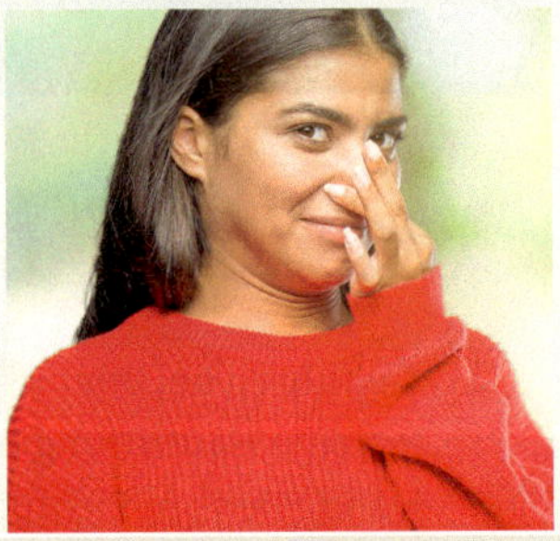

Absonderungsfunktion: Die Haut des Erwachsenen sondert durch die Schweiß-, Talg- und Duftdrüsen Sekrete ab. Diese Funktion wird erst mit der Pubertät vollständig ausgebildet.

Aufnahmefunktion: Entlang der Haarfollikel werden gelöste Stoffe in die Haut aufgenommen (z. B. Wirkstoffe von medizinischen Salben).

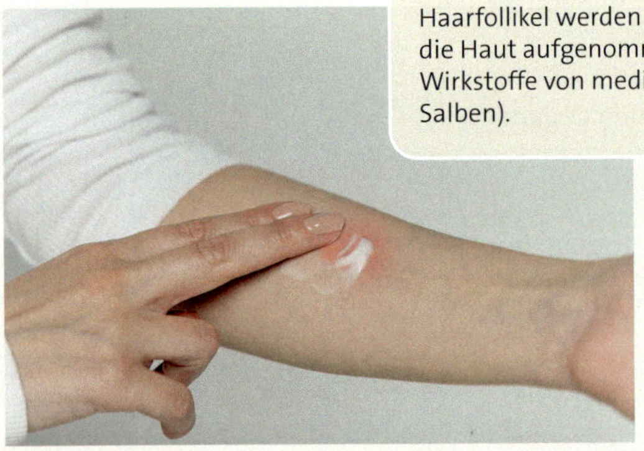

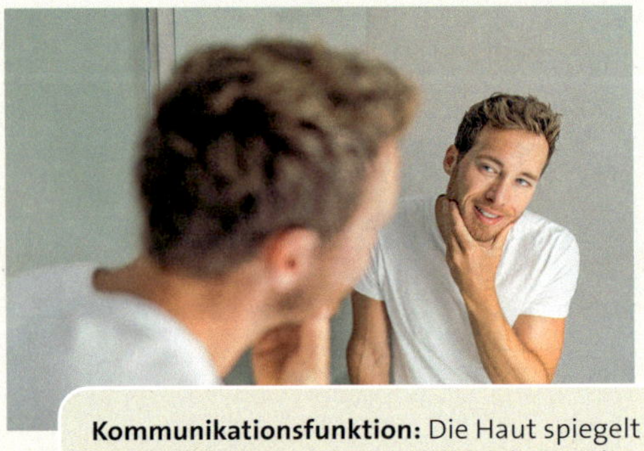

Kommunikationsfunktion: Die Haut spiegelt unser Befinden wider und wird daher auch als „Spiegel der Seele“ bezeichnet.

2.2 Aufbau

2.2.1 Hautschichten

Die Haut setzt sich aus drei Hauptschichten zusammen:
- Oberhaut (Epidermis)
- Lederhaut (Dermis)
- Unterhaut (Subkutis)

Oberhaut (Epidermis)
Die Oberhaut besteht aus mehrschichtigem verhorntem Plattenepithel. Sie unterteilt sich grob in die Hornschicht (Stratum corneum) und die Keimschicht (Stratum germativum) (Abb. 1). Die Keimschicht wird wiederum unterschieden in:
- Körnerzellschicht (Stratum granulosum)
- Stachelzellschicht (Stratum spinosum)
- Basalzellschicht (Stratum basale)

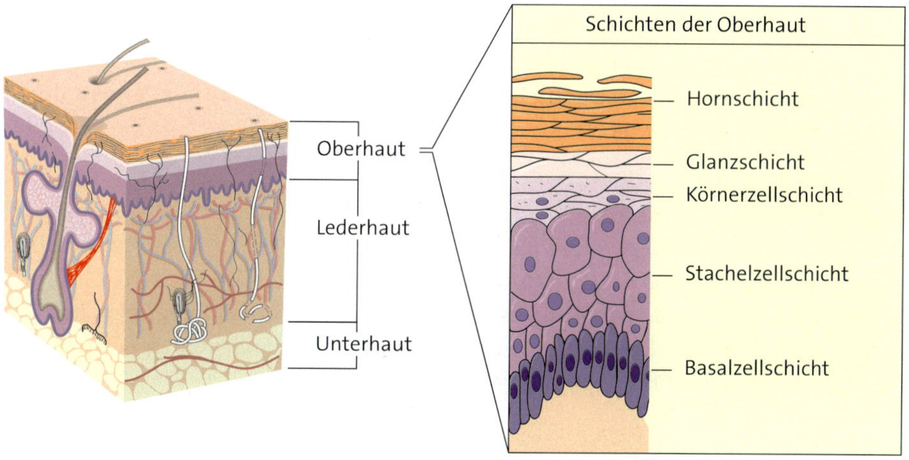

Abb. 1 Querschnitt durch die Oberhaut

Die Hornschicht liegt außen und besteht aus abgestorbenen Zellen, die verhornt und miteinander verklebt sind. Dadurch ist sie sehr widerstandsfähig und übernimmt eine Schutzfunktion. Die Keimschicht ist dagegen aus lebenden Zellen aufgebaut, die sich durch Zellteilung ständig vermehren und somit Nachschub für die Oberhaut produzieren. Innerhalb von 30 Tagen werden so die Zellen der Oberhaut erneuert, indem sich die unteren Zellen der Keimschicht nach oben zur Hornschicht schieben. Dort produzieren sie den Hornstoff **Keratin**, welcher die Haut festigt und eine wasserabweisende Schicht erzeugt. Die abgestorbenen Zellen werden in widerstandsfähige Hornschuppen umgewandelt, die nach ungefähr 30 Tagen von der Haut abgestoßen werden. Dieser Zyklus wiederholt sich kontinuierlich.

Die Dicke der Oberhaut ist am menschlichen Körper, je nach Beanspruchung, sehr unterschiedlich. An den stark belasteten Fußsohlen ist sie beispielsweise sehr dick, am Augenlid dagegen sehr dünn ausgeprägt. Die Haut eines Säuglings ist ca. 5-mal dünner als die eines Erwachsenen. Dadurch dringen Cremes und deren Wirkstoffe schneller ein. Säuglinge sollten aus diesem Grund nur mit speziellen Kinderprodukten gepflegt werden. Ein generelles eincremen ist nicht notwendig und Konservierungsstoffe, wie auch Parfüme sollten vermieden werden. Insgesamt ist die Schutzfunktion der kindlichen Epidermis noch nicht vollständig ausgeprägt, Kleinkinder sind aus diesem Grund anfälliger für Infektionen.

Zwischen den Zellen der Keimschicht befinden sich die Melanozyten, die für die Hautfarbe zuständig sind. Sie produzieren einen dunklen Farbstoff (Pigment), das **Melanin**. Dieser wird in die umliegenden Zellen der Oberhaut abgegeben, sodass diese dunkler werden.
Das Melanin sowie die Farbe des Blutes und der Grad der Durchblutung bestimmen die **Hautfarbe**. Dunkelhäutige Menschen haben viel Melanin, hellhäutige wenig. Bei Säuglingen ist die Pigmentbildung noch vermindert. Sie benötigen aus diesem Grund einen besonderen Schutz vor UV-Licht. Eine Sonderform bilden Menschen mit Albinismus. Das sind Menschen, die gar kein Melanin produzieren und daher durch ihre weißen Haare und wegen der durchscheinenden Blutgefäße rot aussehenden Augen auffallen.

Im Alter treten physiologische Veränderungen der Hautpigmentierung auf. Es treten sog. Pigmentflecken oder Altersflecken auf. Im Alter nimmt auch die Melaninproduktion in den Haarwurzeln ab, ältere Menschen haben aus diesem Grund graue Haare. Der Beginn der Ergrauung ist individuell sehr unterschiedlich und genetisch bedingt. Eine Besonderheit im Alter ist die **Pergamenthaut**. Dieses Hautphänomen beschreibt eine besonders dünne und empfindliche Epidermis, die sich bereits bei leichtem Druck von der Dermis löst. Dadurch kommt es sehr schnell zu Hämatomen durch Einblutungen in die Dermis.

Lederhaut (Dermis)
Die Lederhaut ist fest mit der Oberhaut verbunden. Sie besteht aus Kollagenfasern, elastischen Fasern, Bindegewebszellen und Abwehrzellen. Durch diese Kombination erhält die Lederhaut viel Elastizität. Außerdem enthält sie Nervenfasern, Blut- und Lymphgefäße (Abb. 1). Zu den Aufgaben der Lederhaut zählen die Regulation der Körpertemperatur und des Kreislaufes. Aufgrund ihres Wasserbindevermögens reguliert die Lederhaut auch die Hautspannung (Turgor).

Im Alter lässt der Spannungsdruck der Haut nach, da die Fähigkeit, Wasser zu binden, abnimmt.

Die Wärmeregulation in der Lederhaut ist aktiv und besteht darin, dass die Durchblutung zur Abgabe von Wärme verstärkt wird. Die Durchblutung wird verringert, wenn eine Auskühlung vermieden werden soll.

Unterhaut (Subkutis)
Die Unterhaut wird aus lockerem Bindegewebe und Fettzellen gebildet (Abb. 1). Daher wird sie auch als „Unterhautfettgewebe" bezeichnet. Hier sind Nerven und Blutgefäße zu finden, aber auch Talgdrüsen, Schweißdrüsen und kleine Muskeln. Die Fettschicht ist bei den Menschen sehr unterschiedlich ausgeprägt und ist abhängig vom Geschlecht sowie dem Ernährungszustand. So ist das Fettgewebe bei Frauen generell im Hüft- und Oberschenkelbereich ausgeprägter als bei Männern und Kindern.

Die Unterhaut bietet sich aufgrund ihrer Fähigkeit, Flüssigkeit aufzunehmen, zur Verabreichung von Medikamenten an. Diese werden durch subkutane Injektionen dem Körper zugeführt.

Das Unterhautfettgewebe dient auch der Wärmeisolierung und der Polsterung.

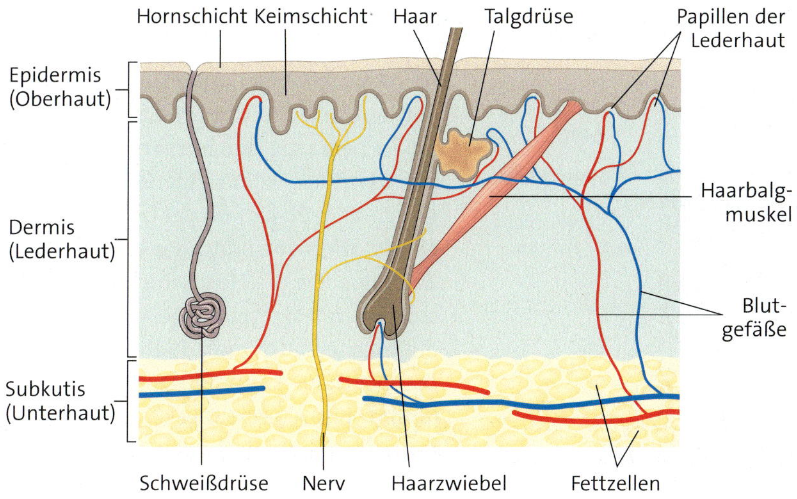

Abb. 1 Querschnitt durch die Haut

2.2.2 Hautrezeptoren

Die Haut ist ein wichtiges Sinnesorgan für den Menschen. Aus diesem Grund befinden sich verschiedene Sinnesrezeptoren in der Haut (Tab. 1, Abb. 2). Es können damit die unterschiedlichen Qualitäten von Reizen wahrgenommen werden.

Rezeptoren	Reizempfindung	Vorkommen
freie Nervenendigungen	Schmerz-, Kälte- und Wärmeempfindung	in allen drei Hautschichten
Vater-Pacini-Lamellenkörperchen	Vibrationsempfindung	Lederhaut, Unterhautfettgewebe
Meissner-Körperchen	Berührungsempfindung	Lederhaut (Papillen)
Merkel-Zellen	Druckempfindung	Oberhaut, Lederhaut
Ruffini-Körperchen	Druck-/Spannungsempfindung	Lederhaut

Tab. 1 Hautrezeptoren

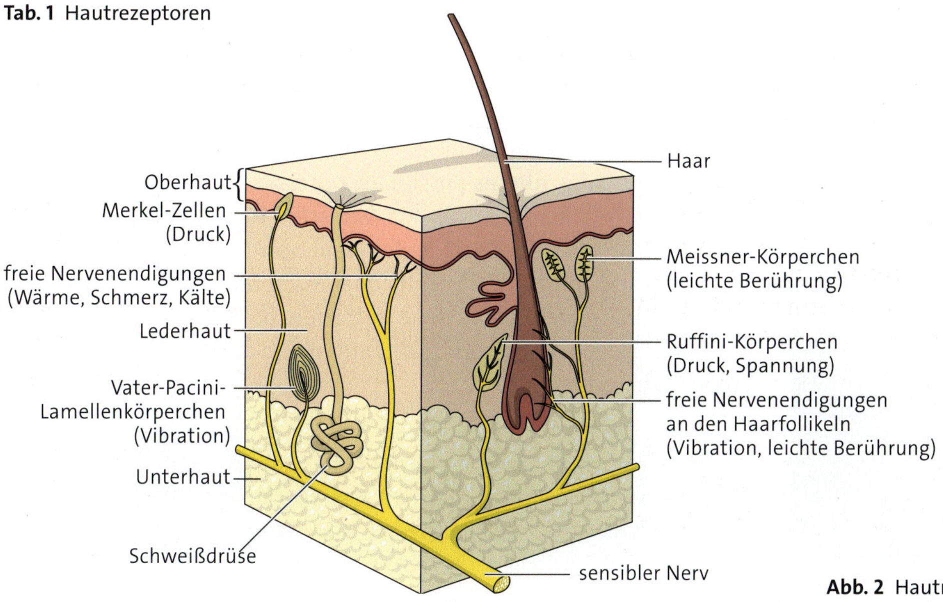

Abb. 2 Hautrezeptoren

2.2.3 Durchblutung der Haut

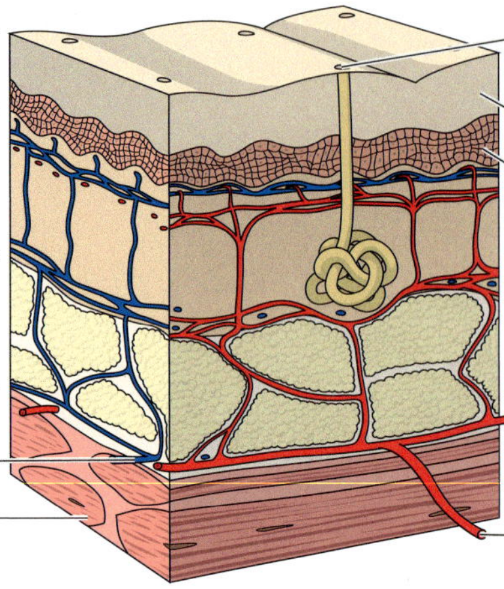

Abb. 1 Durchblutung der Haut

Im menschlichen Körper sind nur die Lederhaut und die Unterhaut von Blutgefäßen netzartig durchzogen (Abb. 1). Da die Oberhaut keine eigene Blutversorgung hat, wird sie von der Lederhaut mit Nährstoffen versorgt. Dies erfolgt durch Diffusion. Da die Hornschicht aus abgestorbenen Hornzellen besteht, werden diese Zellen auch nicht mehr ernährt. Da die Oberhaut keine Blutgefäße enthält, bluten nur Verletzungen, die mindestens bis in die Lederhaut hinein reichen.

2.2.4 Hautdrüsen

Zu den Hautdrüsen im menschlichen Körper zählen:
- Talgdrüsen (Glandulae sebaceae)
- Duftdrüsen (Glandulae sudoriferae apocrinae)
- Schweißdrüsen (Glandulae sudoriferae)

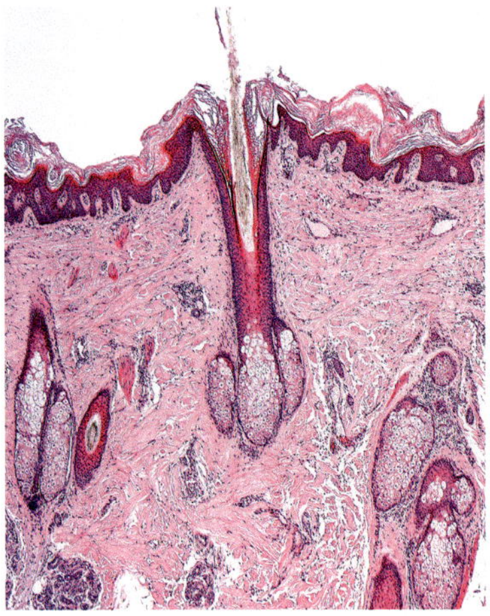

Abb. 2 Talgdrüse

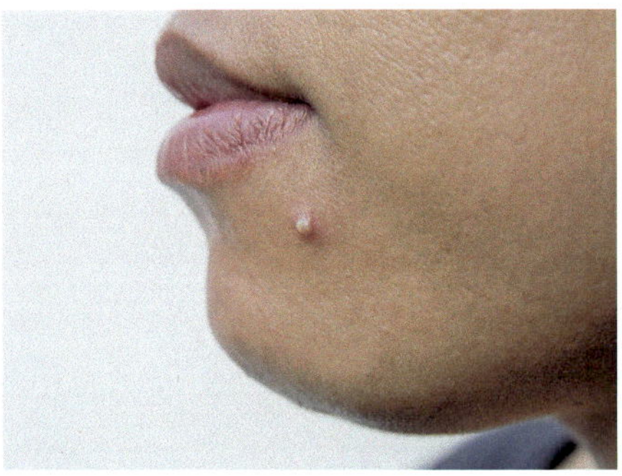

Abb. 3 Entzündete Talgdrüse (Pickel)

Talgdrüsen

Die Talgdrüsen kommen überall dort vor, wo Haarfollikel sind (Abb. 2). Talgdrüsen, die nicht an die behaarte Haut gebunden sind, befinden sich beispielsweise an den Augenlidern oder den Lippen. Die Ausführungsgänge der Talgdrüsen münden meist in einen Haarbalg, daher auch die häufige Bezeichnung Haarbalgdrüsen. Das von ihnen produzierte Sekret ist der Talg. Er besteht aus Fett, Fettsäuren, toten Zellen, Harnstoff, Eiweiß, Elektrolyten und Wasser. Seine Aufgabe liegt darin, die Haut geschmeidig zu halten, das Haar vor dem Austrocknen zu schützen sowie bestimmte Bakterien abzutöten. Pro Tag werden etwa 1–2 g Talg gebildet. Ist dies nicht der Fall, wird die Haut trocken und spröde. Wird dagegen zu viel Talg gebildet, sind die Haare fettig und die Haut glänzt.

Verstopfen die Ausfuhrgänge der Talgdrüsen, kommt es zu einer Anstauung des Talgs und es entstehen Mitesser (Komedonen). Entzünden sich diese, bilden sich aus den Mitessern Pickel (Abb. 3). Von Akne spricht man, wenn große Teile der Haut von Mitessern oder Pickeln betroffen sind, meist im Gesichts- oder Rückenbereich. Pubertierende sind besonders häufig von Akne betroffen, da in dieser Lebensphase die Talgdrüsen ihre Funktion aufnehmen und die Produktion sich erst einpendeln muss.

Im Alter nimmt die Talgproduktion ab, daher leiden viele ältere Menschen an Hauttrockenheit. Bei Säuglingen und Kleinkindern ist die Talgproduktion noch nicht vollständig ausgebildet.

Duftdrüsen

Duftdrüsen kommen am menschlichen Körper nur in bestimmten Hautbereichen wie den Achselhöhlen, Brustwarzen, den äußeren Gehörgängen, der Leistengegend sowie dem Anus vor (Abb. 4). Sie produzieren ein duftendes eiweißhaltiges Sekret. Dieses kann durch Bakterien zersetzt werden, was zu einem unangenehmen Geruch führt. Die Ausschüttung des Duftdrüsensekretes erfolgt bei starken Emotionen wie Angst oder sexueller Erregung. Bei letzterer werden Sexuallockstoffe freigesetzt, die Pheromone. Sie sorgen Studien zufolge für eine gegenseitige Anziehungskraft zwischen Geschlechtspartnern. Die Attraktivität von Männern bei der Abgabe eines Umbauprodukts des Sexualhormons Testosteron soll gesteigert sein, umgekehrt sollen sich Männer durch weibliche Pheromone stärker angezogen fühlen.
Die Ausführgänge der Duftdrüsen enden in einem Haarbalg und demzufolge kommen sie ausschließlich in der behaarten Haut vor.

Die Brustdrüse (Milchdrüse) zählt anatomisch gesehen ebenfalls zu den Hautdrüsen, gehört aber funktionell zu den sekundären Geschlechtsmerkmalen.

Schweißdrüsen

Die Schweißdrüsen kommen an der gesamten Körperoberfläche vor und sind besonders stark an den Handflächen und Fußsohlen ausgeprägt. Ihre Ausführungsgänge enden in der Keimschicht der Oberhaut (Abb. 4). Schweißdrüsen produzieren täglich etwa 500 ml Schweiß, welcher hauptsächlich aus Wasser, Salz, Harnstoff, Harnsäure und Ammoniak besteht. Schweiß ist dünnflüssig und mit einem pH-Wert von 4,5 sauer.
Die Abgabe des Schweißes ist für Menschen eine wichtige Methode zur Regulation des Wärmehaushaltes. Durch Verdunstung an der Hautoberfläche trägt der Schweiß zur Abkühlung des gesamten Organismus bei. Das geschieht, indem der Schweiß über in der Haut gelegene Gefäße das Blut abkühlt. Bei starker Hitze beginnt die Schweißsekretion im Gesicht und breitet sich über den Körper aus. Zuletzt werden Handflächen und Fußsohlen ergriffen. Bei Aufregung oder Stress ist die Aktivierung der Schweiß absondernden Drüsen umgekehrt. Neben der Wärmeregulation trägt der Schweiß an der Hautoberfläche zur Ausbildung eines Säureschutzmantels bei. Durch seinen niedrigen pH-Wert hemmt er das Wachstum und Vorkommen von Keimen. Frisch gebildeter Schweiß ist geruchsfrei. Erst durch das Einwirken von Bakterien entsteht der charakteristische Schweißgeruch, der von uns Menschen als unangenehm empfunden wird. Um diesem vorzubeugen, benutzen viele Menschen Deodorants.
Die Schweißdrüsen nehmen in der Pubertät erst ihre Funktion vollständig auf. Kleinkinder können aus diesem Grund ihre Körpertemperatur noch nicht selbstständig regulieren.

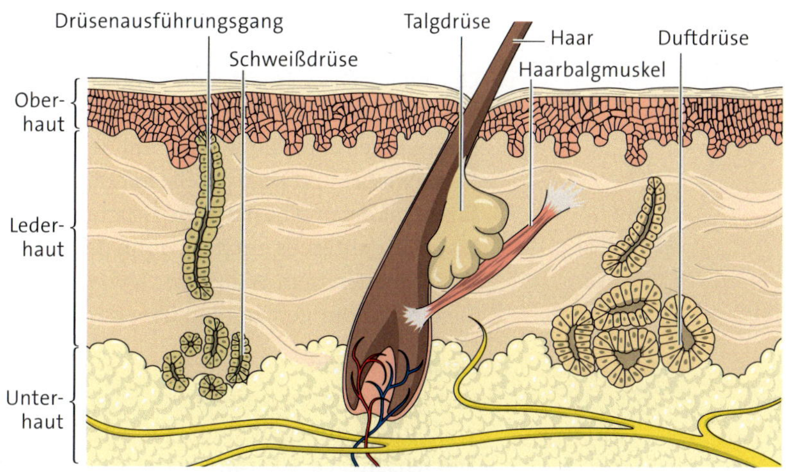

Abb. 4 Hautdrüsen mit Drüsenausführungsgängen

2.2.5 Haare und Nägel

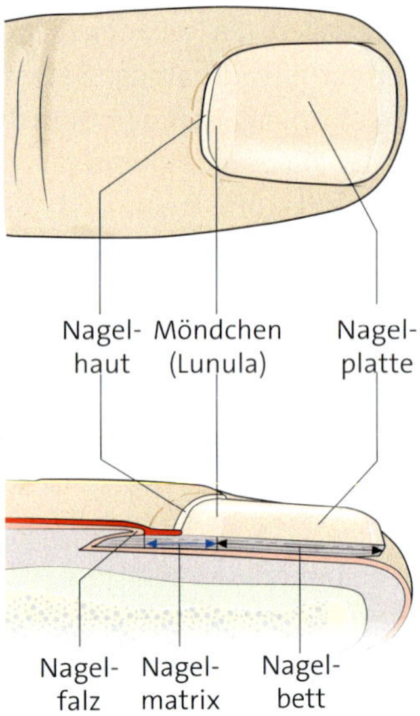

Abb. 1 Fingernagel

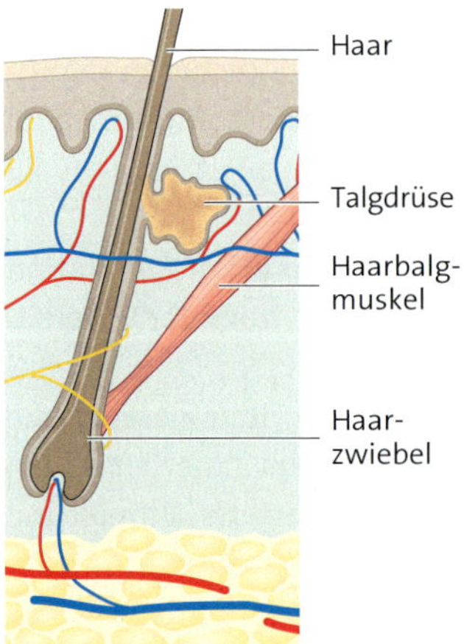

Abb. 2 Längsschnitt durch ein Haar

Aufbau und Funktion der Nägel

Finger- und Fußnägel bestehen aus gewölbten Keratinplatten und sind fest mit dem Finger- bzw. Zehenendglied verbunden. Sie sind leicht durchsichtig, dadurch kann anhand der Fingerspitzen die Durchblutung beurteilt werden. Anteile des Nagels sind: freier Nagelrand, Nagelplatte, Möndchen, Nagelfalz und Nagelhaut (Abb. 1). Unter dem Nagel befinden sich das Nagelbett und die Nagelmatrix. An der Finger- bzw. Zehenspitze wird die Nagelmatrix als Hyponychum bezeichnet.
Die Nägel unterstützen die Greif- und Tastfunktion der Finger und Zehen, indem sie einen festen Widerstand im Bereich der Fingerspitzen und Zehenspitzen geben. Die Nägel schützen die empfindlichen Finger- und Zehenspitzen.

Nagelwachstum

Der Nagel wächst aus der Nagelmatrix hervor. Die Geschwindigkeit des Wachstums ist individuell unterschiedlich, durchschnittlich beträgt sie pro Tag ca. 0,05–0,17 mm. Je mehr die Nägel Kontakt mit Wasser haben, um so schneller wachsen sie.

Aufbau der Haare

Haare sind pigmentierte Hornfäden, die als Flaumhaare auf dem gesamten Körper vorkommen können und als Langhaare auf dem Kopf, an den Augenbrauen, als Barthaare, den Wimpern und der Scham- und Achselbehaarung vorkommen. Flaumhaare kommen überwiegend bei Kindern und Frauen vor, sie sind weich und kurz und ihr Haarfollikel befindet sich in der Lederhaut. Flaumhaare sind sehr dünn und wenig pigmentiert.
Die Haarfolikel der Langhaare befinden sich in der Unterhaut. Diese Haare sind deutlich länger und dicker als Flaumhaare und besitzen ein Haarmark. Das Haar ist aus dem verhornten Haarschaft, der nicht verhornten Haarwurzel, der Haarzwiebel mit der Matrix und der Haarpapille aufgebaut (Abb. 2). Haarzwiebel und Haarpapille bilden den Haarfollikel. Jedes Haar wird durch Blutgefäße ernährt und besitzt eine Haartalgdrüse und einen Muskel. Der Muskel kann das Haar aufrichten, es entsteht dann die sogenannte Gänsehaut.
Haare dienen dem Schutz vor UV-Strahlung und dem Schutz vor Auskühlung, auch Tastempfindungen werden über die Haare aufgenommen.

Haarwachstum

Das Haarwachstum findet in der Matrix statt. Die Wachstumsgeschwindigkeit ist wiederum sehr individuell, sie beträgt ca. 0,3–0,5 mm am Tag. Pro Tag verliert ein Erwachsener ca. 100 Langhaare. Je länger und je dunkler die Haare sind, um so auffälliger ist der Haarausfall.

2.2.6 Hydrolipid-Säureschutzmantel

Der Hydrolipid-Säureschutzmantel (Abb. 3) der Haut besteht aus Talg und Schweiß. Diese emulgieren und bilden damit ein saures Milieu. Dadurch soll die Haut vor schädlichen Bakterien, aber auch vor Austrocknung geschützt werden. Der Schutzmantel kann Feuchtigkeit binden und verhindert Wasserverluste. Säuglinge verfügen noch nicht über einen intakten Säureschutzmantel. Daher ist ihre Haut gegenüber Umwelteinflüssen besonders gefährdet.

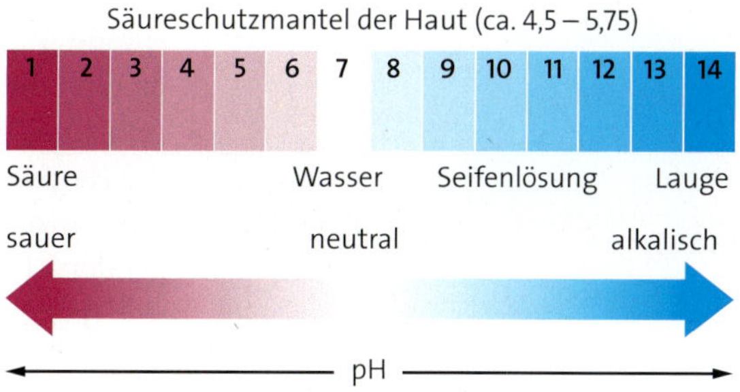

Abb. 3 Säureschutzmantel der Haut

> Zu häufiges Waschen bewirkt die Abtragung des Hydrolipid-Säureschutzmantels. Als Folge wird die Haut trocken, rissig und anfällig für Schäden. Eincremen kann die Rückfettung der Haut unterstützen. Säuglinge, Kleinkinder und ältere Menschen sind besonders gefährdet.

2.2.7 Physiologische Hautflora

Neben schädlichen Bakterien, die durch den Säureschutzmantel abgewehrt werden sollen, existiert in den äußeren Hautschichten eine physiologische Keimbesiedelung. Diese wird als physiologische Hautflora bezeichnet. Darunter versteht man eine Besiedelung mit Bakterien, die für den Menschen ungefährlich sind und sich gut an das Milieu der Haut angepasst haben. Diese Besiedlung beginnt zur Geburt. Hierzu gehören beispielsweise Milchsäurebakterien oder auch der Keim Staphylococcus epidermidis. Schleimhäute sind häufiger mit Streptokokken besiedelt. Vorkommen und Anzahl der Keime unterscheiden sich je nach der Körperregion. Die optimalen Bedingungen für diese Bakterien liefert der Säureschutzmantel unserer Haut durch sein saures Milieu.

Die wichtigste Aufgabe der physiologischen Hautflora liegt im Schutz vor Infektionen. Da sich die Keime der physiologischen Hautflora schon auf der Haut befinden, dienen sie als „Platzhalter“, sodass andere Anflugskeime keinen Platz finden, sich anzusiedeln. Darüber hinaus stimulieren sie durch ihre Anwesenheit kontinuierlich unser Abwehrsystem.

2.2.8 Hauttypen

Es lassen sich verschiedene Hauttypen unterscheiden:
- normale Haut
- fettige Haut (Seborrhoe)
- trockene Haut (Sebostase)

Die **normale Haut** weist keine Unreinheiten auf, ist gut durchblutet, feinporig und zart.

Fettige Haut entsteht durch eine vermehrte Talgbildung und erscheint grobporig und fettig glänzend. Darüber hinaus treten vermehrt Unreinheiten auf, wie Mitesser oder Pickel. Ursachen für diesen Hauttyp sind beispielsweise Hormonstörungen, genetische Dispositionen sowie die Einnahme bestimmter Medikamente.

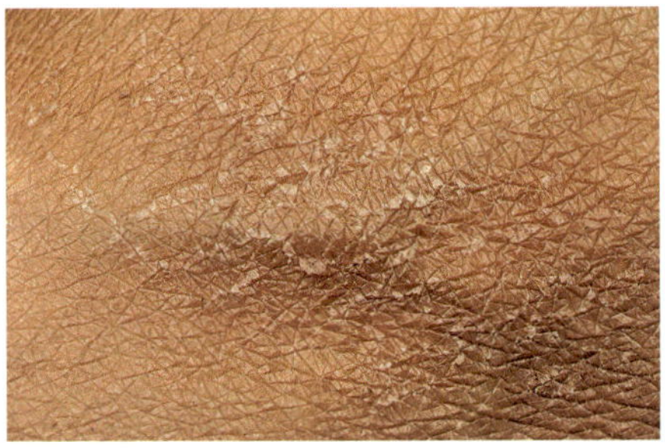

Abb. 1 Trockene Haut

Bei der **trockenen Haut** ist der Rückfettungsmechanismus gestört. Die Haut ist nicht mehr in der Lage, Fettverluste auszugleichen. Sie ist rau, spröde und bildet Schuppen, vor allem am Haaransatz und den Augenbrauen (Abb. 1). Auch hier können die Ursachen genetisch bedingt sein, aber auch übermäßiges Waschen mit Seife sowie die Alterung der Haut bewirken eine Austrocknung.
Ein einzelner Mensch kann auf keinen Hauttyp festgelegt werden, sondern häufig findet man eine Mischung aus normaler, trockener und fettiger Haut vor.

2.3 Veränderungen über die Lebensspanne

Neugeborene und Säuglinge	In den ersten Lebenstagen treten hormonell bedingte Veränderungen der Haut auf, die aber nach wenigen Tagen wieder zurückgehen. Die Körperoberfläche von Säuglingen und Kleinkindern ist im Verhältnis zum Körpergewicht größer, dadurch ist der Wärmeverlust ebenfalls größer. Die Haut – insbesondere die Unterhaut – von Säuglingen und Kindern ist dünner als die von Erwachsenen. Sie können deshalb schneller auskühlen.
Kleinkinder	Die Melaninproduktion ist noch nicht vollständig ausgebildet. Kleinkinder sind besonders anfällig für Sonnenbrand. Ein UV-Schutz mit für Kinder geeigneter Sonnencreme mit Lichtschutzfaktor 50 ist nötig und ein zusätzlicher Schutz durch Mützchen mit Nackenschutz und langärmlige T-Shirts.
Pubertierende	Durch die beginnende Hormonproduktion der Geschlechtsdrüsen treten vermehrt Hautunreinheiten und Akne auf. Sobald sich die Hormonproduktion eingepegelt hat, klärt sich das Hautbild meist wieder.
Erwachsene	Die verschiedenen Hauttypen haben sich ausgebildet, es kommen normale Haut, trockenen Haut, fettige Haut und Mischhauttypen vor.
Alte und Hochbetagte	Im Alter nimmt die Produktion der Talgdrüsen ab, die Haut ist generell trockener. Es können Probleme wie Pergamenthaut entstehen.

Wiederholungsfragen

1. Wodurch unterscheidet sich die Haut des Säuglings von der des Erwachsenen?

2. Welche Mechanismen und Strukturen im Organ Haut dienen der Wärmeregulation?

3. Beschreiben Sie das Phänomen Pergamenthaut.

2.4 Ausgewählte Erkrankungen

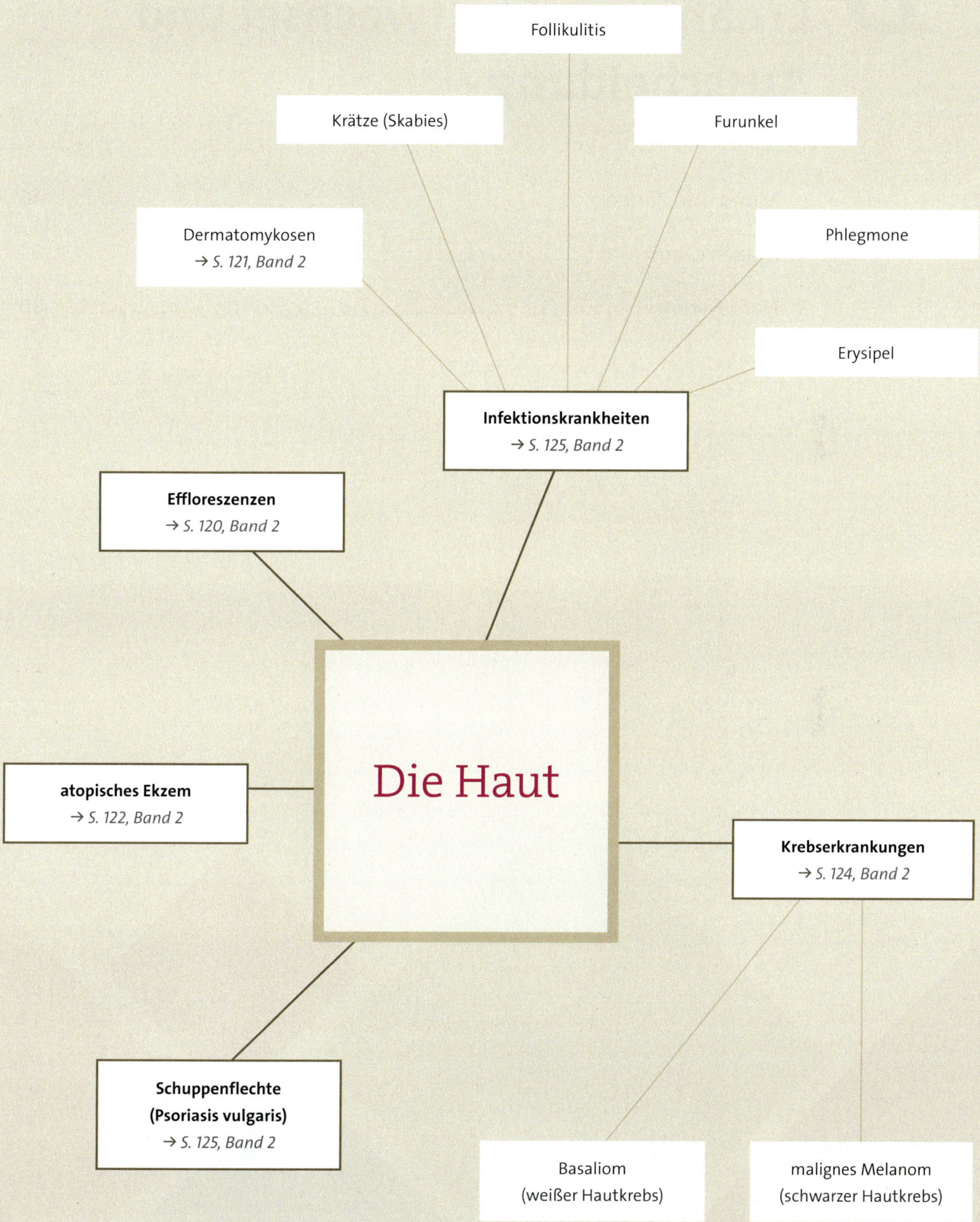

B Ernährung, Stoffwechsel und Ausscheidung

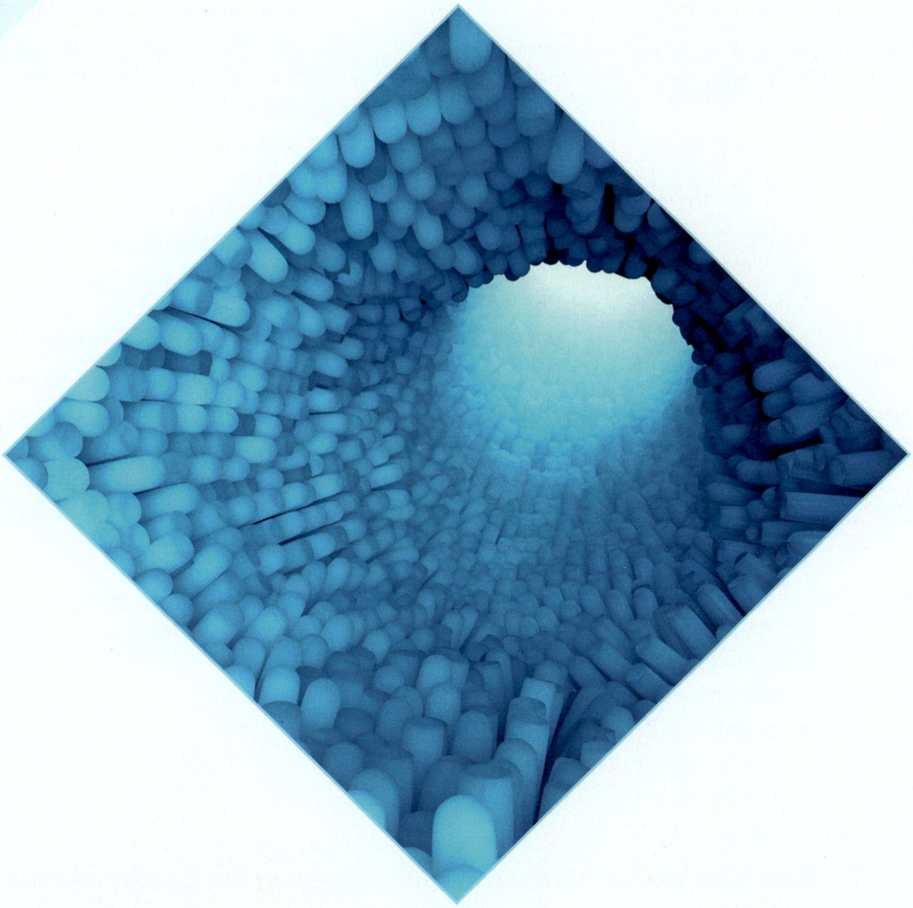

1 Mund und Zähne

1.1 Mund

Der Mund stellt den ersten Abschnitt des Verdauungstraktes dar: Durch die Zerkleinerung der Nahrung mit den Zähnen und dem Einspeicheln des Speisebreies beginnt der Prozess der Nahrungsaufnahme. Der Kauvorgang ist in der Regel unwillkürlich, kann aber auch willentlich beeinflusst werden. Die Nahrung wird danach mit der Zunge in den Rachen gedrückt, von wo der ›Schluckakt‹ einsetzt.

Schluckakt → S. 51

1.1.1 Mundhöhle

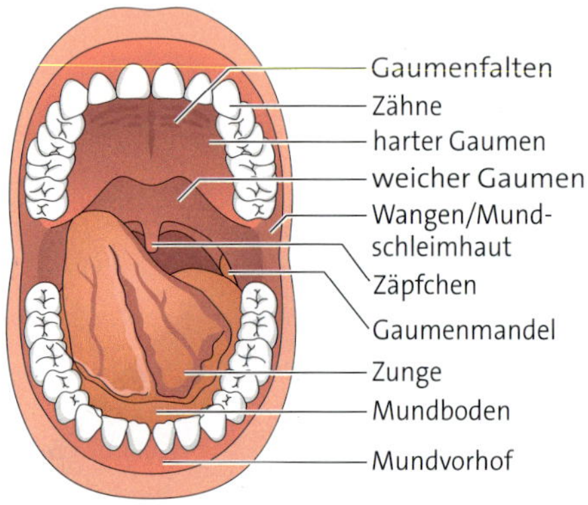

Abb. 1 Die Mundhöhle

Die Mundhöhle (Cavitas oris) ist der erste Abschnitt des Verdauungstraktes (Abb. 1). Hier finden die Zerkleinerung und das Einspeicheln der Nahrung statt. Mit der Zunge und dem Geruchssinn wird in der Mundhöhle die Nahrung geschmeckt, dies ist im eigentlichen Sinn eine Qualitätskontrolle, ob die Nahrung verträglich ist oder ob sie verdorben oder ungenießbar ist. Der Geschmack hat weiterhin die wichtige Funktion, dass die Nahrung genossen wird. Man isst etwas, weil es gut schmeckt. Der ›Geschmack‹ verändert sich im Lauf des Lebens.

Geschmacksveränderungen → S. 147, Band 2

Die Mundhöhle wird von den begrenzenden Wänden gebildet. Dies sind:

- nach oben das Rachendach mit dem harten und dem weichen Gaumen (Palatum durum bzw. Palatum molle)
- nach unten der Mundboden
- zu den Seiten hin die Wangen und die Zahnreihen

Der Raum zwischen den Wangen und den Zähnen wird als Mundvorhof bezeichnet. Die Aufgaben der Mundhöhle sind:

- Aufnahme der Nahrung
- Zerkleinern der Nahrung
- Vermischen der Nahrung mit Speichel
- Sprachbildung
- Geschmack

Diese Aufgaben werden durch die Zähne, die Zunge und die Speicheldrüsen ermöglicht.

1.1.2 Zähne

Dentes
Plural von lat. Dens = Zahn

Die Zähne (›Dentes‹) sind notwendig zur Nahrungsaufnahme – zum Abbeißen und zur Zerkleinerung der Nahrung. Evolutionsbiologisch haben sich die Gebisse der verschiedenen Tiere entsprechend ihres Nahrungsverhaltens angepasst. Das Gebiss des Menschen ermöglicht die Ernährung mit pflanzlichen und tierischen Produkten, allerdings ist es für die meisten Nahrungsmittel notwendig, dass sie zubereitet und mit Werkzeugen – also Besteck – zerkleinert werden. Zwischen den Mahlzähnen treten beim Kauen die stärksten Kräfte im Körper auf.

Das vollständige **Gebiss des Erwachsenen** besteht aus 32 Zähnen (Abb. 2):

- 8 Schneidezähnen (Dens incisivi) – zum Abbeißen
- 4 Eckzähnen (Dens canini) – ehemals Fangzähne
- 8 Backenzähnen (Dens praemolares) – zum Zermahlen
- 12 Mahlzähne (inklusive der Weisheitszähne; Dens molares) – zum Zermahlen

Die Zähne sind gleichmäßig auf den Oberkiefer und den Unterkiefer verteilt. Beide Kiefer sind jeweils symmetrisch aus einem rechten und linken Quadranten aufgebaut. Die Quadranten werden vom rechten Oberkiefer an im Uhrzeigersinn als 1., 2., 3. und 4. Quadrant bezeichnet. Im Milchgebiss werden die Quadranten mit 5 beginnend gezählt. Dadurch ergibt sich die Zahnformel: erster Schneidezahn im rechten Oberkiefer eines Erwachsenen: „eins eins" und beim Milchgebiss: „fünf eins" (Abb. 2 und 3).

Die Zahnanlagen werden als Keimanlagen bereits in der Frühschwangerschaft angelegt. Zur Geburt hat das Neugeborene noch keine Zähne, der Zahndurchbruch beginnt nach dem 6. Lebensmonat und ist, wie der Wechsel des Gebisses von Milchgebiss zu bleibendem Gebiss, sehr unterschiedlich. Der Zahnwechsel beginnt um das 6. Lebensjahr herum und sollte zum Ende der Pubertät abgeschlossen sein. Die Weisheitszähne können auch noch bis zum 40. Lebensjahr durchbrechen.

Das **Milchgebiss** sollte mit 2,5 Jahren vollständig sein und besteht aus 20 Zähnen (Abb. 3):

- 8 Schneidezähnen
- 4 Eckzähnen
- 8 Backenzähnen

Der Zahnwechsel ist dadurch bedingt, dass die Kiefer des kindlichen Schädels nur für 28 Zähne Platz bieten und erst mit dem Wachstum Platz für die Mahlzähne entsteht. Für die Weisheitszähne ist der Kiefer oftmals immer noch zu schmal, sodass diese häufig nach Abschluss der Pubertät operativ entfernt werden müssen.

Jeder Zahn ist prinzipiell gleich aufgebaut (Abb. 4), er besteht aus einer sichtbaren Zahnkrone, dem Zahnhals und der Zahnwurzel, diese sind beide vom Zahnfleisch bzw. dem Alveolar- oder Zahnfach bedeckt. Der Aufbau von außen nach innen ist: Zahnschmelz, Zahnbein, Zahnmark. An der Zahnwurzel treten Nerven und Blutgefäße in das Zahnmark ein und wieder aus. Der Zahnschmelz ist die härteste Substanz des menschlichen Körpers. Die Zähne sind im Kiefer durch den Zahnhalteapparat verankert. Zum Zahnhalteapparat gehört das Zahnfleisch, der Zahnzement und das Alveolarfach.

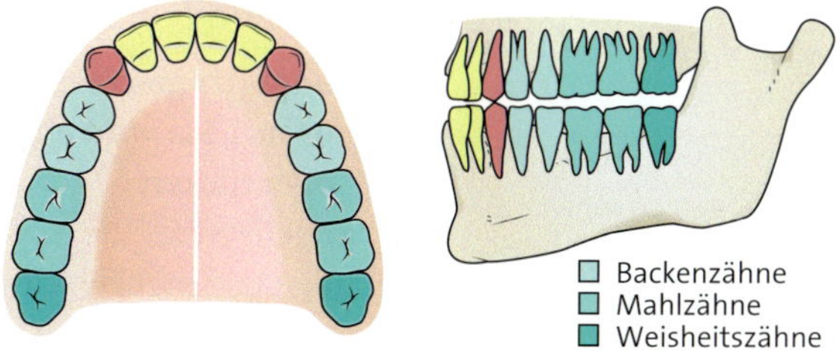

Zahnformel des Erwachsenen

	Oberkiefer																
rechts	18	17	16	15	14	13	12	11	21	22	23	24	25	26	27	28	links
	48	47	46	45	44	43	42	41	31	32	33	34	35	36	37	38	
	Unterkiefer																

Abb. 2 Erwachsenengebiss und Zahnformel

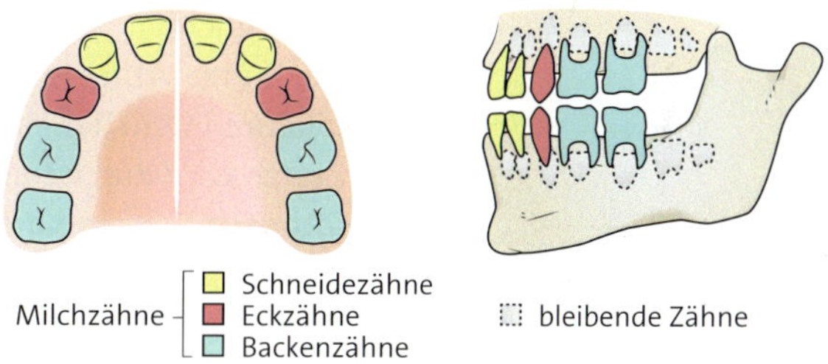

Zahnformel im Milchgebiss

	Oberkiefer										
rechts	55	54	53	52	51	61	62	63	64	65	links
	85	84	83	82	81	71	72	73	74	75	
	Unterkiefer										

Abb. 3 Milchgebiss und Zahnformel

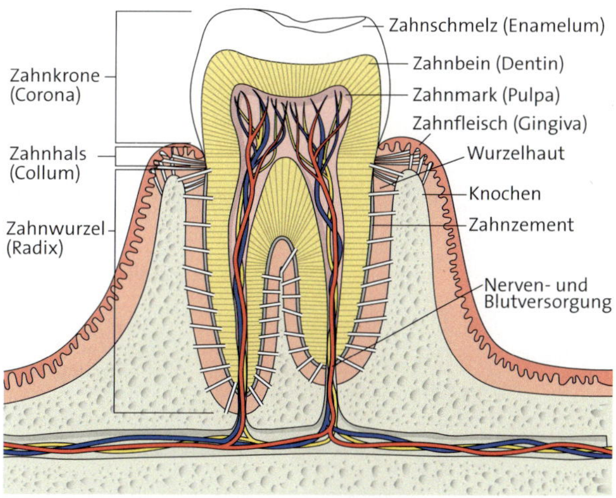

Abb. 4 Aufbau eines Zahnes

1.1.3 Zunge

Die Zunge (Lingua) befindet sich in der Mundhöhle und füllt den Raum zwischen den Zähnen aus. Sie wird eingeteilt in die Anteile (Abb. 1):

- Zungenrücken
- Zungenspitze
- Zungengrund bzw. Zungenwurzel

Die Oberfläche der Zunge ist von mehrschichtigem unverhorntem Plattenepithel umgeben und auf dem Zungenrücken befinden sich die Geschmackspapillen. Diese sind teilweise ohne Hilfsmittel, wie einem Mikroskop, sichtbar. Die Zunge des Menschen besteht aus ›quergestreifter Muskulatur‹. Diese Muskeln sind als längs-, quer- und senkrechtverlaufende Muskeln angeordnet und ermöglichen so die umfangreiche Beweglichkeit der Zunge. Die Zunge wird einerseits zum Modellieren der Konsonanten benötigt und hat andererseits die Funktion, die fünf Grundgeschmacksrichtungen wahrzunehmen. Die Beweglichkeit der Zunge wird neben der Sprache auch zum Kauen und Pfeifen benötigt. Ein Einrollen der Zunge ist nicht allen Menschen möglich.

quergestreifte Muskulatur → S. 97

Mit der Zunge wird die Nahrung nach dem Kauen an den hinteren Gaumen gepresst und dadurch wird der ›Schluckakt‹ eingeleitet.

Schluckakt → S. 51

Die Zunge wird durch folgende Nerven versorgt (innerviert):

- motorisch N. hypoglossus/12. Hirnnerv
- sensibel:
  - vorderer Bereich: unterer Ast des N. trigeminus/5. Hirnnerv
  - hinterer Bereich: N. glossopharyngeus/9. Hirnnerv

Bei neurologischen Erkrankungen kommt es zur Störung der motorischen und sensiblen Versorgung der Zunge, dadurch können Schluckstörungen begünstigt werden. Die sensorische Aufgabe der Zunge besteht darin, die Nahrung zu schmecken. Über den Geschmack wird geprüft, ob die Nahrung genießbar ist, in der Regel erfolgt das darüber, ob der Geschmack bekannt ist oder nicht. Viele Gifte schmecken bitter und man gewöhnt sich erst im Laufe des Lebens an bittere Geschmacksrichtungen. Aus diesem Grund lehnen Kinder viele Lebensmittel, wie Spargel, Spinat, Rhabarber und Käse ab, da sie einen leicht bitteren Geschmack haben. Die wichtigsten Geschmacksrichtungen der Zunge sind (Abb. 1):

umami
japanisch für schmackhaft, herzhaft

- süß
- sauer
- salzig
- bitter
- ›umami‹

Alle Geschmacksrichtungen können auf der gesamten Zunge wahrgenommen werden. Unter der Zunge und an der Zungenunterseite ist die Schleimhaut gut durchblutet und sehr gut aufnahmefähig für gelöste Stoffe, z.B. Medikamente. Dies wird bei der sublingualen Applikationsform genutzt.

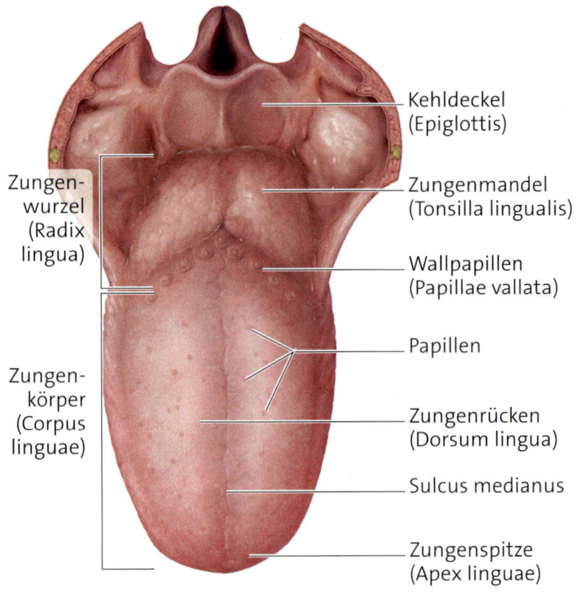

Abb. 1 Aufbau der Zunge und Verteilung der Geschmackspapillen

1.2 Speicheldrüsen und Speichelsekretion

Wenn von den Speicheldrüsen gesprochen wird, sind meist die Mundspeicheldrüsen gemeint, auch wenn es noch die ›Bauchspeicheldrüse‹ gibt. Die großen Mundspeicheldrüsen sind paarig angelegt und produzieren den Mundspeichel, es sind exokrine Drüsen (Abb. 2). Es gibt die:

Bauchspeicheldrüse → S. 63

- Ohrspeicheldrüse
- Unterzungenspeicheldrüse
- Unterkieferspeicheldrüse

Zudem gibt es noch die kleinen Speicheldrüsen, z.B. die Zungenspeicheldrüse. Diese liegen im Gewebe der Mundschleimhaut verstreut.

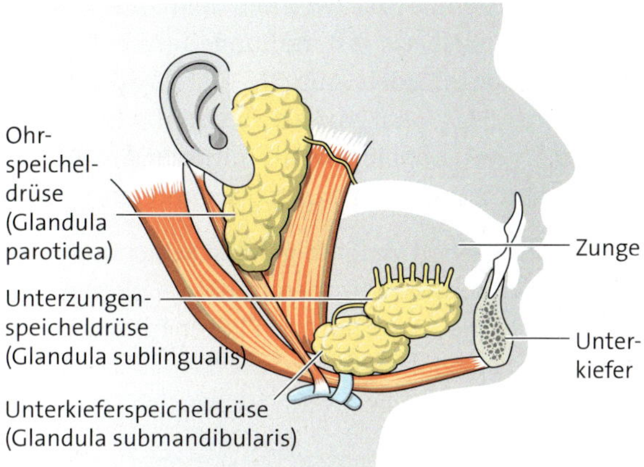

Abb. 2 Die großen Speicheldrüsen

Die Ausführungsgänge der Speicheldrüsen münden in den Mundinnenraum bzw. den Mundvorhof. Die Ohrspeicheldrüsengänge münden auf Höhe des zweiten oberen Mahlzahns in den Mundvorhof, die Unterzungenspeicheldrüsengänge und die Ausführgänge der Unterkieferspeicheldrüse münden unter der Zunge, die Papille des Hauptausführgangs der Unterzungenspeicheldrüse und die Papille des Ausführganges der Unterkieferspeicheldrüse kann man hinter den unteren Schneidezähnen am Mundboden erkennen.

Die Speicheldrüsen produzieren am Tag durchschnittlich ca. 1,5 l Speichel. Der Mundspeichel besteht aus

- 99 % Wasser
- Elektrolyten (z.B. Natrium, Kalium, Chlorid, Hydrogenkarbonat, Fluorid)
- Schleimstoffen (Muzine)
- Alpha-Amylase (auch Ptyalin genannt) zur Kohlehydratspaltung
- ›Immunglobulinen‹ und Lysozymen zur Abwehr von Krankheitserregern

Immunglobuline → S. 199

Die Speichelsekretion wird durch verschiedene Faktoren beeinflusst. Auslösende Faktoren sind:

- Kaubewegungen, diese massieren die Speicheldrüsen und regen den Speichelfluss an
- trockene Nahrung
- Gerüche
- Gedanken an Essen, besonders der Gedanke an saure Speisen löst den Speichelfluss aus

Die reflexartige Abgabe von Mundspeichel wurde von dem russischen Physiologen Iwan Pawlow an Hunden untersucht. Durch Konditionierung wurde der Speichelfluss, der ursprünglich nur durch angebotene Nahrung ausgelöst wurde, bereits durch das Klingeln einer Glocke ausgelöst.

1.3 Rachen

Der Rachen (Pharynx) dient:

- als Luftweg beim Atmen,
- als Speiseweg beim Schlucken
- der Immunabwehr (lymphatischer Rachenring)

Der Rachen ist der Bereich zwischen dem unteren Nasenraum und dem Kehlkopf. Er ist mit der Schädelbasis fest verbunden (Abb. 1). Nach seinem Verlauf werden drei Abschnitte unterschieden (Abb. 2):

- Epipharynx (Nasopharynx) als oberer Abschnitt
- Mesopharynx (Oropharynx) als mittlerer Abschnitt
- Hypopharynx (Laryngopharynx) als unterer Abschnitt

Die Wand des Rachens zeigt folgenden Schichtaufbau (von innen nach außen):

- Schleimhautepithel: Flimmerepithel im oberen Rachenabschnitt (Nasopharynx); mehrschichtiges, unverhorntes Plattenepithel im mittleren und unteren Abschnitt (Meso- und Hypopharynx)
- Muskelschicht: quer gestreifte, willkürliche Muskulatur im Bereich des Rachens
- Bindegewebsschicht

Immunabwehr → S. 199

Der lymphatische Rachenring dient der ›Immunabwehr‹. Er besteht aus der Rachenmandel an der hinteren Wand des Nasopharynx und den beiden Gaumenmandeln an der Grenze zwischen Nasopharynx und Oropharynx. Die Mandeln gehören zu den Lymphorganen. Ebenso dazu gehört das lymphatische Gewebe des Mundbodens und der Rachenwand: die Zungenmandel, die Tubenmandeln und der Seitenstrang zum lymphatischen Rachenring. Diese ringförmig angeordneten Lymphorgane wehren wahrscheinlich einen großen Teil der über den Mund und die Nase in den Organismus aufgenommenen Mikroorganismen ab.

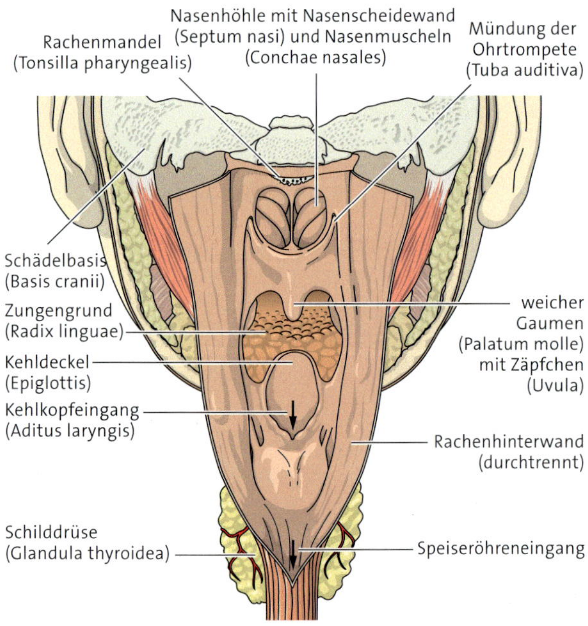

Abb. 1 Ansicht des Rachens nach Eröffnung der Rachenhinterwand

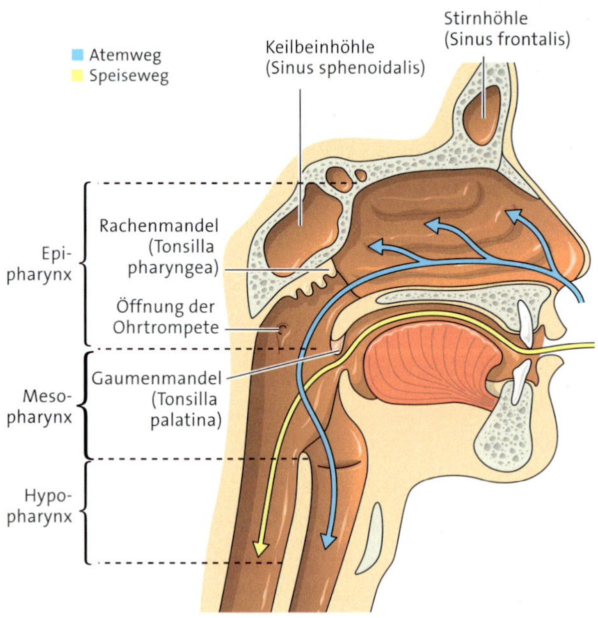

Abb. 2 Luft- und Speisewege im Rachen

1.4 Schluckakt

Der Schluckakt beschreibt den Vorgang, über den die Nahrung vom Mund in den Magen gelangt. Er verläuft in vier Phasen (Abb. 3):
1. orale Vorbereitungsphase
2. orale Phase
3. pharyngeale Phase
4. ösophageale Phase

Während der **oralen Vorbereitungsphase** wird die Nahrung im Mund zerkaut und mit Speichel vermischt. Die somit schluckfertige Nahrung wird auf das vordere bis mittlere Zungendrittel gebracht. Während der oralen Vorbereitungsphase ist der Luftweg offen, Rachen und Kehlkopf befinden sich in Ruhestellung.
In der **oralen Phase** wird der Speisebrei über das hintere Zungendrittel in den Rachen befördert, und es wird der Schluckreflex ausgelöst. Die Speise wird zum weichen Gaumen transportiert. Das angehobene Gaumensegel liegt jetzt an der hinteren Rachenwand an, sodass der Durchgang vom Mund zu den Nasenräumen verschlossen ist. Berührt die Nahrung die vorderen Gaumenbögen, wird der Schluckreflex ausgelöst. Bis zu diesem Zeitpunkt ist der Schluckakt willkürlich.
In der **pharyngealen Phase** wird der Speisebrei durch den Rachen hindurch in die Speiseröhre transportiert. Der Kehldeckel verschließt die Luftröhre. Der Schluckreflex, der diesem Vorgang zugrunde liegt, ist ein unwillkürlicher Automatismus (›Reflex‹), das heißt, er ist nicht willentlich beeinflussbar.

Reflex → S. 170

Der Speisebrei wird sehr schnell durch den Rachen transportiert. Dies wird durch eine ruckartige Bewegung der Zunge eingeleitet und endet mit der Öffnung des oberen Ösophagusschließmuskels.
In der **ösophagealen Phase** gelangt der Speisebrei durch die ›Speiseröhre‹ hindurch in den Magen. Zwei Vorgänge sind hier wichtig:

Speiseröhre → 54

- Die Speiseröhre bewegt sich in peristaltischen Wellen.
- Der untere Ösophagusschließmuskel öffnet sich.

Nach Öffnung des oberen Ösophagusschließmuskels tritt der Speisebrei in die Speiseröhre ein und wird durch deren peristaltische Bewegungen in Richtung Magen befördert. Öffnet sich der untere Ösophagussphinkter, kann der Speisebrei in den Magen passieren. Der Schluckakt ist nun abgeschlossen.

Folgende Hirnnerven steuern die am Schluckakt beteiligte Muskulatur:
- N. glossopharyngeus
- N. vagus
- N. hypoglossus

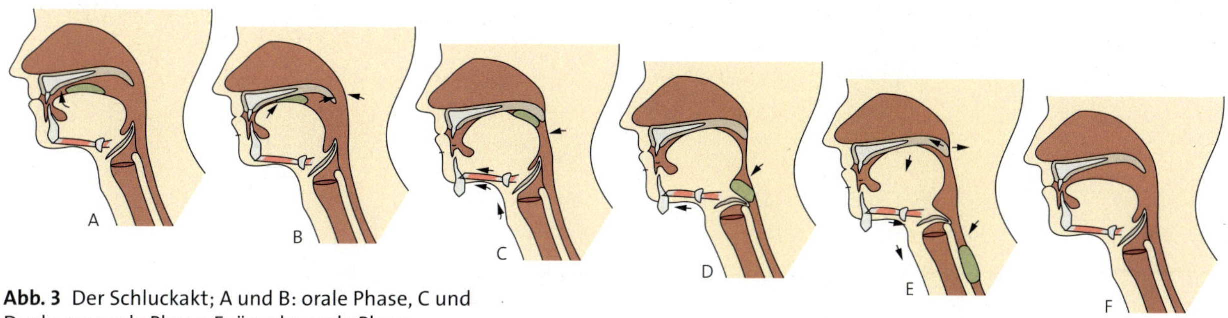

Abb. 3 Der Schluckakt; A und B: orale Phase, C und D: pharyngeale Phase, E: ösophageale Phase

1.5 Veränderungen über die Lebensspanne

Neugeborene und Säuglinge	Schluckstörungen können auch bei Neugeborenen auftreten, sie müssen das Schlucken dann erst erlernen.
Kleinkinder	Im Rahmen eines Infektes der oberen Atemwege schwillt das lymphatische Gewebe des Rachenraumes so an, dass die Ohrtrompeten verschlossen werden. Die Kinder hören dadurch schlechter und es kann zur Mittelohrentzündung kommen. Der Zahnwechsel beginnt etwa um das 6. Lebensjahr.
Pubertierende	Mit dem 18. Lebensjahr sollte der Zahnwechsel abgeschlossen sein. Die Weisheitszähne können auch noch im Erwachsenenalter durchbrechen.
Erwachsene	Der Zahnpflege kommt eine besondere Bedeutung zu, da Schäden an Zähnen, Zahnfleisch und Halteapparat zum Zahnverlust führen können. Die Individualprophylaxe und die professionelle Zahnpflege unterstützen die persönliche Zahnpflege.
Alte und Hochbetagte	Im Alter lassen der Geruchs- und Geschmackssinn nach und Speisen werden stärker gewürzt bzw. der Geschmack wird als fade wahrgenommen. Fettreiche und tierische Lebensmittel werden bevorzugt. Die Geschmacksrichtung süß wird von Hochbetagten noch am besten wahrgenommen. 75% der über 80-Jährigen sind von beeinträchtigtem Geschmackssinn bzw. Geruchssinn betroffen. Schluckstörungen aufgrund neurologischer Erkrankungen können zur Aspirationspneumonie führen.

Wiederholungsfragen

1. Beschreiben Sie den Aufbau eines Zahnes.
2. Beschreiben Sie den Schluckakt. Welche Folgen können Störungen des Schluckaktes haben?
3. Nennen Sie vier Faktoren, die die Speichelsekretion anregen.
4. Welche Folgen haben die Veränderungen des Geruchssinns und des Geschmackssinns im Alter?

1.6 Ausgewählte Erkrankungen

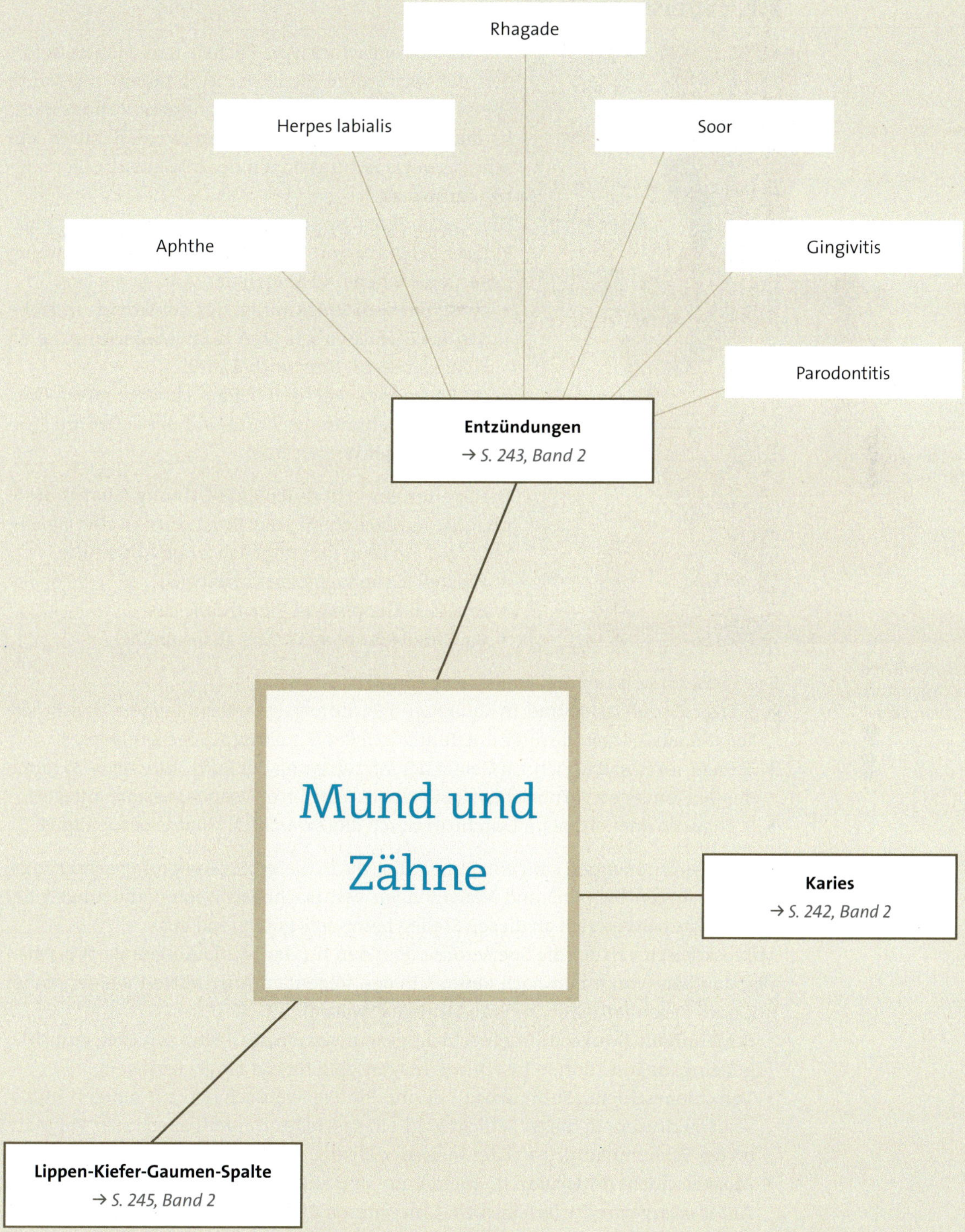

2 Magen-Darm-Trakt

2.1 Speiseröhre

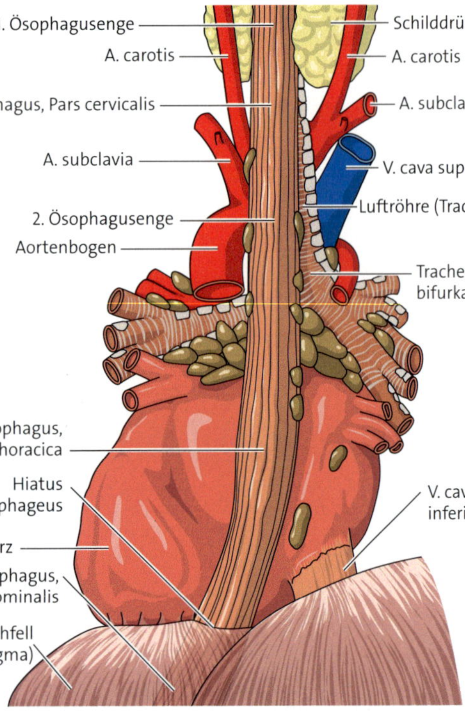

Abb. 1 Speiseröhre und anliegende Organstrukturen; Ansicht von dorsal

Als Verbindungsstück von Rachen und Magen befördert die Speiseröhre die in der Mundhöhle angedaute Speise durch regelmäßige Bewegungen portionsweise in den Magen. Die Bewegungen werden durch abschnittsweise Kontraktionen der Muskulatur (Peristaltik) verursacht.

Die Speiseröhre (Ösophagus) stellt als elastischer, muskulöser Schlauch von 20–25 cm Länge die Verbindung zwischen Rachen und Magen dar (Abb. 1). Sie liegt

- zwischen dem Ringknorpel des Kehlkopfes in Höhe des 6.–7. Halswirbels und dem Mageneingang in Höhe des 9.–11. Brustwirbels und
- im Raum zwischen den beiden Lungenhälften (Mediastinum), hinter der Aorta und der Luftröhre (Trachea), vor der Wirbelsäule.

Die Speiseröhre tritt durch eine Öffnung (Hiatus oesophagus) im Zwerchfell vom Brustraum in den Bauchraum ein. Sie zeigt drei ungleich lange Abschnitte:

- Halsteil (Ösophagus, Pars cervicalis)
- Brustteil (Ösophagus, Pars thoracica)
- Bauchteil (Ösophagus, Pars abdominalis)

Die Speiseröhre ist an drei Stellen eingeengt:

- 1. Enge: Ösophagusmund, in Kehlkopfhöhe; die engste Stelle mit einem Durchmesser von nur 1,4 cm. Die Enge entsteht durch den Ringknorpel des Kehlkopfes.
- 2. Enge: im Brustbereich, im Gebiet der Verzweigung der Luftröhre; sie wird durch den Aortenbogen verursacht, der sich hier an die linke Ösophagusseite anlagert.
- 3. Enge: sie entsteht beim Durchtritt durch das Zwerchfell (Hiatus oesophagus).

Verdauungssystem

Die Speiseröhrenengen sind von Bedeutung, da an diesen Stellen größere Nahrungsstücke „hängen bleiben" und Verletzungen verursachen können. Verätzungen der Speiseröhre wirken sich an diesen Stellen besonders gravierend aus.

Mikroskopisch verfügt die Speiseröhre über den für den Verdauungstrakt typischen Wandaufbau (von innen nach außen). In den folgenden Abschnitten werden daher nur noch Besonderheiten im Wandaufbau erwähnt.

- **Schleimhaut (Mukosa):** mehrschichtiges, unverhorntes Plattenepithel; zum Mageneingang hin können Inseln von Magenschleimhaut eingelagert sein.
- **Verschiebeschicht (Submukosa):** dünne Bindegewebsschicht mit einigen mukösen Spüldrüsen; in dieser Schicht liegt ein spezielles Nervengeflecht zur Regulation der Schleimhautdrüsen: der Meissner-Plexus.
- **Muskelschicht (Muscularis):** innen Ring- und außen Längsmuskulatur, im oberen Anteil quergestreifte (willkürliche), im unteren Anteil glatte (unwillkürliche) Muskelzellen; zwischen Längs- und Ringmuskelschicht liegt ein spezielles Nervengeflecht zur Regelung der Peristaltik. Dieses wird Auerbach-Plexus oder Plexus myentericus genannt.
- **äußere Bindegewebsschicht (Adventitia):** sie umhüllt die Speiseröhre.

2.2 Magen

Der Magen (Ventriculus oder Gaster) ist ein Teil des Kanalsystems zwischen Mundhöhle und Darm. Er ist Reservoir für die angedaute Nahrung und hat Durchmischungs- und Weitertransportfunktionen. Als Magensaft- und Enzymproduzent hat er auch Verdauungsfunktion.

2.2.1 Lage und Aufbau

Der Magen, der in Form und Größe sehr variabel ist (je nach Füllung, Körperlage sowie Alter und Gewicht des Menschen), liegt

- im linken Oberbauch unter der linken Zwerchfellkuppel,
- in Höhe des 9.–11. Brustwirbels bis hin zum 1.–3. Lendenwirbel und
- medial (zur Körpermitte hin) unter der Leber.

Der Magen (Abb. 2) hat eine Form wie ein Füllhorn oder ein Angelhaken und hat zwei Krümmungen:

- außen: die große Kurvatur (Curvatura major) mit Ursprung des großen Netzes, das die Darmschlingen bedeckt
- innen: die kleine Kurvatur (Curvatura minor) mit Ursprung des kleinen Netzes, das sich zwischen Magen und Leberpforte ausspannt

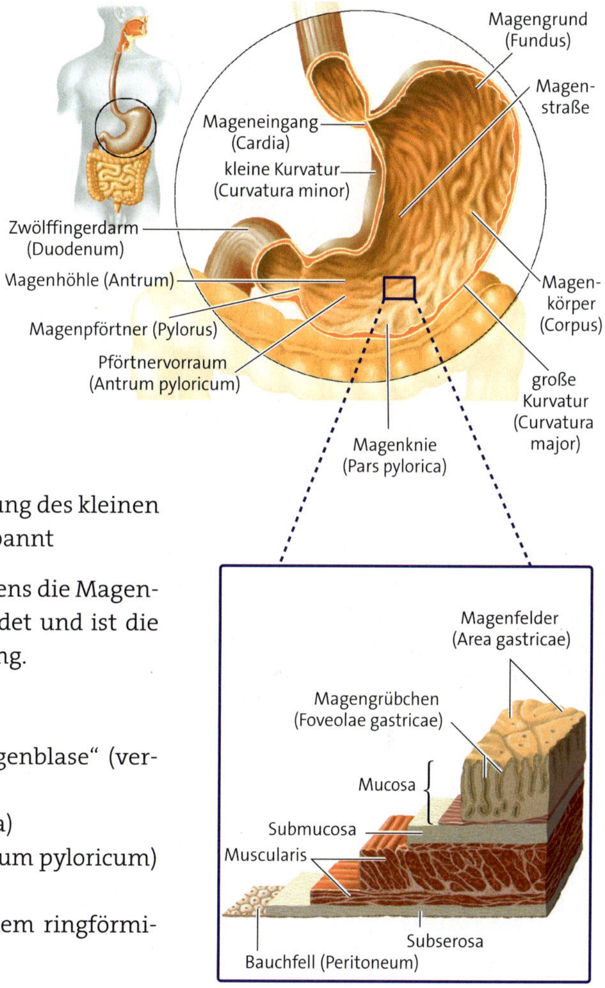

Abb. 2 Magen- und Magenwandaufbau

Entlang der kleinen Kurvatur verläuft im Inneren des Magens die Magenstraße. Sie wird durch Längsfalten der Schleimhaut gebildet und ist die kürzeste Entfernung zwischen Mageneingang und -ausgang.
Man unterscheidet folgende Magenanteile:

- Mageneingang (Cardia)
- Magengrund (Fundus), im Röntgenbild durch die „Magenblase" (verschluckte Luft im Magengrund) sichtbar
- Magenkörper (Corpus) mit Knick und Knie (Pars pylorica)
- Magenhöhle (Antrum) mit Vorraum des Pförtners (Antrum pyloricum) und Magenstraße
- Magenausgang (Pylorus), auch Magenpförtner mit einem ringförmigen Schließmuskel (M. sphincter pylori)

Die Muskelschicht des Magens enthält nicht nur Ring- und Längs-, sondern auch Schrägmuskeln. Diese bilden ein spiralig verlaufendes System und regulieren so die Entfaltung des Magens. Die Schichten der Magenwand zeigen den für den Verdauungstrakt typischen Aufbau. Jedoch verfügt die **Magenschleimhaut** mit einer Dicke von 0,9 mm über einen besonderen Aufbau (Abb. 2):

- Magenfalten bilden an der kleinen Kurvatur durch Längsverlauf die Magenstraße und sind im übrigen Magenbereich unregelmäßig, netzartig angeordnet.
- Millimetergroße Magenfelder (Areae gastricae) sind durch tiefe Furchen unterteilt und „beetartig" angelegt.
- Magengrübchen (Foveolae gastricae) gehen in die Tiefe und enden in den Furchen der Magenfelder. Sie dienen der Oberflächenvergrößerung der Schleimhaut. In ihnen münden die Drüsen der Magenschleimhaut.

2.2.2 Magensaft- und Enzymproduktion

Die gesamte Magenschleimhaut enthält rund 1 Million Drüsen. Diese produzieren ca. 1–2 l Magensaft. Aufbau, Sekretion und Funktion der Drüsen sind in den einzelnen Magenabschnitten unterschiedlich. Exokrine Drüsen im Fundus- und Korpusbereich ziehen von den Magengrübchen wie Schläuche in die Tiefe und bilden den Magensaft. Sie enthalten drei verschiedene Zellarten:

pH-Wert → S. 30

- Die **Hauptzellen** bilden das Pepsinogen, eine inaktive Enzymvorstufe zur Proteinspaltung. Bei einem ›pH-Wert‹ von 1,5–2 wird es durch Salzsäure in seine aktive Form, das Pepsin, überführt.
- Die **Belegzellen** bilden Salzsäure (HCl) und den „Intrinsic-Faktor". Freie Salzsäure entsteht erst auf der Schleimhautoberfläche. Sie aktiviert Pepsinogen zu Pepsin, ist für die Denaturierung (= Ausfällung) von Eiweiß erforderlich und wirkt bakterizid. Der Intrinsic-Faktor bildet mit dem ›Vitamin B_{12}‹ aus der Nahrung einen Komplex und ermöglicht damit die Aufnahme von Vitamin B_{12}.
- Die **Nebenzellen** bilden einen schwach sauren Schleim, der die Schleimhautoberfläche vor der Selbstandauung durch die Salzsäure schützt.

Vitamin B_{12}
Wasserlösliches Vitamin, das zur Leber gelangt, an das Knochenmark weitergeleitet wird und dort zum Aufbau von Erythrozyten benötigt wird.

Der von den Drüsen abgesonderte Magensaft ist sehr sauer, der pH-Wert liegt nüchtern bei 1–1,4. Ist der Magen gefüllt, liegt er bei 3–5. Neben Wasser und Schleim sind die wichtigsten Bestandteile des Magensaftes

- Enzyme: Pepsinogen bzw. Pepsin
- Salzsäure
- Intrinsic-Faktor
- Elektrolyte, z.B. Na^+, K^+, Cl^-, Ca^{2+}, Mg^{2+}.

Im **Pylorusbereich** sind weitere exokrine Drüsen netzartig verzweigt. Sie bilden ein neutrales bis alkalisches mukoides (schleimhaltiges) Sekret. Die endokrinen Drüsen im Pylorusbereich produzieren das Hormon Gastrin. Es erreicht auf dem Blutweg die Fundusdrüsen und regt dort die Salzsäuresekretion an. Im Dünndarm wirkt Gastrin hemmend auf die Wasserresorption.
Die Gastrinsekretion wird durch Magendehnung angeregt sowie durch einen pH-Wert $<2{,}5$ im Antrum des Magens gehemmt.
In die Magenschleimhaut sind weitere endokrine Drüsen eingestreut. Einige von ihnen produzieren das Hormon Serotonin, welches die glatte Muskulatur erregt.

2.2.3 Motorische Weiterleitung des Speisebreis im Magen

Wird Nahrung in den Magen aufgenommen, so dehnen sich die Magenwände, und es erhöht sich der Tonus. Bei leerem Magen ist der Tonus gering, und die Magenwände liegen dicht aneinander. Die Weiterleitung des Speisebreis erfolgt durch Peristaltik, die durch das vegetative Nervensystem gefördert wird. Im gefüllten Magen sind die Einschnürungen jedoch tiefer und die peristaltischen Wellen schneller.
Flüssigkeiten fließen entlang der Magenstraße zum Magenausgang. Feste Speisen werden schichtweise übereinandergestapelt, gelangen zur großen Kurvatur, werden im Corpus durch Salzsäure angedaut und im Pylorus durch Kontraktion und Peristaltik durchmischt; dies dauert je nach Speise 2–4 h. Die Entleerung des Mageninhaltes in den Dünndarm wird durch den Druckunterschied zwischen dem Antrum pyloricum und dem Zwölffingerdarm (Duodenum) sowie durch einen Chemoreflex gesteuert: bei alkalischem pH-Wert im Duodenum öffnet sich der Pylorus und eine weitere Portion Speisebrei verlässt den Magen.

2.3 Dünndarm

2.3.1 Lage und Aufbau der Dünndarmabschnitte

Im Anschluss an den Magenausgang geht der Verdauungskanal in den Dünndarm (Intestinum tenue) über. Dieser ist 3–5 m lang und hat einen Durchmesser von 2,5–3–cm. Er liegt in vielen Schlingen, die sich dicht nebeneinander befinden, und füllt große Teile der Bauchhöhle aus. Im Dünndarm vollzieht sich die eigentliche Verdauung und Aufnahme der Nahrungsbestandteile. Weiterhin werden im Dünndarm eine Vielzahl von Hormonen und Enzymen gebildet sowie Schadstoffe immunologisch abgewehrt. Der Dünndarm gliedert sich in drei Abschnitte (Abb. 1):

- Zwölffingerdarm (Duodenum)
- Leerdarm (Jejunum)
- Krummdarm (Ileum)

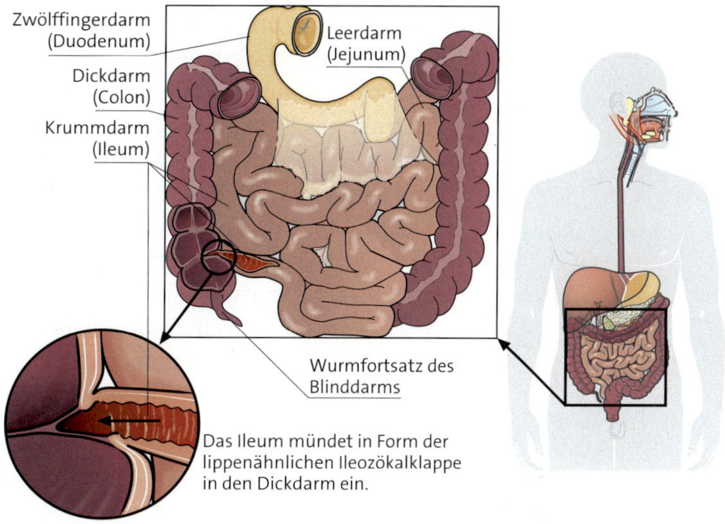

Abb. 1 Dünndarmabschnitte

Die Weiterleitung des Speisebreis (Chymus) erfolgt auch im Dünndarm durch Peristaltik.

Aufbau und Funktion des Dünndarms

Der **Zwölffingerdarm** ist 20–25 cm lang und hat ungefähr die Breite von zwölf Fingern – daher sein Name. Er schließt an den Magenausgang an und hat die Form einer C-förmigen Schlinge. Er ist an der hinteren Leibeswand befestigt und liegt

- in Höhe des 1.–4. Lendenwirbels,
- unter der Leber und
- im rechten Bauchraum.

Der Zwölffingerdarm umgibt den Kopf der ›Bauchspeicheldrüse‹. In seinen absteigenden Teil (Pars descendens) münden der Bauchspeicheldrüsengang (Ductus pancreaticus) und der Hauptgallengang (Ductus choledochus). Diese Mündungsstelle wird als Vater-Papille (Papilla vateri oder auch Papilla duodeni major) bezeichnet.

Bauchspeicheldrüse → S. 63

Der **Leerdarm** ist ca. 1,5–2 m lang, ca. ein Drittel der Gesamtlänge von Jejunum und Ileum. Er schließt an den Zwölffingerdarm an und verläuft in vielen Schlingen. Durch das Gekröse (Mesenterium) ist er an der hinteren Bauchwand befestigt. Die Jejunum-Schlingen liegen

- in Höhe des 2. Lendenwirbels und
- im linken oberen Bauchraum, unter dem quer verlaufenden Ast des Dickdarmes.

Ohne scharfe Grenze geht das Jejunum in den **Krummdarm** über. Das Ileum ist zwischen 2 und 3 m lang (ca. zwei Drittel der Gesamtlänge von Jejunum und Ileum). Seine Schlingen bilden den letzten Teil des Dünndarmes und münden an der Ileozäkalklappe in den Dickdarm ein. Wie das Jejunum ist auch das Ileum durch das Mesenterium an der hinteren Bauchwand befestigt. Die Ileum-Schlingen liegen

- in Höhe des 3.–4. Lendenwirbels und
- im rechten unteren Bauchraum, teilweise den auf- und absteigenden Ast des Dickdarmes überlagernd.

2.3.2 Aufbau der Dünndarmschleimhaut

Zur optimalen Aufnahme von Nährstoffen hat die Dünndarmschleimhaut einige Strukturen ausgebildet, die der Vergrößerung der resorbierfähigen Oberfläche dienen: Falten, Zotten und Krypten. Des Weiteren weist die Dünndarmschleimhaut noch eine Besonderheit auf: den lymphatischen Apparat (Abb. 1).
Die sogenannten **Kerckring-Falten** (Plicae circulares) ragen bis zu 8 mm weit in das Darmlumen hinein. Im Duodenum sind sie besonders dick und hoch. Am Anfang und Ende des Jejunums finden sich keine Kerckring-Falten, während sie in seiner Mitte besonders dicht sind. Ab der Mitte des Ileums sind sie nur noch vereinzelt zu finden.
Die **Dünndarmzotten** (Villi intestinales) sind in das Darmlumen gerichtete, fingerförmige Ausstülpungen der Schleimhaut von etwa 1 mm Höhe, die zum Dünndarmende hin niedriger werden. Das einschichtige Zottenepithel besteht aus schleimbildenden Becherzellen und Saumzellen. Letztere weisen an ihrer Membran Plasmafortsätze auf, die sogenannten Mikrovilli. Diese liegen rasenartig auf der Zottenoberfläche und vergrößern die Schleimhautoberfläche für die Resorption.

Durch Falten und Zotten wird die Oberfläche des Darms stark vergrößert.

Jede Zotte enthält ein zentrales Lymphgefäß, das die aus der Nahrung aufgenommenen Fette über die großen Lymphgefäße in das venöse Blutsystem weitertransportiert. Zwischen den Dünndarmzotten liegen kleine Poren: Dies sind die Ausführungsgänge der Lieberkühn-Krypten.
Die **Lieberkühn-Krypten** (Glandulae intestinales) sind Drüsenschläuche, die von der Schleimhautoberfläche in deren Tiefe bis hin zur Muscularis mucosa ziehen. In ihre Epithelauskleidung sind spezielle Zellen eingelagert:

- Becherzellen, produzieren Schleim
- Paneth-Körnerzellen, produzieren Enzyme zur Eiweißspaltung (Proteasen)
- Gelbe Zellen, produzieren Serotonin

Brunner-Drüsen (Glandulae duodenalis) finden sich nur im Duodenum. Sie liegen in der duodenalen Submukosa, am Grunde der Krypten. Sie bilden Schleim und Proteasen zur Eiweißspaltung. Außerdem setzen sie Enteropeptidase frei. Dieses Enzym aktiviert die Umwandlung von Trypsinogen zu ›Trypsin‹.

Trypsin → S. 64

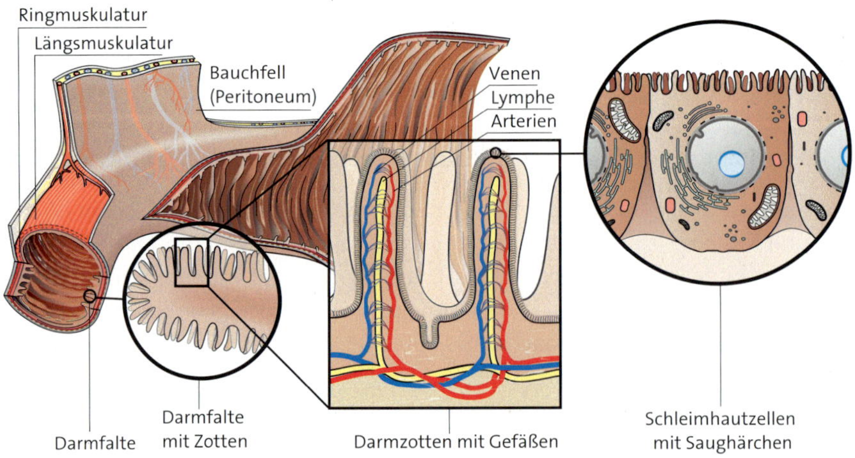

Abb. 1 Aufbau des Dünndarms und der Dünndarmzotten. Jede Zotte enthält Blutgefäße, Lymphgefäße, Muskelfasern und Nervenendigungen.

Zwischen den Epithelzellen der Darmschleimhaut findet man Ansammlungen von Lymphozyten. Sie werden **lymphatischer Apparat** genannt und kommen, je nach Darmabschnitt, in unterschiedlicher Dichte vor.
Der lymphatische Apparat der Dünndarmschleimhaut dient der Abwehr von Bakterien im Darm. Er ist bei Kindern besonders ausgeprägt, bei älteren Menschen hingegen reduziert. Er kann auch durch die Ernährung beeinflusst werden: kohlenhydrat- und fettreiche Nahrung vergrößern ihn, während Hungern, Fasten sowie ein Vitamin-B_6-Mangel zu seiner Verkleinerung bzw. Rückbildung führen.

2.3.3 Funktionen der Dünndarmschleimhaut

Noch sehr viel ausgeprägter als beim Magen erfüllt die Schleimhaut des Dünndarmes die drei Funktionen Verdauung, Resorption und Abwehr von Erregern.
Wie beim Magen spielen sowohl die äußere als auch die innere Sekretion der Dünndarmschleimhaut eine Rolle:

- **äußere (exokrine) Sekretion:** Die Dünndarmschleimhaut produziert täglich 5–15 l Darmsaft. Er enthält die von den Drüsenzellen produzierten Eiweiß spaltenden Proteasen und Kohlenhydrat spaltenden Amylasen. Des Weiteren besteht er aus Wasser und Schleim, welche als Gleit- und Mischmittel ebenfalls verdauungsphysiologisch wirksam sind.
- **innere (endokrine) Sekretion:** Die inkretorischen Zellen der Darmschleimhaut geben folgende Hormone direkt an das Blut ab und beeinflussen die Verdauung:
  - Serotonin (stimuliert die glatte Muskulatur)
  - Cholecystokinin, auch Pankreozymin genannt (fördert die Enzymproduktion der Bauchspeicheldrüse und die Kontraktion der Gallenblase)
  - Villikinin (stimuliert die Bewegung der Darmzotten)
  - Gastrin (stimuliert die Magen- und Bauchspeicheldrüsenaktivität)
  - Enterogastron (hemmt die Magensaftproduktion)
  - Sekretin (fördert die Produktion von Bauchspeichel und Galle, hemmt die Magensaftproduktion)

Die Verdauung im Dünndarm wird maßgeblich durch die Verdauungsenzyme aus der Bauchspeicheldrüse und die Gallensäuren bewirkt. Sie spalten die Nährstoffe aus der Nahrung auf. Die Gallensäuren lagern sich um die Fettsäuremoleküle und bilden Mizellen, erst so können die Fettsäuren im wässrigen Darminhalt gelöst werden. Die Nährstoffspaltprodukte werden von der Dünndarmschleimhaut resorbiert und über den Blutkreislauf an ihre Zielorte transportiert.

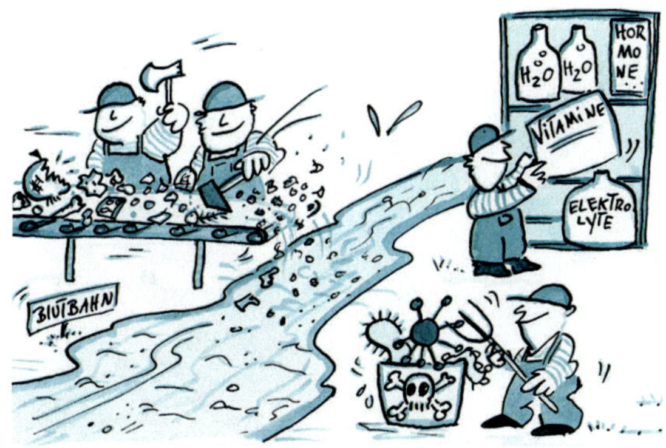

Abb. 2 Funktionen der Dünndarmschleimhaut

Über die Aufnahme von Kohlenhydrat-, Eiweiß- und Fettspaltprodukten hinaus resorbiert die Dünndarmschleimhaut Wasser, Vitamine, Hormone und Elektrolyte aus den Verdauungssäften. Ebenfalls nimmt sie die Gallensäuren wieder auf, die dann über den Blutweg zur Leber und dort zurück in die Gallenblase gelangen (›enterohepatischer Kreislauf‹).

enterohepatischer Kreislauf → S. 133

Bakterielle Krankheitserreger werden durch den lymphatischen Apparat der Dünndarmschleimhaut bekämpft.

2.4 Dickdarm

Der Dickdarm (Intestinum crassum) ist der letzte Anteil des Verdauungskanals. Seine Länge von etwa 1,2–1,4 m unterliegt individuellen Schwankungen. Hauptsächlich resorbiert der Dickdarm das Wasser aus dem Darminhalt und dickt diesen dadurch ein. Aufgrund seiner physiologischen Flora erfolgt im Dickdarm eine Restverdauung. Die drei Schlingen des Dickdarmes liegen im Unterbauch. Er umrahmt von drei Seiten die Dünndarmschlingen. Der Dickdarm gliedert sich in die drei Abschnitte Blinddarm, Grimmdarm und Mastdarm (Abb. 1).

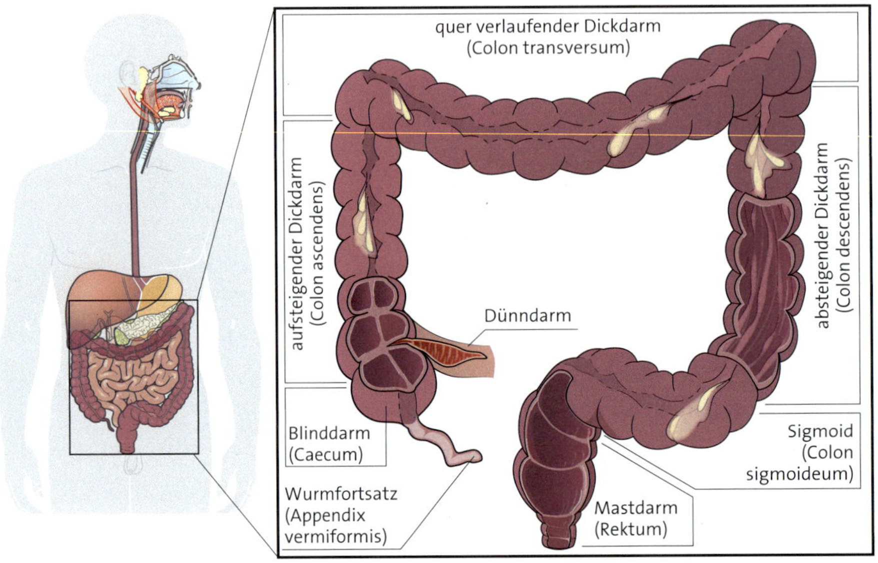

Abb. 1 Dickdarmabschnitte

Unter Ausbildung von zwei Falten mündet der Dünndarm in Höhe der Dickdarmklappe (Bauhin-Klappe oder Ileozäkalklappe) in den **Blinddarm** (Caecum) ein. Die Falten erfüllen eine Ventilfunktion und schließen die beiden Darmanteile gegeneinander ab. Der rund 7 cm lange Blinddarm liegt im rechten Unterbauch.

Der Wurmfortsatz (Appendix vermiformis) ist eine Ausbuchtung (Divertikel) der Blinddarmwand. Er kann unterschiedlich lang sein, von 5–10 cm bis zu 20–30 cm (selten). Er ist oft angefüllt mit Speiseresten. Daraus resultiert die Entzündungsgefahr, die uns durch die ›Appendizitis‹ bekannt ist.

Appendizitis → *S. 253, Band 2*

Der **Grimmdarm** (Colon) ist mit einer Länge von rund 1 m der längste Teil des Dickdarmes. Er lässt sich in vier Einzelabschnitte unterscheiden:

- aufsteigender Ast (Colon ascendens)
- quer verlaufender Ast (Colon transversum)
- absteigender Ast (Colon descendens)
- Sigmaschleife (Colon sigmoideum)

In Höhe des 2. Kreuzbeinwirbels geht die Sigmaschleife in den **Mastdarm** (Rectum) über. Der etwa 20 cm lange Mastdarm zieht entlang der Steißbeinkrümmung nach hinten, unten in das kleine Becken. Er enthält die sogenannte Ampulle (Ampulla recti), die den Stuhl speichert. An diese schließt sich der Analkanal (Canalis analis) an. Er ist etwa 3 cm lang, durchbricht die Beckenbodenmuskulatur und ist von der Schließmuskulatur (Mm. sphincter ani internus und externus) umgeben. Der Analkanal geht über in den Darmausgang: den **After** (Anus). Dieser ist ebenfalls von Schließmuskulatur umgeben und geht in die Hautzone über (Abb. 2).

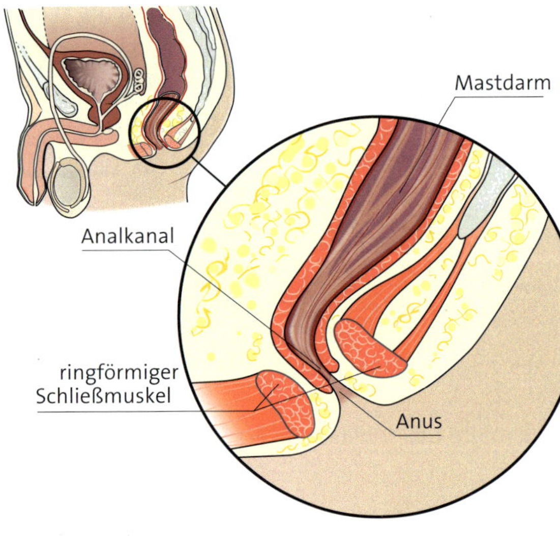

Abb. 2 Lage des Afters

Charakteristisch für den Dickdarm sind drei makroskopisch sichtbare Besonderheiten (Abb. 3):

- Längsmuskelstreifen (Taeniae coli)
- Falten (Plicae semilunares)
- Aussackungen (Haustrae coli)

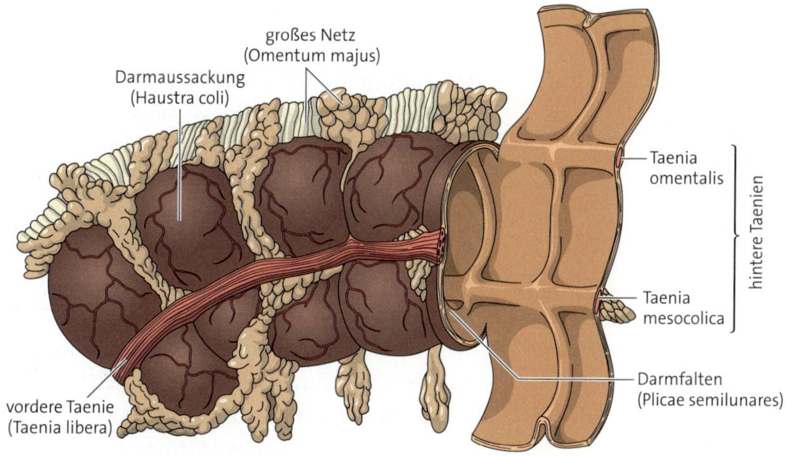

Abb. 3 Dickdarm mit Taenien und Haustren

Da der Dickdarm im Wesentlichen der Wasserresorption und weniger der Aufspaltung und Aufnahme von Nährstoffen dient, weist seine Schleimhaut im Vergleich zur Dünndarmschleimhaut folgende Charakteristika auf:

- Es fehlen Zotten; die Oberfläche wird ausschließlich durch tiefe Einsenkungen, die Lieberkühn-Krypten, vergrößert.
- Viele tiefe, eng gestellte Lieberkühn-Krypten bilden eine große Sekretionsfläche. Sie enthalten viele Becherzellen, die Schleim als Gleitmittel produzieren. Des Weiteren befinden sich viele Becherzellen im übrigen Schleimhautepithel.
- Ein hoher Bürstensaum auf dem Zylinderepithel dient der Wasserresorption.
- Zahlreiche endokrine Zellen dienen der Bildung von Hormonen, die u. a. die Darmbewegung (Motilität) beeinflussen.
- Insbesondere im Appendix unterstützen Lymphfollikel die Immunabwehr.

2.4.1 Funktionen des Dickdarms

Die wesentlichen Funktionen des Dickdarms sind:

- Restverdauungsfunktion: Durch massive Besiedlung der Dickdarmschleimhaut mit der physiologischen Bakterienflora werden Reste der Nahrung abgebaut.
- Resorptionsfunktion:
  - 70–80 % des Wassers werden resorbiert, sodass von 500 ml Darminhalt durchschnittlich noch 100–200 ml zur Ausscheidung gelangen.
  - Elektrolyte werden mit dem Wasser resorbiert.
  - Von der Bakterienflora produzierte kurzkettige Fettsäuren und Vitamin K werden resorbiert.
  - Entstehende Gase werden zu 90 % resorbiert, 10 % als Winde ausgeschieden.

2.4.2 Physiologische Flora des Dickdarms

Durch die physiologischen Bakterien des Darmes (Abb. 4) können sich pathogene Erreger schlechter vermehren. Somit hat die Darmflora eine Abwehrfunktion. Die Darmbesiedlung entwickelt sich erst nach der Geburt und ist zum Ende des 2. Lebensjahres abgeschlossen. Im Alter können unausgewogene Ernährung, schlecht gekaute Nahrung und eine verlangsamte Darmpassage die Darmflora aus dem Gleichgewicht bringen.

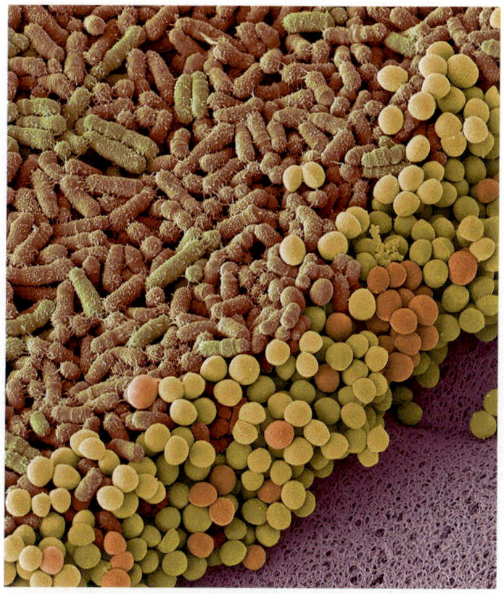

Abb. 4 Mikroskopische, eingefärbte Aufnahme der Darmflora

2.4.3 Stuhlentleerung (Defäkation)

Die **Häufigkeit** des Stuhlgangs kann individuell stark variieren: Sie kann von dreimal pro Tag bis dreimal pro Woche schwanken. Wie oft es zur Defäkation kommt, ist von vielen Faktoren abhängig (z.B. Nahrungsmenge, Verzehr von Genussmitteln, psychische Verfassung). Physiologisch betrachtet spielt hierbei eine große Rolle, wie groß der Anteil an vorwärtsgerichteter Darmbewegung (Peristaltik) ist. Das Verhältnis der vorwärtsgerichteten zur rückwärtsgerichteten Peristaltik bestimmt die Häufigkeit der Darmentleerung: Überwiegt die rückwärtsgerichtete Peristaltik, werden die Stuhlentleerungen seltener (bis hin zur ›Obstipation‹); überwiegt die vorwärtsgerichtete Peristaltik, werden die Stuhlentleerungen häufiger (bis hin zur ›Diarrhö‹).

Obstipation → S. 184, Band 2
Diarrhö → S. 184, Band 2

Alle 2–4 h und nach Nahrungsaufnahme (häufig noch während der Mahlzeit) wird durch den sogenannten gastrokolischen Reflex eine „Massenbewegung" im Darm ausgelöst. Sie beginnt im Ileum und bewirkt, dass der Darminhalt zum Colon transportiert wird. Durch die Colonbewegungen wird der Stuhl weiter in das Rektum bzw. dort in die Ampulla recti transportiert. Der bedingt reflektorische **Vorgang der Stuhlentleerung** verläuft dann im Einzelnen wie folgt (Abb. 1):
Die Wand der Ampulle dehnt sich. Die Dehnung erregt die Dehnungsrezeptoren in der Darmwand. Von diesen werden Impulse über Neurone zum Defäkationszentrum im Rückenmark (Centrum anospinale) geleitet. Von dort ziehen dann wiederum parasympathische Nervenfasern zum Schließmuskel. Gleichzeitig gehen Informationen zur Hirnrinde, d.h., das Bewusstsein wird eingeschaltet und die Empfindung „Stuhldrang" wird wahrgenommen.

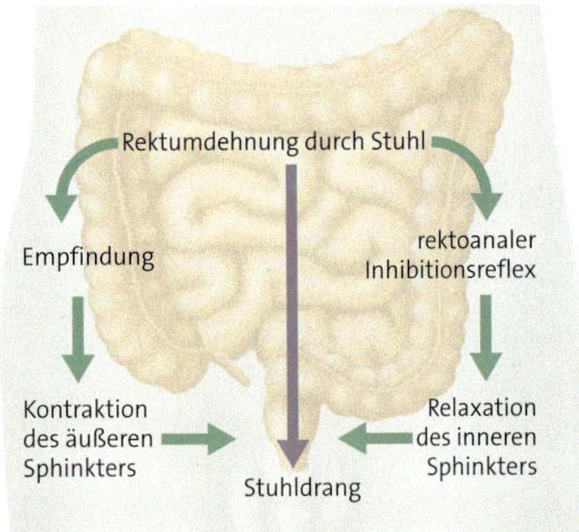

Abb. 1 Stuhldrang und Kontinenz

Das Zusammenspiel von Rückenmark und Hirnrinde führt dazu, dass der Vorgang der Stuhlentleerung bedingt reflektorisch ist. Reflektorisch erschlafft der M. sphincter ani internus, der normalerweise kontrahiert ist (rektoanaler Inhibitionsreflex). Über das Bewusstsein, also willkürlich, wird eine Kontraktion des M. sphincter ani externus erzielt, der normalerweise erschlafft ist. Der Anus erweitert sich durch Kontraktion der äußeren Längsmuskulatur des Rektums. Dadurch wird der Stuhl nach außen getrieben. Ein Teil der Beckenbodenmuskulatur erschlafft gleichzeitig.
Der Ausscheidungsvorgang wird durch die Bauchpresse unterstützt (Kontraktion von Bauchmuskeln und Atemanhalten). Der Stuhl wird ausgeschieden. Der dichte Verschluss des Anus und damit die ›Stuhlkontinenz‹ werden doppelt gesichert durch:

Stuhlkontinenz
Fähigkeit, den Darminhalt zu behalten

- die Schleimhaut des Analkanals
- die Schließmuskulatur (Mm. sphincter ani internus und externus).

Menschen mit Querschnittslähmung können über die Berührung der Haut der Analregion einen Analreflex auslösen. Der äußere Schließmuskel zieht sich reflektorisch zusammen und eine Stuhlentleerung ist möglich.
Die Schleimhaut des Analkanals ist eingeteilt in:

- Schwellkörper (Zona hämorrhoidales) mit arteriellen Gefäßen
- die sensible Zone (Zona intermedius), die die Konsistenz des Stuhles registriert
- die Übergangszone (Zona cutanea) mit Talg- und Schweißdrüsen sowie Haarwurzeln und Schließmuskulatur

Die **Stuhlkontinenz** ist abhängig vom Zusammenwirken der Schließmuskeln und der Unversehrtheit der Analschleimhaut. Das Erlernen der Stuhlkontinenz ist ein bewusster Prozess, der bei jedem Kind zu einem individuellen Zeitpunkt stattfindet.

2.5 Bauchspeicheldrüse

Die Bauchspeicheldrüse (Pankreas) ist die wichtigste Verdauungsdrüse. Mit ihrem exokrinen und ihrem endokrinen Anteil produziert sie verschiedene verdauungsphysiologisch wirksame Enzyme und Hormone. Das Pankreas ist ca. 13–15 cm lang und ca. 70–80 g schwer.

2.5.1 Lage und Aufbau

Die Bauchspeicheldrüse hat die Form eines quer gestellten Keils und liegt
- an der Hinterwand des Oberbauches,
- in Höhe des 1.–2. Lendenwirbels,
- quer zwischen der Duodenalschlinge und dem Milzhilus hinter dem Magen.

Man unterscheidet folgende Anteile (Abb. 2):
- Pankreaskopf (Caput pancreatis), wird von der C-förmigen Schlinge des Zwölffingerdarmes umfasst
- Pankreaskörper (Corpus pancreatis), wölbt sich über die Wirbelsäule hinweg auf die linke Bauchseite
- Pankreasschwanz (Cauda pancreatis), endet am Milzhilus

Im Mikroskop erkennt man den läppchenartigen Aufbau einer exokrinen, serösen Speicheldrüse mit Drüsenendstücken und einem Ausführungsgangsystem. Die Drüsenzellen setzen eine eiweißhaltige Flüssigkeit frei, den Bauchspeichel (Pankreassaft). Dieser wird über das Gangsystem in den Pankreasgang (Ductus pancreaticus) abgegeben. Der Pankreasgang, der den gesamten Drüsenkörper zentral durchzieht, mündet zusammen mit dem Hauptgallengang (Ductus choledochus) auf der Vater-Papille im Zwölffingerdarm.
Des Weiteren erkennt man zahlreiche Zellhaufen, die verstreut im exokrinen Drüsengewebe, besonders im Körper- und Schwanzbereich liegen. Es sind endokrine Drüsenzellen, die Langerhans-Inseln, von denen es 0,5–1,5 Millionen gibt. In ihnen finden sich drei Zelltypen, die A-, die B- und die D-Zellen. Die A-Zellen produzieren Glukagon, die B-Zellen Insulin und die D-Zellen Somatostatin. Insulin und Glukagon beeinflussen den Blutzuckerspiegel und spielen somit eine wichtige Rolle beim Kohlenhydratstoffwechsel, Somatostatin hemmt Insulin und Glukagon und wirkt sich hemmend auf das Wachstumshormon STH aus.

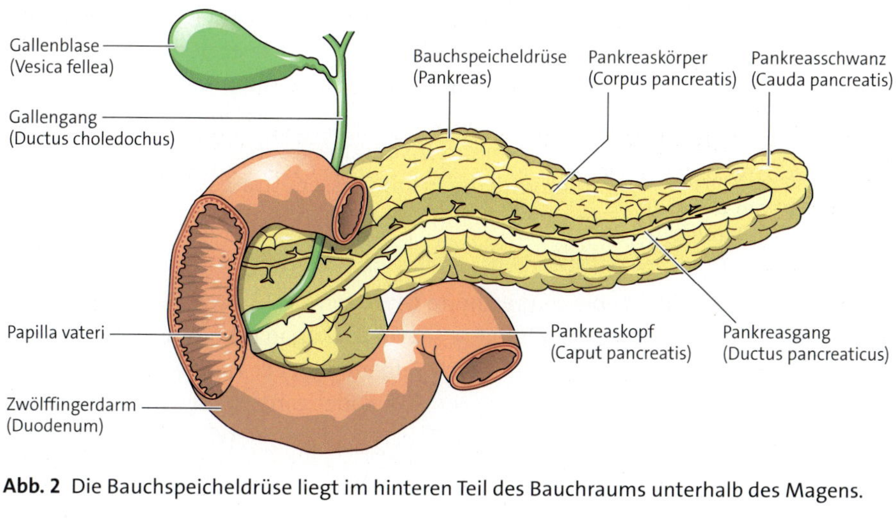

Abb. 2 Die Bauchspeicheldrüse liegt im hinteren Teil des Bauchraums unterhalb des Magens.

2.5.2 Funktionen des exokrinen Pankreasanteils

Täglich werden vom exokrinen Pankreasanteil ca. 2 l Bauchspeichel (Pankreassaft) gebildet. Dieser gelangt durch den Pankreasgang in den Zwölffingerdarm. Der Bauchspeichel setzt sich aus Wasser, Bikarbonat (HCO_3^--Ionen), Elektrolyten und Enzymen für den Abbau der Nährstoffe zusammen. Durch den hohen Bikarbonatgehalt wirkt der Bauchspeichel alkalisch (pH-Wert ca. 8) und neutralisiert den sauren Speisebrei des Magens.

Der Bauchspeichel enthält folgende wichtige Enzyme:

- Kohlenhydrat spaltende Enzyme: Amylase (Pankreasamylase) zur Spaltung von Kohlenhydraten (Stärke), Maltase zur Spaltung von Maltose und Saccharase zur Spaltung von Saccharose
- Fett spaltende Enzyme: Lipasen und Phosphatasen
- Eiweiß spaltende Enzyme: vor allem Trypsinogen und Chymotrypsinogen, aber auch Amino- und Carboxypeptidasen, Elastase; Trypsinogen und Chymotrypsinogen sind die inaktiven Vorstufen von Trypsin und Chymotrypsin. Ihre Aktivierung erfolgt erst im Dünndarm. Geschieht diese Aktivierung schon innerhalb der Pankreas, führt das zu seiner Selbstandauung (akute Pankreasnekrose).

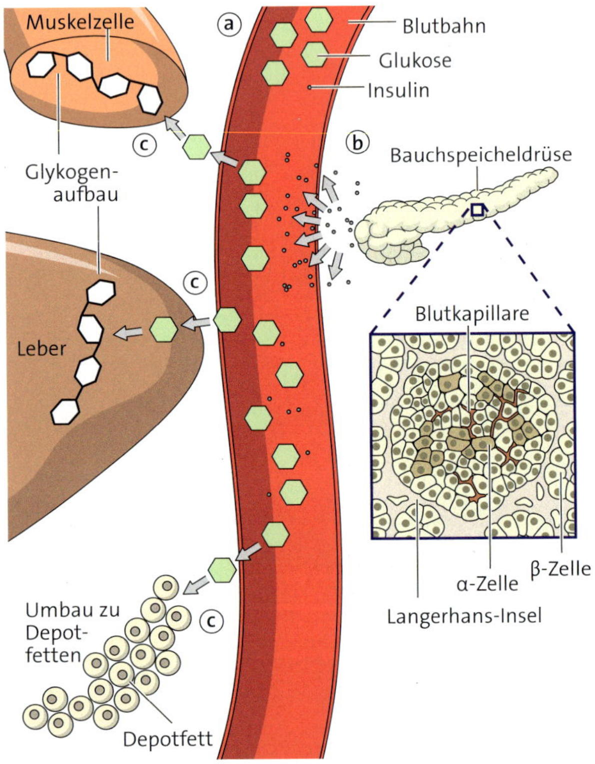

Abb. 1 Schematische Darstellung der Insulinwirkung
a) Kohlenhydrate aus der Nahrung werden im Darm in einzelne Zuckermoleküle (Glukose) gespalten, die dann in die Blutbahn aufgenommen werden.
b) Die B-Zellen der Bauchspeicheldrüse reagieren auf den Anstieg der Blutzuckerkonzentration mit einer Insulinausschüttung.
c) Das Insulin gelangt über die Blutbahn zu den Zielgeweben (z. B. Muskel, Leber) und bewirkt dort die Aufnahme von Glukose aus dem Blut in die Zellen und somit die Senkung des Blutzuckerspiegels. Unter Insulinwirkung wird Glukose im Muskel und in der Leber zur Speicherform Glykogen und im Fettgewebe zu Depotfett umgebaut.

2.5.3 Funktionen des endokrinen Pankreasanteils

Die Langerhans-Inseln produzieren die Hormone Insulin und Glukagon, deren Wirkung entgegengesetzt ist. Ihr Zusammenspiel ermöglicht das Gleichgewicht des Blutzuckerspiegels.

Insulin steigert die Aufnahme von Glukose aus dem Blut in die Zellen und fördert dort deren Abbau (Glykolyse). Damit senkt es den Blutzuckerspiegel (Abb. 1). In der Leber bewirkt Insulin, dass Glukose in Form von Glykogen und Fett gespeichert wird (Glykogenese und Lipogenese). Es dient also der Energiespeicherung. Die Insulinausschüttung ist abhängig von der Höhe des Blutzuckerspiegels. Steigt dieser an (Hyperglykämie), wird vermehrt Insulin freigesetzt. Sinkt er (Hypoglykämie), wird die Insulinausschüttung gehemmt. Das Hormon Adrenalin hemmt die Insulinausschüttung ebenfalls.

Glukagon baut das in der Leber gespeicherte Glykogen zu Glukose ab (Glykogenolyse). Dadurch wird Glukose in das Blut abgegeben, Glukagon erhöht also den Blutzuckerspiegel und dient dem Energieverbrauch. Zudem bildet es zusätzlich Glukose aus Nicht-Zuckern, hauptsächlich Aminosäuren (Glukoneogenese). Bei Hyperglykämie wird die Glukagonausschüttung gehemmt, bei Hypoglykämie wird sie erhöht. Auch bei einem Aminosäurenüberschuss, beim Fasten und der Erregung des Sympathikus, wobei Adrenalin ausgeschüttet wird, wird Glukagon freigesetzt.

2.6 Leber und Gallenblase

Die Leber (Hepar) hat ein Gewicht von ca. 1500 g und ist die größte Drüse des menschlichen Körpers. Sie ist im Hinblick auf die Galleproduktion eine exokrine Drüse. Die Leber erfüllt wichtige Aufgaben innerhalb des Kohlenhydrat-, Fett- und Eiweißstoffwechsels und bei der Entgiftung des Körpers.

2.6.1 Lage und Aufbau

Die **Leber** ist von Serosa überzogen, sie sieht deshalb glatt und glänzend aus und liegt

- im rechten Oberbauch unterhalb der rechten Zwerchfellkuppel, geschützt unter den rechten unteren Rippen und dem Rippenbogen sowie
- zwischen der fünften Rippe (kopfwärts) und zehnten Rippe (rechts) bzw. siebten Rippe (links).

Die dem Zwerchfell zugewandte obere Seite der Leber ist in zwei große Lappen unterteilt: in den größeren rechten Lappen (Lobus dexter) und den kleineren linken Lappen (Lobus sinister). Zwischen beiden verlaufen Leberbänder, Doppelfalten des Bauchfells (Abb. 2). Auf der viszeralen, den Baucheingeweiden anliegenden Seite der Leber, erkennen wir vier Lappen: den rechten und den linken Leberlappen, den viereckigen Leberlappen (Lobus quadratus) und den geschwänzten Leberlappen (Lobus caudatus). In eine Furche eingebettet liegt neben dem Lobus quadratus die **Gallenblase** (Vesica fellea). Diese sieht wie ein birnenförmiger Sack aus und kann rund 30–50 ml Galle enthalten (Abb. 3).

Hinter dem Lobus quadratus liegt die Ein- und Austrittstelle verschiedener Gefäße, die als Leberpforte (Leberhilus oder Porta hepatis) bezeichnet wird. Hier treten die Pfortader (Vena portae), die Leberarterie (Arteria hepatica propria) und Nerven in die Leber ein. Aus der Leber heraus treten hier ebenfalls Nerven, Lymphgefäße und der Hauptgallengang (Ductus choledochus). Dies ist ein galleableitender Kanal, der aus der Vereinigung des Leberganges (Ductus hepaticus) mit dem Gallenblasengang (Ductus cysticus) entstanden ist. Der Hauptgallengang mündet gemeinsam mit dem Bauchspeicheldrüsengang auf der Vater-Papille in den Zwölffingerdarm.

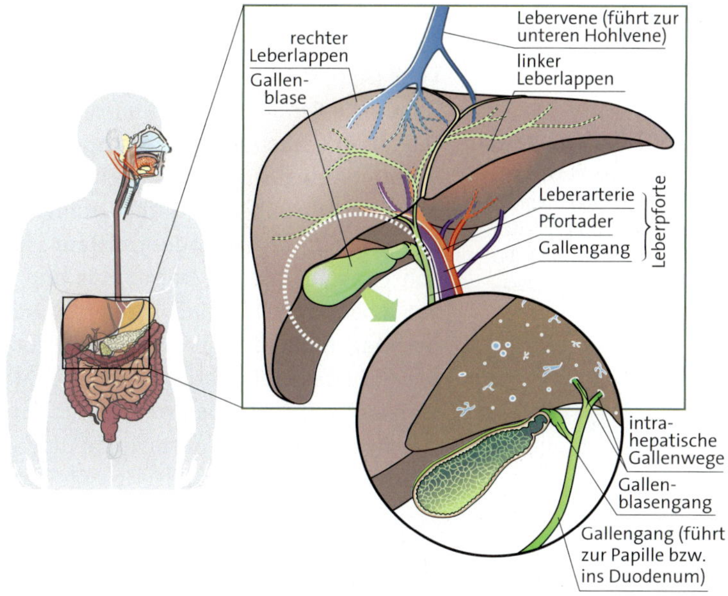

▲ **Abb. 2** Leber und Gallenblase

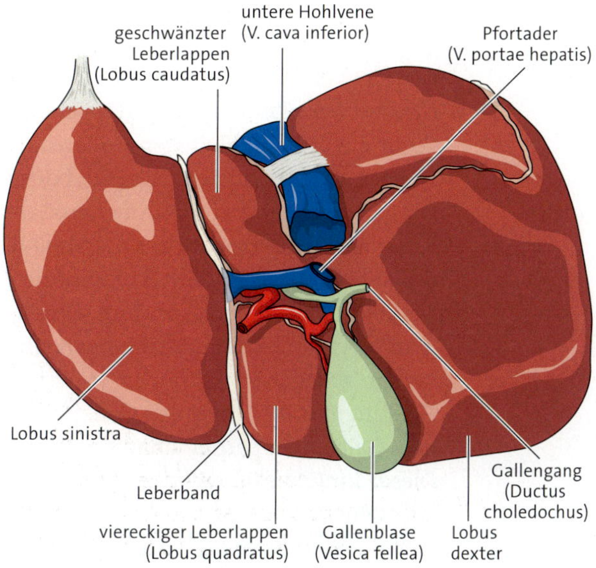

◄ **Abb. 3** Ansicht der Leber von kaudal

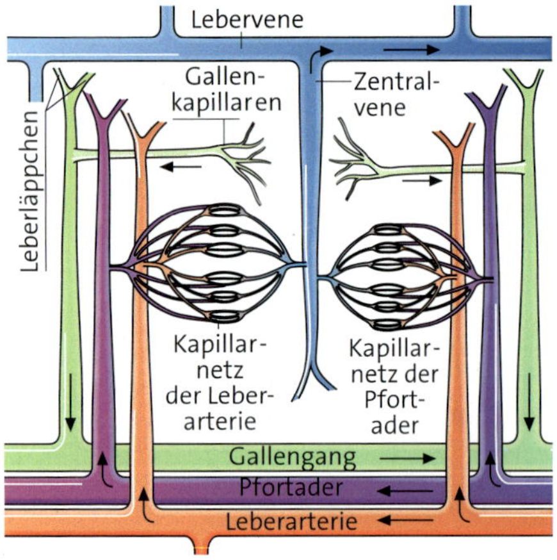

Abb. 1 Schema des Kanalsystems eines Leberläppchens mit Fließrichtung von Blut und Galle

Phagozytose
griech. phagein = fressen
Aufnahme körperfremder Stoffe und kleinerer Zellen in eine kernhaltige (eukaryonte) Zelle

Das **Lebergewebe** besteht aus Millionen kleinster Leberläppchen (Lobuli), die im Querschnitt sechseckig erscheinen und einen Durchmesser von 1–2 mm haben. Die Leberzellen liegen hier strangartig von der Läppchenperipherie zum Zentrum hin angeordnet. Es entsteht die sogenannte Bälkchenstruktur. Im Zentrum eines jeden Läppchens liegt die Zentralvene (Vena centralis). Zwischen benachbarten Leberläppchen sind unter dem Mikroskop dreieckige Bindegewebsfelder zu erkennen, die als Periportalfelder oder auch Glisson-Dreiecke bezeichnet werden. In ihnen verlaufen jeweils drei Gefäße:

- ein kleiner Gallengang
- ein Ast der Leberarterie (Arteria hepatica propria)
- ein Ast der Pfortader (Vena portae)

Der Blutfluss erfolgt in den Leberläppchen von der Peripherie zum Zentrum hin: Aus den Ästen der Leberarterie und der Pfortader im Glisson-Dreieck fließt das Blut gemeinsam in weiten Kapillaren, den Sinusoiden, in Richtung Zentralvene (Abb. 1). In den Wänden der Sinusoide befinden sich die Kupfer-Sternzellen. Sie haben die Fähigkeit, im Blutstrom vorhandene Fremdkörper, z. B. alte Erythrozyten, Bakterien, Zelltrümmer, Farbstoffe, zu ›phagozytieren‹ und dienen somit der körpereigenen Abwehr. Die Zentralvene leitet das Blut dann zur Lebervene (Vena hepatica) ab. Diese führt über die untere Hohlvene (Vena cava superior) zum rechten Herzen.
Der sogenannte **Pfortaderkreislauf** ist eine Besonderheit der Leber: Die Pfortader führt das aus Magen, Darm, Milz und Bauchspeicheldrüse kommende venöse Blut zur Leber. Es enthält die resorbierten Nährstoffe und Stoffwechselzwischenprodukte aus Magen und Darm, sowie Abbaustoffe der Milz und Hormone der Bauchspeicheldrüse. Dieses Blut gelangt ein zweites Mal in ein Kapillarsystem, bevor es zurück zum Herzen fließt. Die Leberarterie führt der Leber über den Truncus coeliacus sauerstoffreiches Blut aus der Aorta zu. In den Sinusoiden werden die Kapillarkreisläufe der Pfortader und der Leberarterie miteinander verbunden.

Durch Verengung der abführenden Lebervene kann die Leber eine große Blutmenge (bis zu 20 % des Blutvolumens) speichern.

Der Fluss der Galle erfolgt in entgegengesetzter Richtung zum Blutfluss: vom Zentrum zur Peripherie des Leberläppchens. Von ihrem Produktionsort, den Leberzellen, fließt die Galle in kleinsten Gallenkanälchen (Ductuli biliferi) in Richtung Glisson-Dreieck. Dort münden die Ductuli biliferi im kleinen Gallengang. Die kleinen Gallengänge vereinigen sich zu immer größeren Gallengängen, die schließlich im Lebergallengang (Ductus hepaticus) münden. Über den Lebergallengang wird die Galle zur Gallenblase transportiert. Hier wird sie konzentriert und gespeichert. Bei Bedarf wird sie über den Gallenblasengang (Ductus cysticus), der nach seiner Vereinigung mit dem Lebergang als Hauptgallengang (Ductus choledochus) bezeichnet wird, ins Duodenum abgegeben.
Der Ringmuskel des großen Gallenganges (M. sphincter ductus choledochi) reguliert, dass Galle nicht permanent abfließt, sondern in die Gallenblase zurückgestaut wird. Dieser Ringmuskel befindet sich kurz vor der Vater-Papille und ist normalerweise kontrahiert. Nur kurz nach der Nahrungsaufnahme erschlafft er, sodass sich die Gallengangsmündung öffnet und Galle in das Duodenum abfließen kann.

2.6.2 Funktionen der Leber

Die vielfältigen Funktionen der Leber werden in Abb. 2 verdeutlicht.

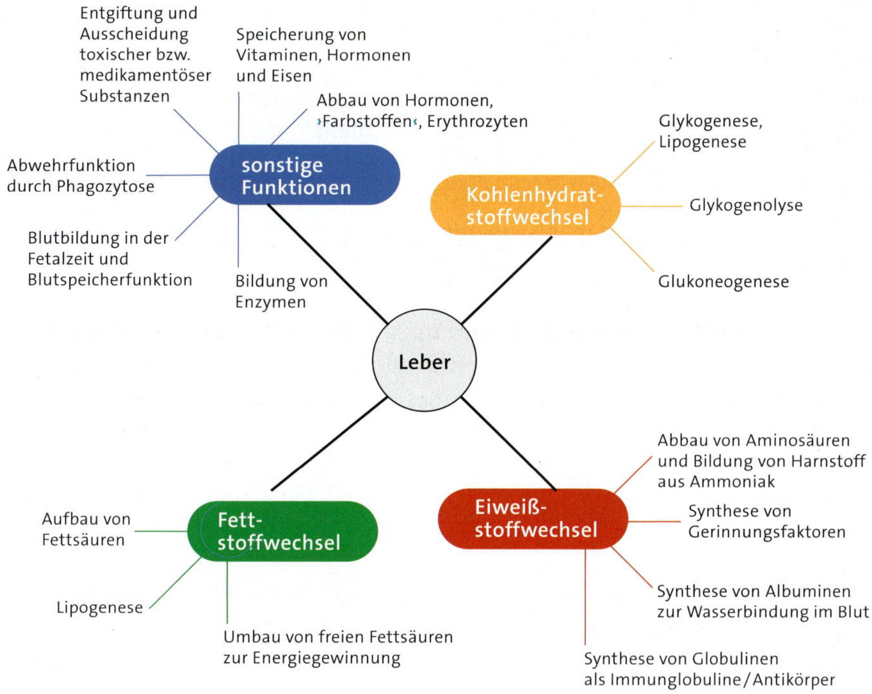

Abb. 2 Übersicht über die Leberfunktionen

2.6.3 Enterohepatischer Kreislauf

Unter dem enterohepatischen Kreislauf versteht man die Abgabe von Gallensäuren ins Duodenum und die Rückgewinnung von 90 % der Gallensäuren im terminalen Ileum (Abb. 3). Die restlichen 10 % der Gallensäuren werden mit dem Stuhl ausgeschieden.

> Durch den enterohepatischen Kreislauf werden die Gallensäuren mehrfach genutzt und die Leber wird entlastet. Dieser Mechanismus findet sich auch bei der Rückresorption anderer Stoffe, die mit der Galle ausgeschieden werden, z. B. bei Medikamenten.

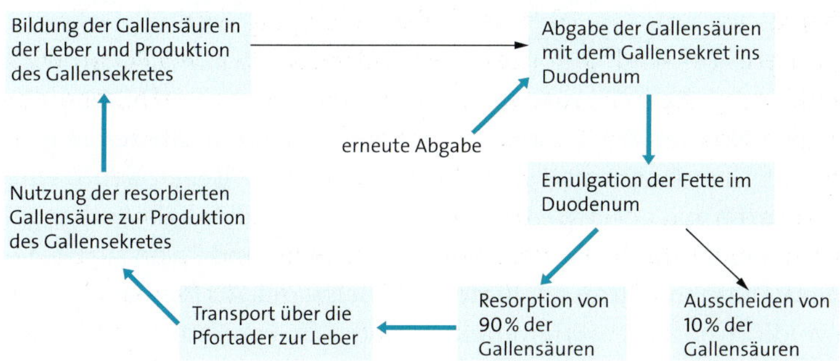

Abb. 3 Enterohepatischer Kreislauf

Die Aufgaben der Leber

Farbstoffe

In der Leber wird das Abbauprodukt (Bilirubin) des roten Blutfarbstoffes (Hämoglobin) weiter abgebaut und über den Darm ausgeschieden. Es färbt so den Stuhl in seiner typischen Farbe, ein Teil wird wieder resorbiert und über die Nieren ausgeschieden.

2.7 Bauchraum

Als Bauchraum bezeichnet man den gesamten Raum zwischen Zwerchfell und Beckeneingang. Er wird begrenzt von der Bauch- und Rückenmuskulatur. Zum Bauchraum gehören Bauchhöhle, Bauchfell, Netz und Gekröse.

Als **Bauchhöhle** wird der Teil des Bauchraumes bezeichnet, der vom Bauchfell ausgekleidet ist und die Organe enthält, die ganz vom Bauchfell überzogen sind.

Das **Netz** (Omentum) ist eine Doppelfalte des Bauchfells, die durch Faltenbildung des Bauchfells entsteht. Zwei schürzenförmige Bauchfellfalten bilden das große und kleine Netz:

- Das große Netz (Omentum majus) überdeckt die gesamten Darmschlingen. In ihm verlaufen Nerven, Blut- und Lymphgefäße. Eingelagert sind Lymphknoten und Fettgewebe.
- Das kleine Netz (Omentum minus) wird nach Anheben des großen Netzes sichtbar. Es liegt zwischen Leber und kleiner Kurvatur des Magens. Hier verlaufen ebenfalls Nerven, Blut- und Lymphgefäße. Außerdem finden sich hier Fetteinlagerungen.

Nieren → S. 80
Nebennieren → S. 212

Das **Bauchfell** (Peritoneum) sieht feucht und glänzend aus. Es besteht aus zwei Schichten (Blättern), dem parietalen und dem viszeralen Blatt. Das parietale Blatt kleidet die gesamte Bauchhöhle aus. Das viszerale Blatt überzieht Leber, Milz, Magen, Eierstöcke und Teile des Dünn- und Dickdarmes (Abb. 1). Deshalb bezeichnet man diese Organe auch als intraperitoneale Organe. Bauchspeicheldrüse, Duodenum, Rektum, ›Nieren‹ und ›Nebennieren‹ werden als retroperitoneale Organe bezeichnet. Sie liegen außerhalb des Bauchfells, zwischen diesem und der dorsalen Rumpfwand.

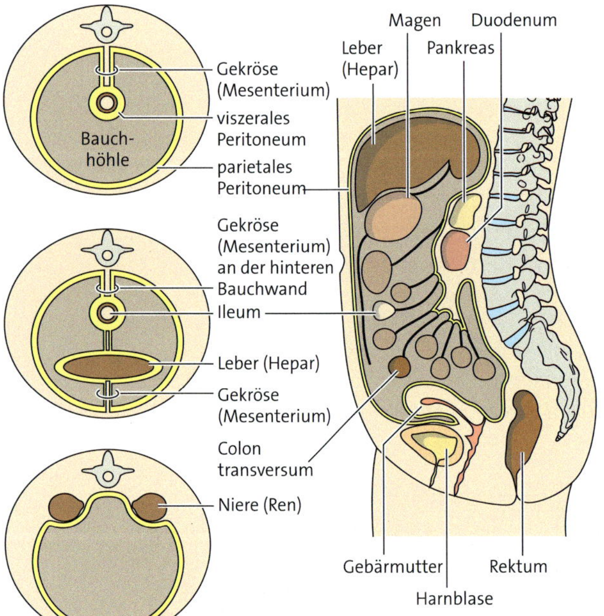

Abb. 1 Peritonealverhältnisse in Querschnitten (links) und im Längsschnitt (rechts)

Das Bauchfell ist eine dünne, seröse Epithelschicht von ca. 2 m^2 Größe. Als seröse Haut (Serosa) bildet es eine Flüssigkeit (rund 80 ml), die das Gleiten und Verschieben der einzelnen Organe untereinander und gegen die Rumpfwand ermöglicht. Außerdem erfüllt die seröse Flüssigkeit Reparatur- und Schutzfunktionen, denn sie kann

- kleine Verletzungen verkleben,
- eine seröse Naht bilden (nach chirurgischen Eingriffen),
- zur Abkapselung von entzündlichen Prozessen beitragen und dadurch deren Ausbreitung verhindern,
- durch eingelagerte zelluläre Elemente Bakterien und andere Fremdstoffe vernichten.

Das **Gekröse** (Mesenterium) entsteht durch Verwachsung der zwei Peritonealblätter. Man findet es zwischen Magen und Leber, Magen und Milz und zwischen den Dünn- und Dickdarmschlingen. Zwischen den Darmschlingen liegt es fächerförmig ausgebreitet. Das Mesenterium dient als Aufhängeband für Teile des Darmes (Jejunum, Ileum, Colon transversum und Colon sigmoideum). Es befestigt diese Darmanteile an der hinteren Bauchwand. Als Bandapparat ist das Mesenterium verdickt, bindegewebig verändert und auch von Serosa überzogen. In ihm verlaufen Nerven, Blut- und Lymphgefäße.

2.8 Regulation der Verdauungsvorgänge

Die Verdauungsvorgänge werden einerseits nervös und andererseits hormonell gesteuert (Tab. 1).

	Steuerung durch	Wirkung
nervöse Steuerung	Parasympathikus (Abb. 2)	aktiviert die Motorik (Peristaltik) im Verdauungstrakt regt die Sekretion der Pankreasenzyme und der Mundspeicheldrüsen an steigert die Durchblutung der Verdauungsorgane
	Sympathikus (Abb. 3)	hemmt die Motorik (Peristaltik) der Verdauungsorgane senkt die Durchblutung der Verdauungsorgane hemmt die Sekretion der Verdauungsdrüsen (auch Mundspeicheldrüsen
	Auerbach-Plexus (Plexus myentericus)	liegt zwischen Ring- und Längsmuskelschicht, reguliert Darmmotorik
	Meissner-Plexus (Plexus submucosus)	liegt in der Mukosa des Dünndarmes, reguliert Sekretion der Schleimhautsekrete
hormonelle Steuerung	Gastrin	regt Magenmotorik an (wirkt autonom/ unabhängig) regt HCl-Produktion an regt Pepsinogenbildung an regt Abgabe von Pankreasenzymen an
	Cholecystokinin	Kontraktion der Gallenblase Öffnung des Sphinkters an der Vater-Papille regt Enzymproduktion im Pankreas an
	Sekretin	hemmt HCl-Produktion regt Pankreasenzymproduktion an regt Galleproduktion in der Leber an

Tab. 1 Nervöse und hormonelle Steuerung der Verdauungsvorgänge

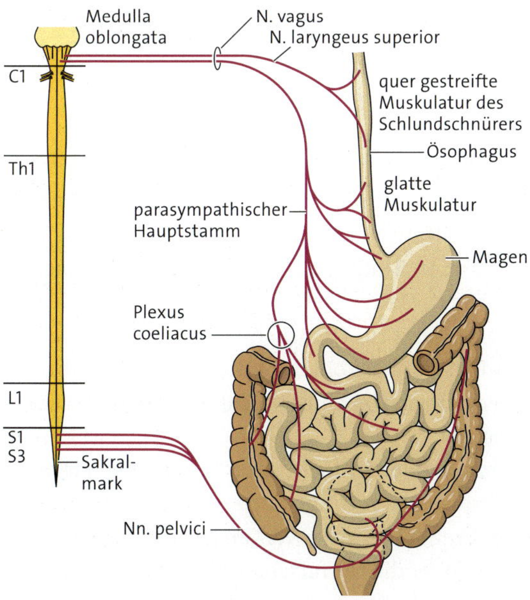

Abb. 2 Parasympathische Innervation des Magen-Darm-Trakts

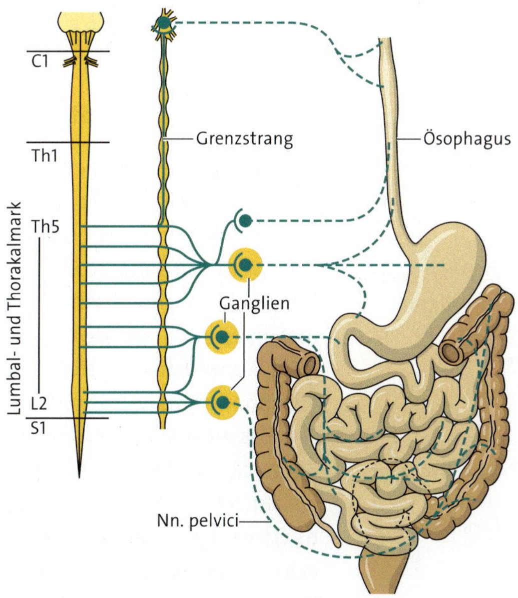

Abb. 3 Sympathische Innervation des Magen-Darm-Trakts

2.9 Bestandteile der Nahrung

Die Nahrung des Menschen setzt sich aus den energieliefernden Nährstoffen und den nicht energieliefernden Nährstoffen zusammen. Zu den energieliefernden Nährstoffen gehören:
- Kohlenhydrate
- Fette
- Eiweiße
- Ballaststoffe

Diese Nährstoffe werden auch als Hauptnährstoffe bezeichnet. Die nichtenergieliefernden Nährstoffe sind:
- Vitamine
- Mineralstoffe
- Spurenelemente
- Wasser
- sekundäre Pflanzenstoffe

ausgewogene und gesunde Ernährung → S. 282, Band 2

Auch wenn diese Nährstoffe keine Energie liefern, sind sie für eine ›gesunde und ausgewogene Ernährung‹ notwendig.

Des Weiteren gehören zur Ernährung die Genussmittel. Diese sind nicht notwendig, um sich zu ernähren, werden aber von vielen Menschen konsumiert. Dazu gehören: Koffein und Alkohol. Genussmittel sollen nur in geringen Mengen aufgenommen werden, sie schaden dem Menschen.

Der Energiegehalt der Nährstoffe wird in Kalorien (cal) oder Joule (J) angegeben (Tab. 1).

Nährstoff	Energiegehalt pro Gramm
Kohlenhydrate	4 kcal/17 kJ
Ballaststoffe	2 kcal/8 kJ
Eiweiße	4 kcal/17 kJ
Fette	9 kcal/37 kJ
Alkohol	7 kcal/29 kJ

Tab. 1 Energiegehalt der Hauptnährstoffe und Genussmittel

> 1 cal entspricht etwa 4,2 J, der Umrechnungsfaktor ist 4,2. 1 cal entspricht der Energiemenge, die benötigt wird, um 1 g Wasser um 1 °C zu erwärmen.

2.9.1 Kohlenhydrate

Kohlenhydrate bestehen aus den Elementen Kohlenstoff, Wasserstoff und Sauerstoff. Sie gehören zu den organischen Stoffen und sind ringförmig aufgebaut. Ein Molekül besteht meist aus fünf oder sechs Kohlenstoffatomen, einem Sauerstoffatom im Ring und weiteren Sauerstoffatomen. Die weiteren Bindungsstellen werden von Wasserstoffatomen und ›Hydroxylgruppen‹ besetzt. Damit sind Kohlenhydrate verhältnismäßig einfach aufgebaut und die Verarbeitung im Organismus, die Verstoffwechslung, kann schnell erfolgen. Werden nicht genug Kohlenhydrate mit der Nahrung aufgenommen, wird in der Leber aus Fetten und Eiweißen Glukose gebildet. Dieser Prozess wird als Glukoneogenese bezeichnet.

Hydroxylgruppe
funktionelle Gruppe der Alkohole, besteht aus einem Sauerstoff- und einem Wasserstoffatom

Monosaccharid
griech. monos = allein
griech. sakchar = Zucker

Ein Zuckermolekül wird als ›Monosaccharid‹ oder Einfachzucker bezeichnet. Einfachzucker haben für den Menschen eine große Bedeutung, da sie im Verdauungstrakt nicht aufgespaltet werden müssen und direkt resorbiert werden können. Die Resorption von Monosacchariden erfolgt bereits über die Mundschleimhaut.

Die meisten Kohlenhydrate bestehen aus zwei oder mehr Molekülen, es handelt sich dann um Mehrfachzucker (Abb. 1, Tab. 2).

Bezeichnung	Aufbau	Vorkommen
Monosaccharide		
Glukose	$C_6H_{12}O_6$	häufigstes Monosaccharid
Fruktose	$C_6H_{12}O_6$	Fruchtzucker
Galaktose	$C_6H_{12}O_6$	Schleimzucker
Mannose	$C_6H_{12}O_6$	häufig Verwendung in Medikamenten
Arabinose	$C_5H_{10}O_5$	in pflanzlichen Mehrfachzuckern enthalten
Ribose	$C_5H_{10}O_5$	in der RNA enthalten
Desoxyribose	$C_5H_{10}O_5$	in der DNA enthalten
Xylose	$C_5H_{10}O_5$	Holzzucker
Disaccharide		
Maltose	zwei Glukosemoleküle	Malzzucker
Saccharose	Glukose und Fruktose	Rohrzucker, Rübenzucker
Laktose	Galaktose und Glukose	Milchzucker
Polysaccharide		
Glykogen	bis zu 50 000 Glukosemoleküle, verzweigter Aufbau	tierische Stärke, Speicherfom der Glukose in der Leber
Stärke	viele Glukosemoleküle, die zu ca. 30 % linear und zu ca. 70 % verzweigt verknüpft sind	pflanzliche Stärke
Zellulose	Bis zu 10 000 Glukosemoleküle, die linear verknüpft sind	Bestandteil der pflanzlichen Zellwände

Tab. 2 Kohlenhydrate im Überblick

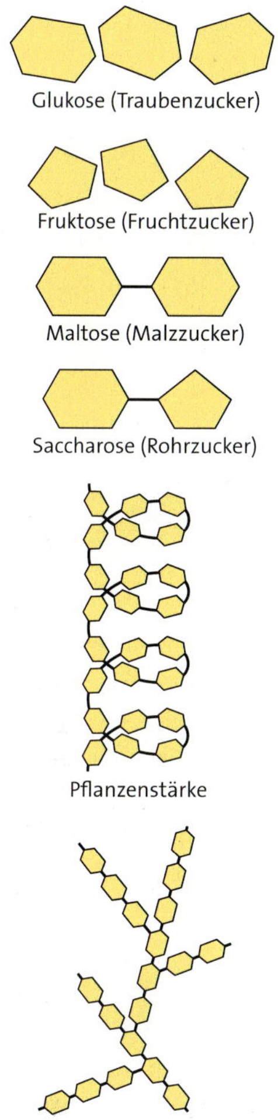

Abb. 1 Einfach- und Mehrfachzucker

2.9.2 Eiweiße (Proteine)

Eiweiße sind aus den Elementen Kohlenstoff, Wasserstoff, Sauerstoff, Stickstoff und in vielen Fällen Schwefel aufgebaut. Es handelt sich wie bei den Kohlenhydraten um organische Substanzen. Ihre chemische Struktur ist kettenförmig mit wechselnden Verbindungen zwischen den Wasserstoffatomen. Dadurch entsteht die dreidimensionale Tertiärstruktur der Proteine (Abb. 3). Die Fähigkeit, die Bindungen zu lösen und an anderer Stelle neu zu erstellen, ermöglicht den Eiweißen eine hohe Flexibilität. Sie sind sehr gut beweglich. Eiweiße sind wichtige **Baustoffe** für den menschlichen Organismus. Aus ihnen werden z. B. Muskeln, innere Organe, die Haut und auch die Haare aufgebaut sowie Hormone oder Immunglobuline.

Aus aufgenommenen Proteinen, die nicht als Baustoffe benötigt werden, wird **Energie** gewonnen. Ein Erwachsener sollte pro Tag pro Kilogramm Körpergewicht ca. 0,8 g Eiweiß aufnehmen.

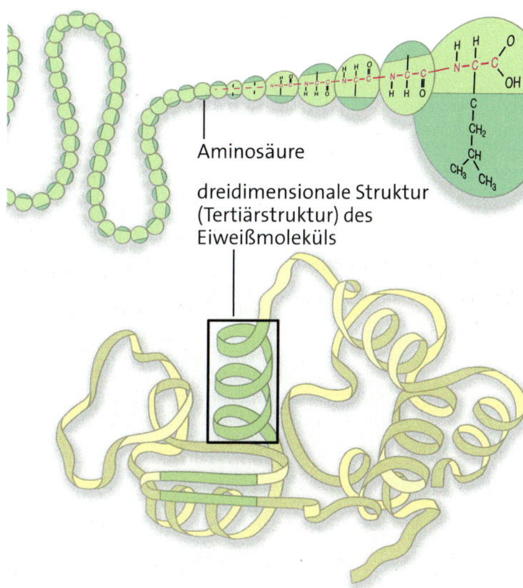

Abb. 2 Struktur eines Eiweißmoleküls

Die kleinste Baueinheit der Eiweiße sind Aminosäuren. Aus diesen werden die Proteine zusammengesetzt. Im menschlichen Organismus kommen 21 unterschiedliche Aminosäuren vor, aus diesen werden ca. 50.000 verschiedene Proteine im menschlichen Organismus gebildet. In der Leber können die meisten Aminosäuren und Proteine synthetisiert werden. Die Aminosäuren, welche nicht synthetisiert werden können, müssen mit der Nahrung aufgenommen werden. Diese werden als **essenzielle Aminosäuren** bezeichnet. Je nach der Größe eines Eiweißes wird zwischen Oligopeptiden (bis 10 Aminosäuren), Polypeptiden (bis zu 100 Aminosäuren) und Proteinen (mehr als 100 Aminosäuren) unterschieden.

2.9.3 Fette

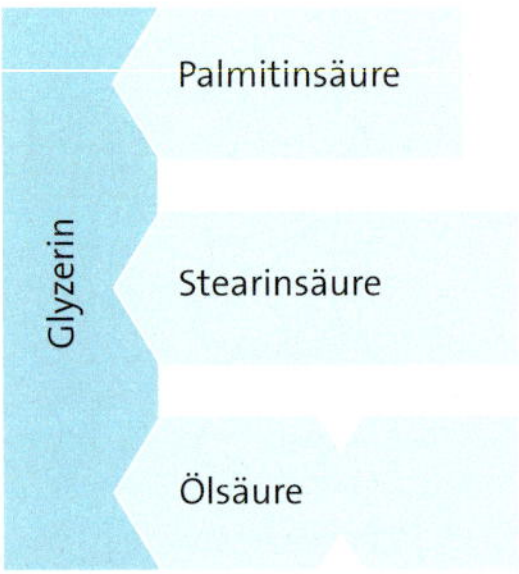

Abb. 1 Aufbau eines Fettmoleküls

Fette sind ebenfalls organische Verbindungen. Sie sind aus Glyzerin und meist drei Fettsäuren aufgebaut und werden als Triglyceride bezeichnet (Abb. 1). Die Wertigkeit der Fette richtet sich nach den Bindungen innerhalb der Fettsäuren. Kommen ausschließlich Einfachbindungen vor, handelt es sich um eine **gesättigte Fettsäure**. Diese haben einen hohen Schmelzpunkt und sind bei Zimmertemperatur fest.
Tritt in einer Fettsäure eine Doppelbindung auf, so handelt es sich um eine einfach **ungesättigte Fettsäure**, treten mehrere Doppelbindungen auf, spricht man von mehrfach ungesättigten Fettsäuren. Diese haben einen niedrigeren Schmelzpunkt und sind bei Zimmertemperatur flüssig. Ungesättigte Fettsäuren sind für den Menschen notwendig, sie kommen in Pflanzen – besonders in Nüssen – und in Seefischen vor. Zu ihnen gehören auch die essenziellen Fettsäuren Linolsäure, Linolensäure und Arachidonsäure. Im Bedarfsfall können aus Linolsäure Linolensäure und Arachidonsäure in der Leber synthetisiert werden.
Fette werden zur Energiegewinnung, zur Aufnahme fettlöslicher Vitamine, zur Bildung von Hormonen und als Geschmacksträger benötigt. Transfettsäuren entstehen bei der technischen Bearbeitung von Fetten, dem sogenannten Härten von Fetten. In Milchfett entstehen Transfettsäuren auf natürlichem Weg. Sie sollten nur in sehr geringen Mengen aufgenommen werden, da sie zu hohen Blutfettwerten führen und damit u. a. die ›koronare Herzkrankheit‹ begünstigen.

koronare Herzkrankheit → *S. 516, Band 2*

2.9.4 Ballaststoffe

Ballaststoffe gehören chemisch gesehen zu den Kohlenhydraten, wenn auch ihre Energieausbeute nur 50 % der Stärke beträgt. Als Ballaststoffe werden die faserigen Pflanzenstoffe bezeichnet, die aus den schwer verdaulichen bis unverdaulichen Zellwänden bestehen. Ballaststoffe haben eine große Bedeutung für die Gesunderhaltung des Darmes und des gesamten Organismus, sie dienen als Quell- und Füllstoff, führen zur Sättigung und ernähren die lebenswichtigen Darmbakterien. Ein Erwachsener sollte ca. 30 g Ballaststoffe pro Tag zu sich nehmen. Ballaststoffreiche Nahrung steigert dadurch, dass sie gründlich gekaut werden muss, die Sekretion der Verdauungsenzyme und sorgt durch die langsamere Verdauung für einen langsamen Anstieg des ›Blutzuckerspiegels‹.

Blutzucker → *S. 64, 213*

2.9.5 Mineralstoffe

Mineralstoffe sind anorganische Verbindungen, die nicht vom Körper synthetisiert werden können, sie müssen mit der Nahrung aufgenommen werden. Sie werden als Salze sowie über tierische und pflanzliche Lebensmittel aufgenommen.
Industriell bearbeiteten Lebensmitteln werden vielfach Salze und Mineralstoffe während der Herstellung zugesetzt, sodass die Ernährung in Deutschland vielfach zu viele davon enthält. Mineralstoffe werden entsprechend der benötigten Menge in Mengenelement und Spurenelemente eingeteilt. Mineralstoffe werden für Stoffwechselvorgänge und als Baustoffe, z.B. im Knochen, und im Hämoglobin benötigt (Tab. 1).

Mineralstoff	Vorkommen in der Nahrung	Bedeutung für den Körper
Mengenelemente		
Natrium	Kochsalz, verarbeitete Lebensmittel	Reizweiterleitung, osmotischer Druck
Kalium	Obst und Gemüse, besonders reichhaltig sind Hülsenfrüchte und Soja	Reizweiterleitung, Herzerregung
Chlorid	Kochsalz, verarbeitete Lebensmittel	Reizweiterleitung
Kalzium	Milch und Milchprodukte, Kohlsorten	Knochenaufbau, Zahnsubstanz, notwendig für die Blutgerinnung
Phosphat	Wurst, Schmelzkäse, Nüsse, Samen, Getreide, Gemüse	Knochenaufbau, Zahnsubstanz, an der Energiegewinnung in der Zelle beteiligt
Magnesium	Vollkornprodukte, Mineralwasser, Geflügel, Kartoffeln	Knochenaufbau, Zahnsubstanz, Bestandteil von Enzymen
Spurenelemente		
Eisen	Fleisch, grünes Gemüse, Hülsenfrüchte	Zentralion im roter Blutfarbstoff Hämoglobin
Zink	Fleisch, Meeresfrüchte, Vollkornprodukte	zur Bildung von Enzymen und Hormonen notwendig, Insulinspeicherung
Jod	Seefisch, Milch, Milchprodukte, in angereichertem Kochsalz	Bildung der Schilddrüsenhormone
Fluor	Fisch, Schalentiere, in angereichertem Kochsalz und Zahnpasta	Festigung des Zahnschmelzes

Tab. 1 Vorkommen und Funktion von Mineralstoffen

Chrom, Nickel, Mangan und Selen sind weitere Spurenelemente, die vor allem in Vollkornprodukten, Hülsenfrüchten und Gemüse vorkommen.
Frauen nach dem ›Klimakterium‹ neigen zu einem Kalziummangel, da aufgrund der fehlenden Östrogenproduktion, Kalzium nicht mehr so gut aus der Nahrung aufgenommen werden kann. Hier wird geraten, besonders viel kalziumhaltige Nahrungsmittel zu sich zunehmen.
Laut aktueller Empfehlung der Deutschen Gesellschaft für Zahnmedizin sollen zur Kariesprophylaxe bei Kindern drei Säulen angewendet werden: Fluorid, Versiegelung und Gruppenprophylaxe. Bei der Gruppenprophylaxe werden Kinder in den Kindertagestätten und der Schule gemeinsam auf die richtige Zahnpflege hingewiesen (z.B. mit dem Zahnputzkrokodil).

Klimakterium
sog. Wechseljahre der Frau; Umstellung der Hormone und Nachlassen der ovariellen Funktion bis zur letzten Menstruation (Menopause)

2.9.6 Vitamine

Vitamine sind essenzielle Nährstoffe, die in den meisten Fällen mit der Nahrung aufgenommen werden müssen. Sie gehören zu den organischen Verbindungen und bestehen aus Kohlenstoff, Sauerstoff und Wasserstoff. Stickstoff, Schwefel und Kobalt können ebenfalls Bestandteil mancher Vitamine sein. Vitamine werden eingeteilt in:

- wasserlöslich: Vitamin C und Vitamin-B-Gruppe
- fettlöslich: Vitamine A, D, E und K

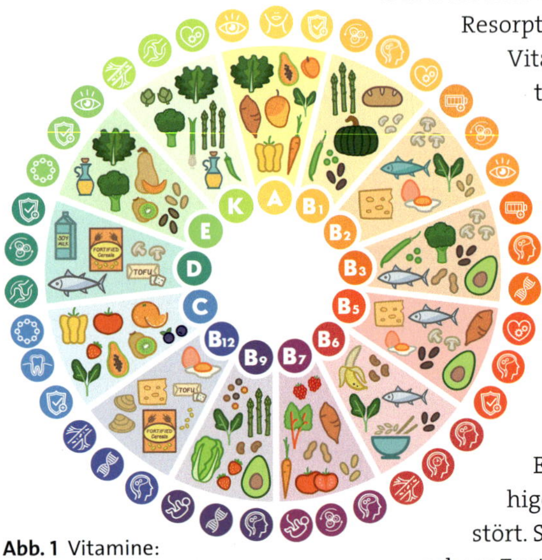

Abb. 1 Vitamine: Aufgaben und Vorkommen

Die wasserlöslichen Vitamine werden in wässriger Lösung resorbiert, für die Resorption der fettlöslichen Vitamine werden Fette benötigt, d.h. das Vitamin A in Möhren kann nur resorbiert werden, wenn gleichzeitig Fette aufgenommen werden. In der Küche hat sich aus diesem Grund etabliert, dass Möhren mit zerlassener Butter serviert werden.

Vitamin K wird zum Teil durch Darmbakterien gebildet und Vitamin D wird unter Einfluss von UV-Licht in der Haut gebildet. Dafür reichen im Sommer, je nach Hauttyp, 5–15 min Mittagssonne. Weil Kinder nicht übermäßig dem Sonnenlicht ausgesetzt sein sollen, wird Vitamin D bei Kindern bis zum 1. Lebensjahr substituiert, um die ungestört Knochenbildung zu gewährleisten. Vitamine werden als Baustoffe für Zellen, für die Steuerung des Zellaufbaus und zur Bildung von Enzymen -benötigt (Abb. 1). Vitamine sind keine widerstandsfähigen Verbindungen, sie werden bei vielen Zubereitungsarten zerstört. So oxidiert Vitamin C beim Kochen, daher ist z.B. Paprika nur in rohem Zustand ein besonders guter Vitamin-C-Lieferant. Gekochte Paprika enthalten deutlich weniger Vitamin C.

Stoff	Vorkommen
Karotinoide	gelbes, grünes und rotes Obst und Gemüse
Flavonoide	rote Trauben, Äpfel, Birnen, grüner Tee
Glukosinolate	Kresse, Kohl, Radieschen
Phytosterine	Hülsenfrüchte, Samen, Nüsse
Sulfide	Zwiebeln, Knoblauch, Lauch
Phytoöstrogene	Soja, Getreide, Leinsamen

Tab. 1 Vorkommen von Antioxidanzien

2.9.7 Sekundäre Pflanzenstoffe

Sekundäre Pflanzenstoffe sind in pflanzlichen Lebensmitteln enthalten und wirken gesundheitsfördernd. Es handelt sich hierbei u.a. um Pflanzenfarbstoffe und Antioxidanzien (Tab. 1). Ihre genaue Wirkungsweise ist Gegenstand der aktuellen Forschung. Sie beugen Herz-Kreislauf-Erkrankungen und Krebserkrankungen vor und unterstützen das Immunsystem.

2.9.8 Wasser

Wasser ist ein anorganischer Stoff, der aus Wasserstoff und Sauerstoff aufgebaut ist. Wasser ist das Lösungsmittel für den menschlichen Organismus. Ohne Wasser ist kein Leben möglich. Täglich müssen Erwachsene ca. 1,5–2 l Wasser aufnehmen, um den Verlust über Atmung, Stoffwechsel und Urin auszugleichen und die notwendigen Stoffwechselvorgänge zu ermöglichen. Wasser wird z.B. für die Verbrennung von Glukose zu CO_2 und damit zur Energiegewinnung benötigt. In vielen Lebensmitteln ist Wasser enthalten, als Getränk sollte Wasser oder Tee bevorzugt werden, da in Limonaden viel Zucker enthalten ist, der allerdings nicht zur Sättigung beiträgt und dadurch zu viele Kohlenhydrate aufgenommen werden können.

2.10 Physiologische Zusammenhänge der Verdauung

Die Verdauungsorgane übernehmen beim Abbau der Nahrungsbestandteile unterschiedliche Aufgaben.

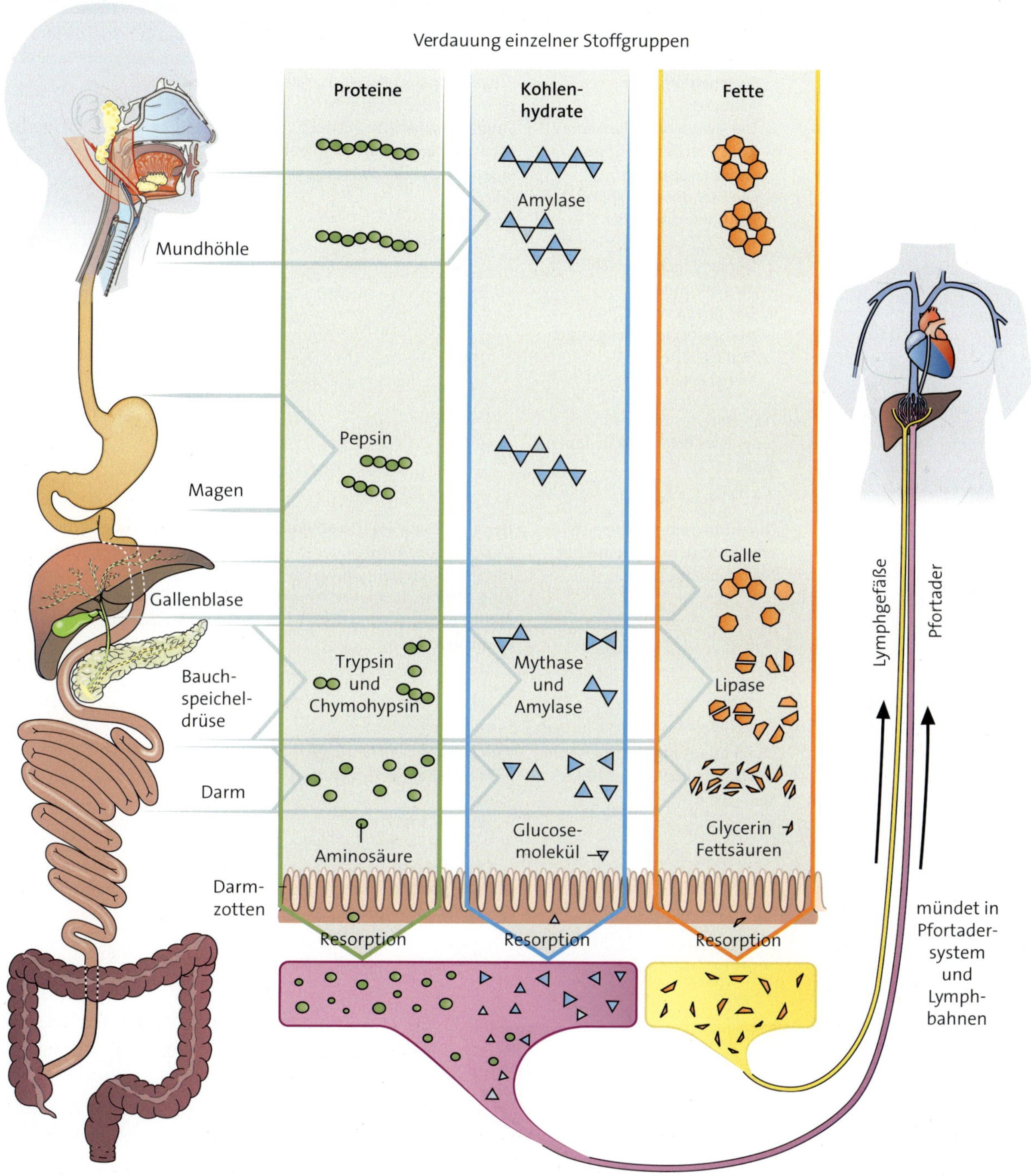

Abb. 2 Verdauung der Nahrungsbestandteile in den einzelnen Abschnitten des Verdauungssystems

Verdauungsvorgänge im Überblick

anatomische Strukturen und Innervation, Muskulatur in den Hohlorganen	makroskopische Verdauungsvorgänge, Resorptionsvorgänge	mikroskopische und biochemische Verdauungsvorgänge	beteiligte Enzyme, Hormone, Mikroorganismen und pH-Werte
Mund, Zähne, Lippen, Zunge willkürliche Innervation durch Zentralnervensystem (ZNS) quer gestreifte Muskulatur ab der 2. Phase des Schluckaktes: unwillkürlich innerviert durch vegetatives Nervensystem (VNS)	1. abbeißen, zerkleinern, kauen der Nahrung, Speichelsekretion, schlucken: 2. Der Bissen wird durch die Zunge an den weichen Gaumen gepresst. 3. Die Mundbodenmuskulatur kontrahiert sich, der Kehlkopf wird angehoben. Der Kehldeckel verschließt die Luftröhre. 4. Der Bissen wird durch peristaltische Bewegungen in die Speiseröhre transportiert.	Beginn der Kohlenhydratverdauung: Amylase spaltet Polysacharide zu Disachariden, bei sehr langer Einwirkzeit auch zu Monosachariden. Speichel hat einen Spül- und Reinigungseffekt.	Amylase aus den Speicheldrüsen; weitere Bestandteile des Speichels: – anorganische Salze – Muzine – Proteine (inkl. Amylase) – Glukose – Cholesterol – Aminosäuren pH-Wert Speichel: 6,5–7,4
Ösophagus unwillkürlich innerviert durch VNS glatte Muskulatur	Transport des Bissens durch propulsive Peristaltik in den Magen	–	–
Magen unwillkürlich innerviert durch VNS glatte Muskulatur	Durchmischung des Speisebreies mit dem Magensekret (Pylorusmühle)	Denaturierung von Eiweißen, Desinfektion/Abtöten der meisten Bakterien, Umwandlung von Pepsinogen zu Pepsin (aktive Form), Beginn der Eiweißverdauung	Salzsäure, Pepsinogen Gastrinsekretion wird durch die Dehnung der Magenwand ausgelöst. Gastrin aktiviert die Salzsäure- und Pepsinogenausschüttung. Cholecystokinin und Sekretin werden ausgeschüttet. pH-Wert Magensekret: 1,77
Duodenum, Pankreas, Leber (Vater-Papille) unwillkürlich innerviert durch VNS glatte Muskulatur	Durchmischung von Speisebrei mit Galle und Pankreassekreten	Aufspaltung der Nahrung: – Polysacharide → Disacharide – Fette → Triglyzeride – Proteine → Polypeptide und Oligopeptide Bildung von Mizellen	Trypsin Chymotrypsin Amylase Lipase Gallensekret Cholecystokinin und Sekretin steuern die Verdauungssekrete pH-Wert Duodenalsekret: 8,0 Galle: 7,4–7,77

anatomische Strukturen und Innervation, Muskulatur in den Hohlorganen	makroskopische Verdauungsvorgänge, Resorptionsvorgänge	mikroskopische und biochemische Verdauungsvorgänge	beteiligte Enzyme, Hormone, Mikroorganismen und pH-Werte
Wand des Jejunums: Zotten und Saumzellen unwillkürlich innerviert durch VNS glatte Muskulatur	Resorption von Kohlenhydraten, Fetten und Aminosäuren fettlösliche Vitamine A, D, E, K Vitamin B_{12} gebunden an den Intrinsic-Faktor	endgültige Aufspaltung folgender Nährstoffe in den Saumzellen: Disacharide → Monosacharide Triglyzeride → Glyzerin und Fettsäuren Polypeptide und Oligopeptide → Aminosäuren	Keine neuen Sekrete, die zugemischten Sekrete wirken weiter, da sich der pH-Wert nicht verändert
Ileum unwillkürlich innerviert durch VNS glatte Muskulatur	Resorption von Kohlenhydraten, Fetten und Aminosäuren fettlösliche Vitamine A, D, E, K Vitamin B_{12} gebunden an den Intrinsic-Faktor	–	siehe Jejunum
unteres Ileum unwillkürlich innerviert durch VNS; glatte Muskulatur	Resorption von Wasser, wasserlöslichen Vitaminen C und B-Komplex und Ionen	–	–
Kolon unwillkürlich innerviert durch VNS; glatte Muskulatur	Pendelperistaltik Resorption von Wasser und dadurch Entstehen der festen Konsistenz des Stuhles	physiologische Darmflora mit den Funktionen Spaltung von Zellulose, Produktion von Vitamin K und Schutz vor fremden Mikroorganismen	Darmbakterien
Rektum unwillkürlich innerviert durch VNS; glatte Muskulatur	Speicherung des Stuhles und auslösen des Defäkationsreizes bei ausreichender Füllung des Rektums	–	–
Anus, innerer Sphinkter unwillkürlich innerviert durch VNS; glatte Muskulatur äußerer Sphinkter willkürlich innerviert durch ZNS; quer gestreifte Muskulatur des Beckenbodens	Defäkation: Die Dehnungsrezeptoren im Beckenboden lösen bei entsprechendem Füllungsstand den Reflex im Sakralmark aus. Wenn die Kontrolle über die Stuhlausscheidung erlernt wurde, bleibt der äußere Schließmuskel verschlossen, bis die Ausscheidung willentlich erfolgt.	–	pH-Wert des Stuhls: 6,2– 6,8

2.11 Veränderungen über die Lebensspanne

Neugeborene und Säuglinge	Die Ernährung erfolgt über Muttermilch bzw. adaptierte Säuglingsnahrung. Säuglinge müssen das Schlucken größerer Nahrungsmengen erst erlernen. Zur Übung werden im Mutterleib bereits kleine Mengen Fruchtwasser geschluckt. Kommt es zum Verschlucken, muss das Kind beim Husten unterstützt werden. Säuglinge und Kleinkinder können die Defäkation nicht willentlich steuern. Die Kontrolle der Ausscheidung wird meist bis zum 4. Lebensjahr erlernt.
Kleinkinder	Schrittweise Umstellung auf Mischkost, Kleinkinder bevorzugen milde Nahrungsmittel, da die Geschmacksrezeptoren noch sehr empfindsam sind.
Pubertierende	Ausgewogene Mischkost, der Energiegehalt ist der Größe und dem Alter anzupassen. Es bilden sich Vorlieben und Ernährungsüberzeugungen aus. Es können sich Essstörungen entwickeln.
Erwachsene	Der Energiebedarf sinkt, oft wird die Ernährung nicht angepasst, Überernährung kann die Folge sein, diese stellt einen Risikofaktor für viele Zivilisationskrankheiten dar. Mit zunehmendem Alter gewöhnen sich die Geschmacksrezeptoren an scharfe und bittere Speisen, die Essgewohnheiten und -vorlieben ändern sich.
Alte und Hochbetagte	Bei Frauen kommt es oft zu einem Kalziummangel, der durch besonders kalziumreiche Ernährung ausgeglichen werden muss, um einer Osteoporose vorzubeugen. Bei Nahrungsablehnung im Alter muss immer an eine nicht funktionstüchtige Zahnprothese gedacht werden. Im Alter nimmt die Sensibilität der Geschmacksrezeptoren ab, aus diesem Grund wird oftmals stärker gewürzt oder es wird geklagt, dass nichts mehr so wie früher schmeckt.

Wiederholungsfragen

1. Beschreiben Sie den enterohepatischen Kreislauf.
2. Nennen Sie die drei Engen der Speiseröhre.
3. Welcher pH-Wert liegt im Magen vor?
4. Nennen sie die Drüsen der Magenschleimhaut und geben Sie deren Funktion an.
5. Welcher Vorteil ergibt sich aus dem besonderen Aufbau der Dünndarmwand?
6. Nennen Sie die Abschnitte des Dickdarms.
7. Beschreiben Sie die Wirkung des Insulins.

2.12 Ausgewählte Erkrankungen

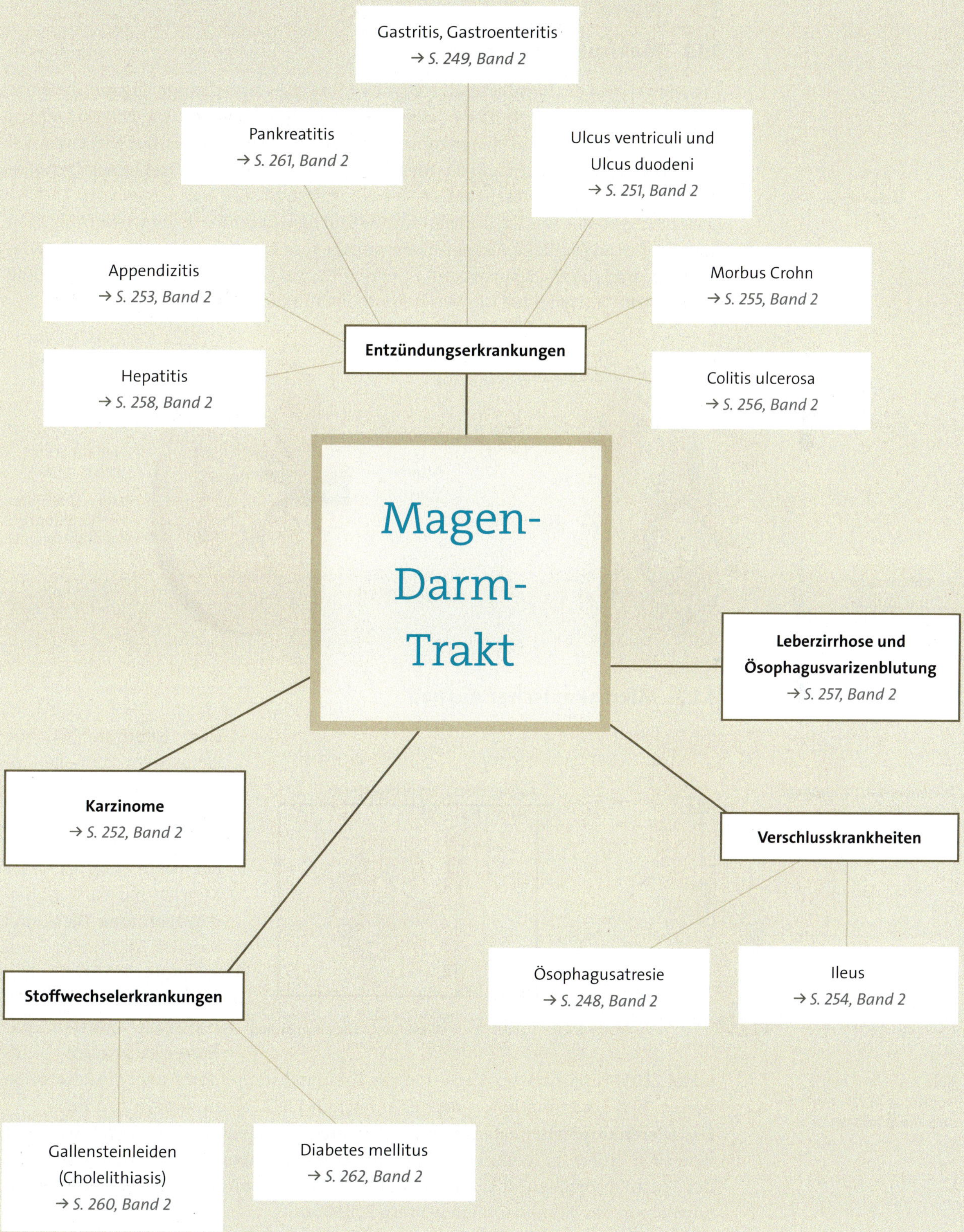

3 Harnsystem

3.1 Niere

3.1.1 Makroskopischer Aufbau

Die Nieren sind die harnbildenden Organe (Abb. 1). Es sind paarige Organe, die beim Gesunden eine braunrote Farbe haben und bohnenförmig sind. Die Nieren werden von der bindegewebigen Nierenkapsel umgeben. Am Nierenhilus/der Nierenwurzel tritt die Nierenarterie ein und die Nierenvene und der Harnleiter treten aus. Den Nieren liegen die ›Nebennieren‹ auf.

Nebennieren → S. 212

Das Nierengewebe wird in die Nierenrinde und das Nierenmark unterteilt (Abb. 1). In der **Nierenrinde** sind die Glomeruli als winzige rote Pünktchen zu erkennen. Im **Nierenmark** sind die Markpyramiden zu erkennen. Sie werden durch die geraden Teile der Nierentubuli gebildet. Die Markpyramiden münden in den Nierenkelchen.

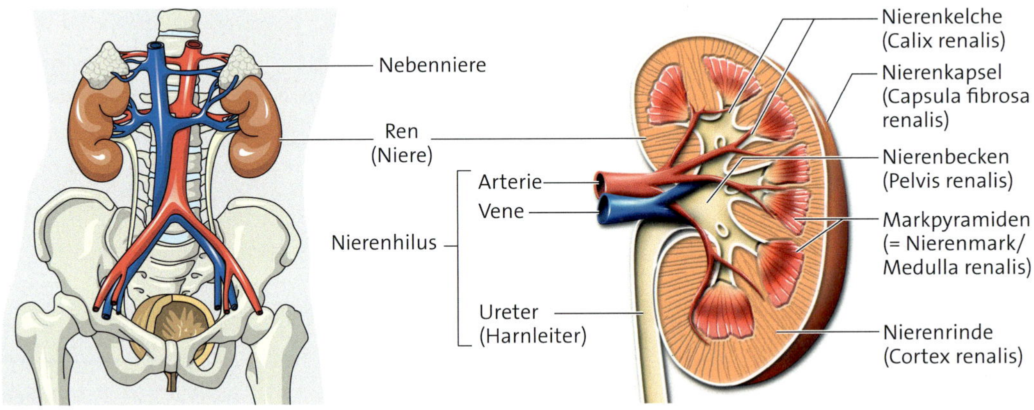

Abb. 1 Lage und innerer Aufbau der Nieren

3.1.2 Mikroskopischer Aufbau

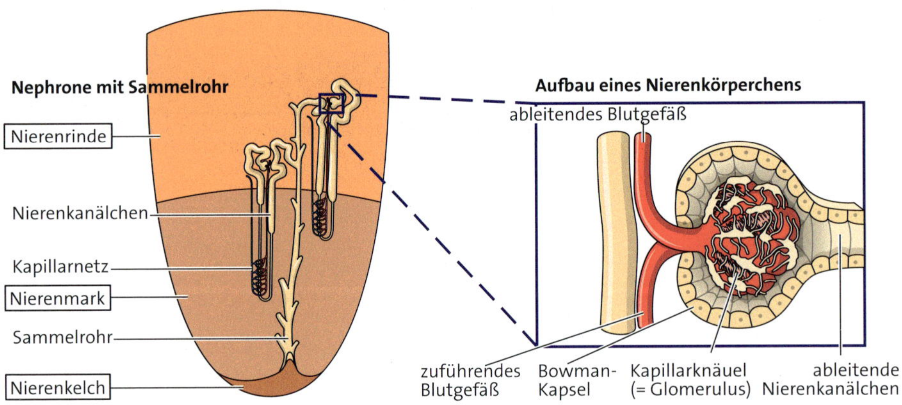

Abb. 2 Verlauf eines Nephrons in Nierenrinde und Nierenmark

Das **Nephron** ist die kleinste funktionelle Einheit der Nieren, es ist das eigentliche Filterorgan und Resorptionssystem der Niere (Abb. 2). Jeder Mensch hat ca. 2 Millionen Nephrone. Diese sind parallel geschaltet und arbeitete gleichzeitig. Das Nephron wird in zwei Bestandteile aufgeteilt: das Nierenkörperchen – es bildet 180 l Primärharn am Tag – und das Tubulussystem – dort findet die Resorption von ca. 99 % des Primärharns statt, es entstehen 1,5–2 l Sekundärharn am Tag.

Das **Nierenkörperchen** oder Malpighi-Körperchen besteht aus der Bowman-Kapsel, dem Glomerulus mit einem Gefäßpol und einem Harnpol und dem Kapselraum. Jedes Nierenkörperchen ist ca. 200 µm groß. Im Kapselraum sammelt sich der Primärharn, der in das Tubulussystem weitergeleitet wird.

Der **Nierentubulus** beginnt mit dem proximalen Tubulus, dieser besteht aus dem gewundenen Teil und dem kurzen geraden Teil. Darauf folgt die Henle-Schleife. Anschließend folgt der distale Tubulus. Das Verbindungsstück schließt sich dem distalen Tubulus an und mündet in das Sammelrohr. Die Sammelrohre einer Markpyramide münden in einen Nierenkelch. Von dort gelangt der Sekundärharn ins Nierenbecken und danach in den Harnleiter (Abb. 3).

Die Aufgaben der Niere

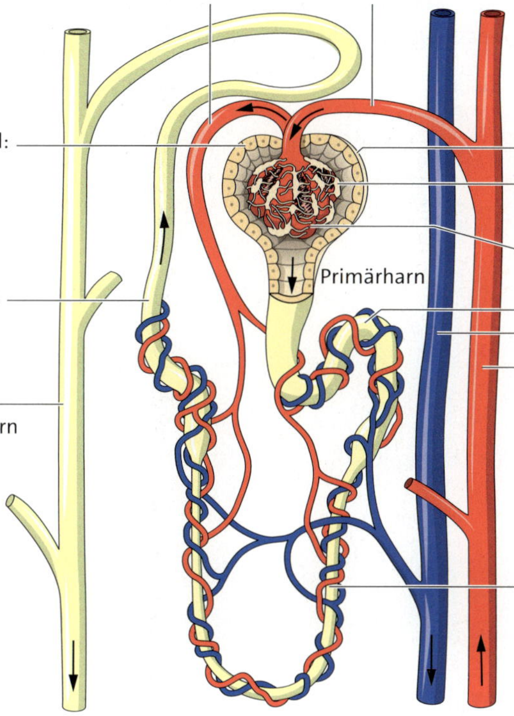

Abb. 3 Aufbau eines Nephrons

3.1.3 Harnproduktion

Pro Tag werden in den Nierenkörperchen insgesamt ca. 180 l **Primärharn** gebildet. In der **Filtration** werden aus dem Blut Wasser und kleine gelöste Stoffe filtriert (Tab. 1). Der so entstehende Primärharn hat die gleiche Ionenkonzentration, wie das Blut, er ist isoton. Im proximalen Tubulus werden dem Harn Wasser, Glukose und Salze, z.B. Natriumchlorid (NaCl, Kochsalz) entzogen. Danach wird ihm im absteigenden Teil der Henle-Schleife weiteres Wasser entzogen. Dieser Prozess wird als **Rückresorption** bezeichnet.

Stoff	im Blut	im Primärharn	im Endharn
Wasser	1000 l	180 l	1,5 l
Natrium	7500 g	1500 g	5,0 g
Harnstoff	250 g	50 g	30,0 g
Glukose	900 g	180 g	Spuren

Tab. 1 Stoffmengen, die während eines Tages von den Nieren gefiltert werden

Im aufsteigenden Teil der Henle-Schleife wird dem Harn Natriumchlorid entzogen. Außerdem wird dem Harn Harnstoff zugefügt, dieser Vorgang ist die **Sekretion**. Im sich anschließenden distalen Tubulus werden dem Harn Wasser, Hydrogenkarbonat und Natriumchlorid entzogen und Wasserstoffionen und Kaliumionen zugefügt. Der Harn ist danach hyperton, die Ionenkonzentration ist höher als die des Blutes.

ADH → S. 208

In den Sammelrohren wird unter Einfluss von ›ADH‹ dem Harn weiteres Wasser und Harnstoff entzogen. Die Sammelrohre transportieren den **Sekundärharn** zum Nierenkelch (Abb. 1). Von dort tropft der Sekundärharn in das Nierenbecken. Dieses gehört bereits zu den harnableitenden Organen. Das Nierenbecken sammelt ca. 3–10 ml Sekundärharn und leitet diesen an den Harnleiter weiter.

Die Menge des rückresorbierten Harns wird über das Hormon ADH reguliert. Bei zu geringer Trinkmenge oder Flüssigkeitsverlust steigert ADH die rückresorbierte Wassermenge, wodurch weniger Sekundärharn ausgeschieden wird, dieser ist stark konzentriert, da die Menge der ausgeschiedenen Salze relativ gleichbleibend ist.

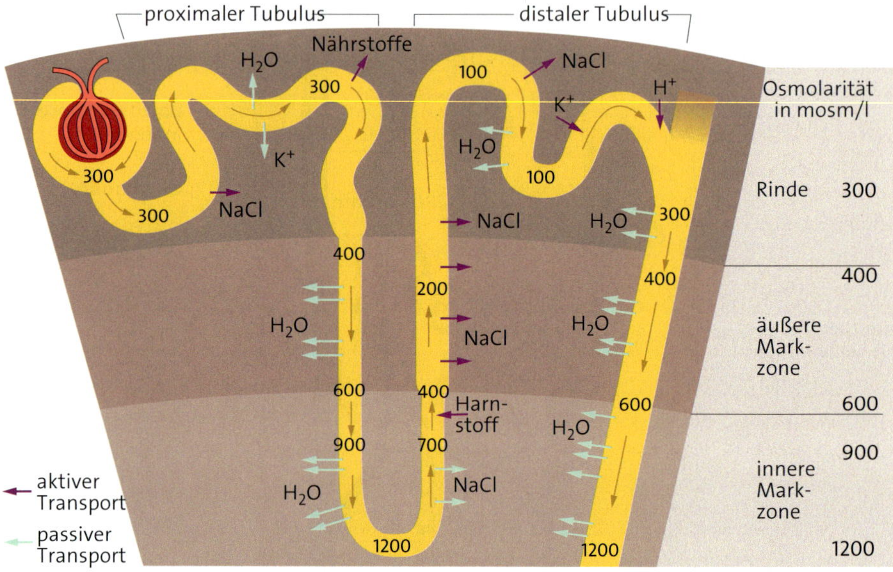

Abb. 1 Harnproduktion im Tubulussystem der Niere, die Konzentration in den einzelnen Abschnitten wird dabei als Osmolarität angegeben.

3.1.4 Weitere Nierenfunktionen

Die Uringewinnung dient neben der Regulation des Wasserhaushaltes auch anderen wichtigen Aufgaben. Einige hiervon sind:

- **Ausscheidung von Stoffwechselprodukten:** Über den Urin werden Stoffwechselprodukte ausgeschieden, die sich sonst anhäufen und den Körper schädigen würden (Abb. 2). Hierfür ist eine ausreichende Urinproduktion die Voraussetzung.
- **Ausscheidung körperfremder, schädlicher Substanzen:** Viele Gifte oder Medikamente werden über die Niere ausgeschieden, indem sie in den Primärharn filtriert und dann nicht rückresorbiert werden.

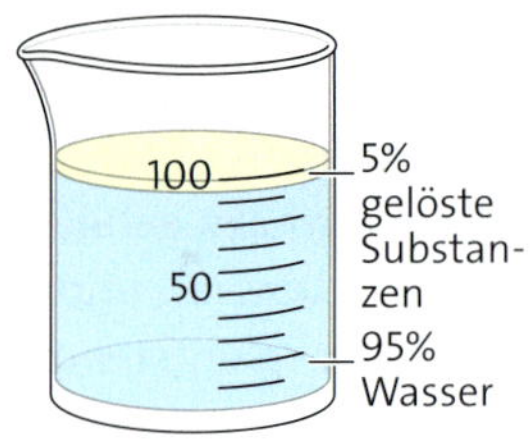

Abb. 2 Zusammensetzung des Urins, die gelösten Substanzen sind hauptsächlich Harnstoff, Natrium, Kalium, Kreatinin, Harnsäure

- **Regulation des Salzhaushaltes:** Natrium wird in den Primärharn filtriert, jedoch zum größten Teil wieder rückresorbiert. In Abhängigkeit vom Einfluss des Hormons Aldosteron schwankt die endgültige Natriumausscheidung im Urin erheblich. Hierdurch findet indirekt auch eine Regulation des Blutdrucks statt. Auch Kalium unterliegt einem ähnlichen Prozess.

- **Reninproduktion, Blutdruckregulation:** Nieren besitzen unterschiedliche Rezeptoren, die auf Körpersignale reagieren. Hierzu gehören Druckrezeptoren, die auf Abfall des Blutdrucks reagieren. In den Nieren wird daraufhin das Hormon Renin gebildet, das an der Entstehung von Angiotensin II beteiligt ist. Angiotensin II führt zu einer starken Kontraktion der Blutgefäße und damit zu einem Blutdruckanstieg. Gleichzeitig bewirkt es in der Nebennierenrinde die Freisetzung von Aldosteron. Aldosteron fördert in der Niere die Rückgewinnung von Natrium und Wasser, wodurch der Blutdruck ebenfalls ansteigt.
- **Vitamin D:** Die Nieren haben eine wichtige Funktion im ›Vitamin-D-Stoffwechsel‹.
- **Erythropoetin:** Nieren produzieren das Hormon Erythropoetin, das die Bildung roter Blutkörperchen im Knochenmark anregt (Abb. 3). Nierenschwäche geht daher häufig mit einer Anämie einher.

Vitamin-D-Stoffwechsel → S. 211

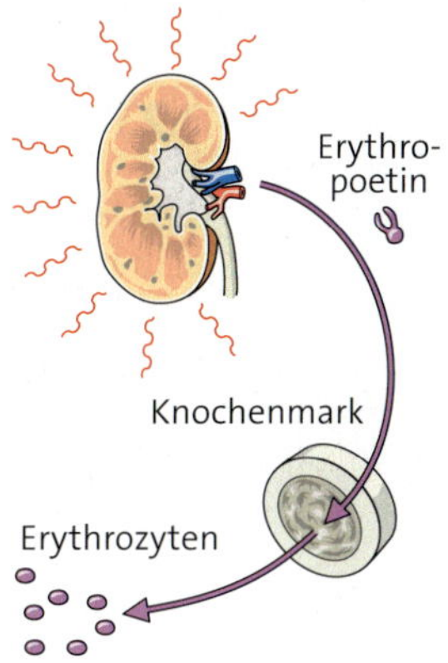

Abb. 3 Wenn die Niere einen Mangel an Erythrozyten wahrnimmt, schüttet sie das Hormon Erythropoetin aus, das die Bildung von Erythrozyten im Knochenmark anregt.

3.1.5 Durst und Flüssigkeitsaufnahme

Der Wassergehalt des Körpers alter Menschen beträgt ca. 50 %. Der Körper verliert ständig Flüssigkeit, z.B. durch den Urin, Schweiß und Feuchtigkeit in der Atemluft. Wenn mehr Flüssigkeit verloren geht als aufgenommen wird, kommt es zu einer Austrocknung des Körpers, die als Exsikkose bezeichnet wird.

> Wenn der Körper eines gesunden Menschen mehr als 0,5 % seines Wassergehaltes verliert, entsteht Durst.

Die höhere Konzentration fester Teilchen im Blut und der niedrigere Druck im Gefäßsystem aktiviert mehrere Rezeptoren, die einen Wassermangel an das Durstzentrum im Gehirn zurückmelden. Hierdurch wird über Einflüsse auf den ›Hypothalamus‹ vermehrt ›ADH‹ produziert und über die ›Hirnanhangsdrüse‹ ausgeschüttet. ADH fördert die Rückgewinnung von Wasser in der Niere und dient damit der Wassereinsparung. Gleichzeitig drosseln die Speicheldrüsen ihre Produktion, und es entsteht das Gefühl des „trockenen Mundes" als Bestandteil des Durstgefühls. Beide Faktoren (ADH und verminderte Speichelproduktion) sind für die Entstehung des Durstgefühls verantwortlich.

Hypothalamus → S. 208
ADH → S. 208
Hirnanhangsdrüse → S. 208

Wenn der Mensch trinkt, geht das Durstgefühl schnell zurück, auch wenn zu diesem Zeitpunkt noch ein Flüssigkeitsmangel besteht. Dieser Mechanismus dient dazu, eine übermäßige Wasserzufuhr zu verhindern, da zwischen Beendigung des Trinkens und abgeschlossener Flüssigkeitsresorption aus dem Darm mehrere Minuten vergehen. Bei einem großen Flüssigkeitsdefizit besteht jedoch die Gefahr, dass nicht genügend Wasser zum Ausgleich getrunken wird.

> Die Flüssigkeitsbilanz muss ausgeglichen sein, die tägliche Urinmenge entspricht der täglichen Trinkmenge.

3.2 Ableitende Harnwege

Zu den ableitenden Harnwegen zählen:
- Nierenbecken (Pelvis renalis) und Harnleiter (Ureter)
- Harnblase (Vesica urinaria)
- Harnröhre (Urethra).

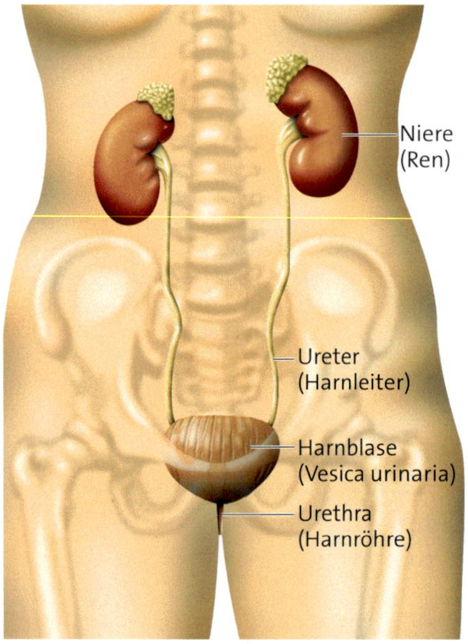

Abb. 1 Anatomie der ableitenden Harnwege bei der Frau

3.2.1 Nierenbecken und Harnleiter

Der Urin gelangt aus den Kelchsystemen in das **Nierenbecken**, das sich nach unten hin zum Harnleiter verengt (Abb. 1).
Der **Harnleiter** ist ca. 30 cm lang und zieht hinter dem Bauchfell nach unten, wo er in der Hinterwand der Harnblase mündet (Abb. 2). Die Muskelzellen in der Harnleiterwand unterstützen den Urinabfluss in Richtung Harnblase. An der Einmündung der Harnleiter in die Harnblase sorgen separate Muskelschichten dafür, dass bei gefüllter Harnblase kein Urin in die Harnleiter zurückfließen kann.

3.2.2 Harnblase

Die Harnblase ist ein Hohlorgan, das der Aufbewahrung und periodischen Entleerung von Urin dient [Abb. 2]. In der Regel füllt sich die Blase mit 50 ml Urin pro Stunde. Sie weitet sich bei zunehmender Füllung nach oben aus und kann dann über der Symphyse, die die Harnblase normalerweise verdeckt, getastet werden. Das Füllungsvolumen der Harnblase beträgt maximal 1500 ml, darüber hinaus kann beim Gesunden der Urin nicht mehr zurückgehalten werden. Normalerweise tritt jedoch bereits bei 250–500 ml Füllung ein Harndrang ein.

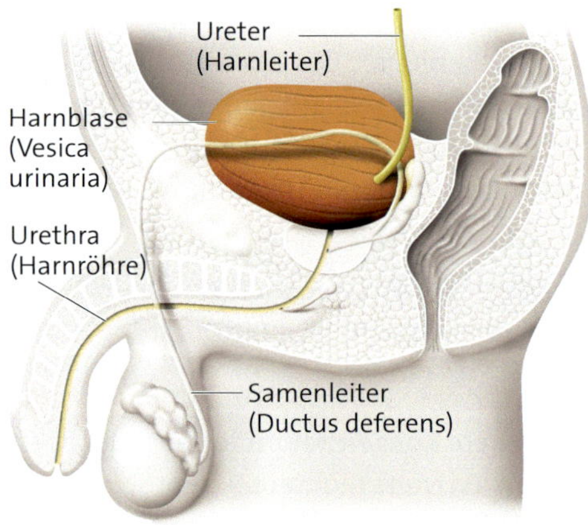

Abb. 2 Seitenansicht der Harnblase und Harnröhre beim Mann

Die Harnblase hat eine kräftige Muskelschicht, die durch Kontraktion den Vorgang des Wasserlassens (Miktion) unterstützt. Das Innere der Harnblase ist mit Schleimhaut ausgekleidet. Am unteren Pol der Harnblase liegt die Öffnung zur Harnröhre. Hier befindet sich die Verschlussmuskulatur, die für die Zurückhaltung des Urins verantwortlich ist. Der obere Ringmuskel öffnet sich reflektorisch, wenn sich die Harnblasenmuskulatur zusammenzieht. Der untere Ringmuskel kann willkürlich gesteuert werden.

3.2.3 Miktion

Der Ablauf der Blasenentleerung ist ein weitgehend unbewusster Prozess, der automatisch vor sich geht. Die automatischen Abläufe werden über den Hirnstamm und den Hypothalamus gesteuert. Die Großhirnrinde hat jedoch einen willentlichen Einfluss, indem sie sowohl die Urinentleerung bewusst zurückhalten kann als auch die Entleerung willkürlich verstärken kann. Im Rückenmark sitzen untergeordnete Steuerzentren, die bei Ausfall der oberen Steuerzentren (z. B. bei einer Querschnittslähmung) reflektorische Kontraktionen der Blasenmuskulatur hervorrufen und damit die Miktion in Gang bringen können (Abb. 3).

Die erste Miktion erfolgt meist unbemerkt unter der Geburt. Innerhalb der ersten 24 Lebensstunden eines Neugeborenen muss die Harnausscheidung eingesetzt haben.

Das Erlernen der Urinkontinenz ist, wie das Erlernen der ›Stuhlkontinenz‹, ein bewusster Prozess, der bei jedem Kind zu einem sehr individuellen Zeitpunkt stattfindet. Kinder lernen vom Vorbild und beginnen zu unterschiedlichen Zeitpunkten sich für die Toilette und für die Kontrolle ihrer Darm- und Blasenfunktion zu interessieren. Innerhalb der ersten 6 Lebensjahre gelten keine festen Zeitpunkte für einzelne Entwicklungsschritte.

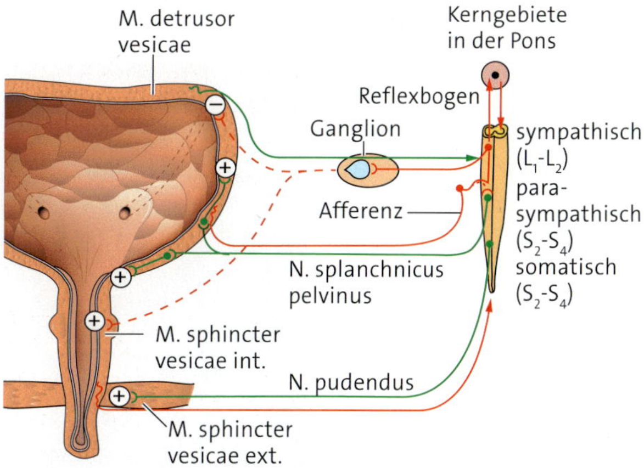

Abb. 3 Sympathische, parasympathische und somatosensorische Innervation der Harnblase und ihrer Sphinkteren

Stuhlkontinenz
→ *S. 185, Band 2*

3.2.4 Harnröhre

Die Harnröhre ist beim Mann ca. 20–25 cm lang und bei der Frau 2,5–4 cm. Sie verläuft beim Mann von der Harnblase durch die Vorsteherdrüse (Prostata), dann durch den Beckenboden und den Penis (Abb. 4). Für die Katheterisierung der männlichen Harnröhre ist von Bedeutung, dass sie unter dem Beckenboden in einem nahezu rechten Winkel nach vorne und bei Erreichen des Penis wieder nach unten zieht. Hierdurch ist die Katheterisierung des Mannes schwieriger als bei der Frau. Die Harnröhre der Frau mündet zwischen Scheide und Klitoris (Abb. 5). Weil die Harnröhre der Frau kürzer ist als beim Mann, erkranken Frauen häufiger an aufsteigenden Entzündungen der Harnorgane.

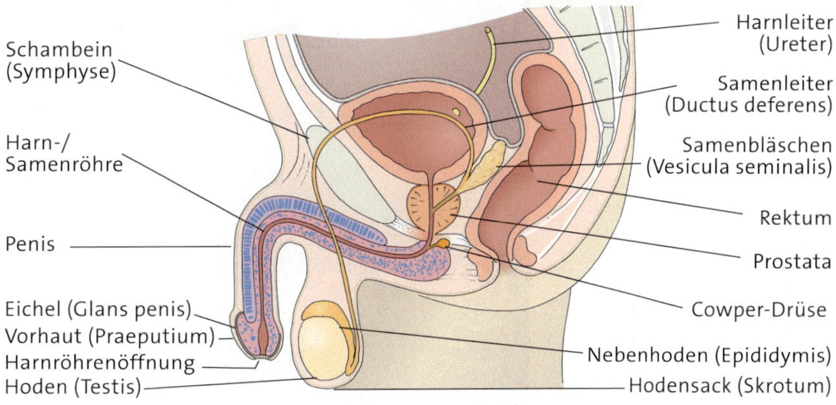

Abb. 4 Längsschnitt durch das männliche Becken mit den Harn- und Geschlechtsorganen

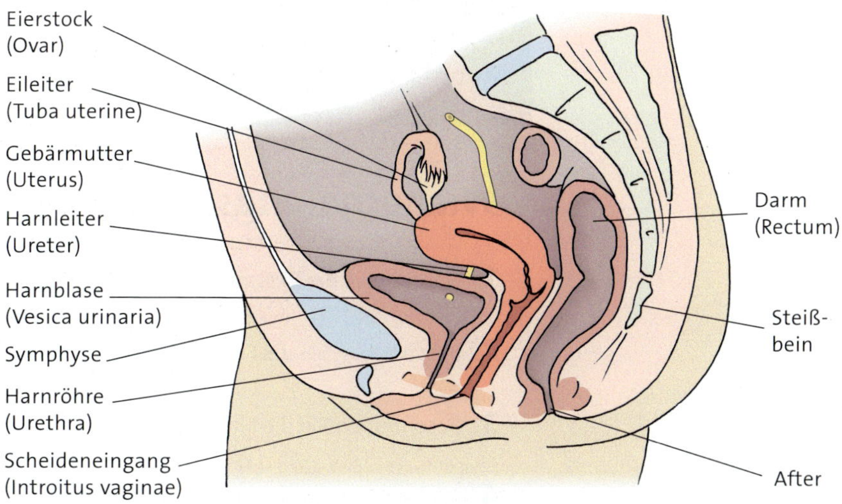

Abb. 5 Längsschnitt durch das weibliche Becken mit den Harn- und Geschlechtsorganen

3.3 Veränderungen über die Lebensspanne

Neugeborene und Säuglinge	Säuglinge und Kleinkinder sind aufgrund ihres geringen Blut- und Flüssigkeitsvolumens besonders empfindlich gegenüber Störungen des Wasser- und Elektrolythaushaltes. Eine Exsikkose zeigt sich bei Kindern bis zu einem Jahr zunächst an einer eingesunkenen großen Fontanelle und an der stehenden Bauchfalte. Unwillkürliche Miktion 12- bis 6-mal am Tag. Im Neugeborenenscreening zwischen dem 2. und 3. Lebenstag wird das Kind auf Hormon- und Stoffwechselerkrankungen getestet.
Kleinkinder	Kleinkinder können ihr Durstempfinden noch nicht eindeutig zuordnen. Erlernen der willkürlichen Ausscheidung zum individuellen Zeitpunkt. Wurde die Kontinenz nie erlernt, spricht man von primärer Inkontinenz. Besonders nachts ist die Kontinenz der Harnblase bei Kindern bis zum 5. Lebensjahr noch nicht sicher. Die Folge ist das nächtliche Einnässen. Auslöser können Stress und traumatische Erlebnisse sein.
Pubertierende	Vor der Pubertät sind Mädchen anfälliger für Infektionen der Scheide und der Harnwege.
Erwachsene	Da die Harnröhre der Frau relativ kurz ist, ist sie für Infektionen besonders anfällig. Verstärkt wird diese Anfälligkeit durch hormonelle Veränderungen in der Schwangerschaft und im Klimakterium. Stoffwechselerkrankungen wie Diabetes mellitus und nicht korrekte Intimhygiene sind ebenfalls Ursachen für einen Harnwegsinfekt.
Alte und Hochbetagte	Die Nierengröße nimmt im Alter ab. Die Funktion der Nierenkörperchen wird durch Verdickungen an der Gefäßwand der Nierenkörperchen beeinträchtigt, und die Zahl der Nephrone nimmt bis zu 30 % ab. Die Fähigkeit, Urin zu konzentrieren und wichtige Substanzen zurück zu resorbieren, nimmt ab. Dadurch sind alte Menschen stärker durch Austrocknung (Exsikkose) bedroht, was durch das eingeschränkte Durstempfinden noch verstärkt wird. Die Elastizität der Harnblasenmuskulatur und damit die Kapazität der Harnblase nehmen im Alter ab, dadurch steigt die Miktionsfrequenz, ältere Menschen gehen öfter auf Toilette. Es kommt häufiger zu Restharnbildung und damit steigt die Gefahr von Harnwegsinfekten.

Wiederholungsfragen

1. Nennen Sie die Bestandteile des Nephrons.
2. Beschreiben Sie die Funktion des Hormons ADH in Bezug zur Urinproduktion.
3. Beschreiben Sie die Harnproduktion.
4. Welche Organe zählen zu den harnableitenden Organen?

3.4 Ausgewählte Erkrankungen

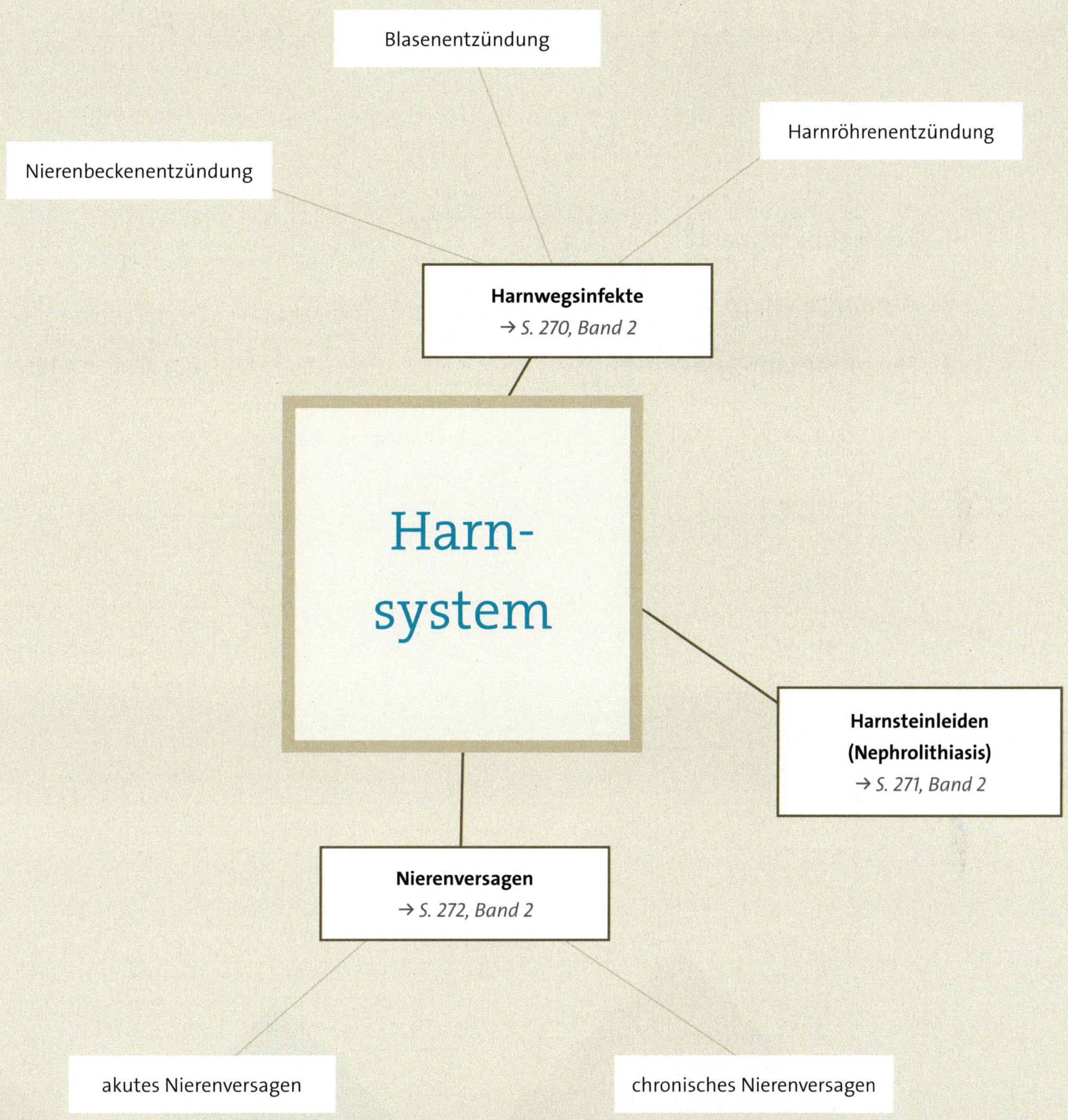

C Aktivität, Mobilität und Ruhe

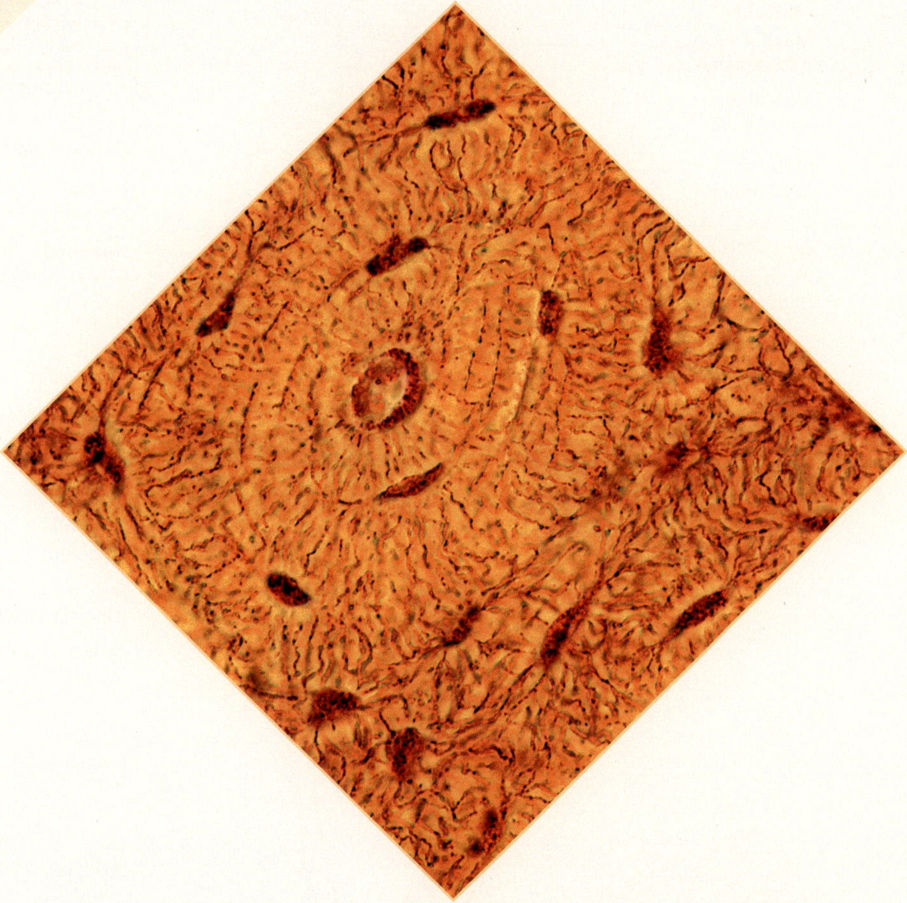

1 Bewegungsapparat

Der Bewegungsapparat des Menschen wird in das passive und in das aktive Bewegungssystem eingeteilt. Zum passiven Bewegungssystem gehören Knochen und Knochengewebe, Knorpelgewebe, Gelenke, Sehnen und Bänder. Das aktive Bewegungssystem wird durch die quergestreifte Muskulatur gebildet.

1.1 Passives Bewegungssystem

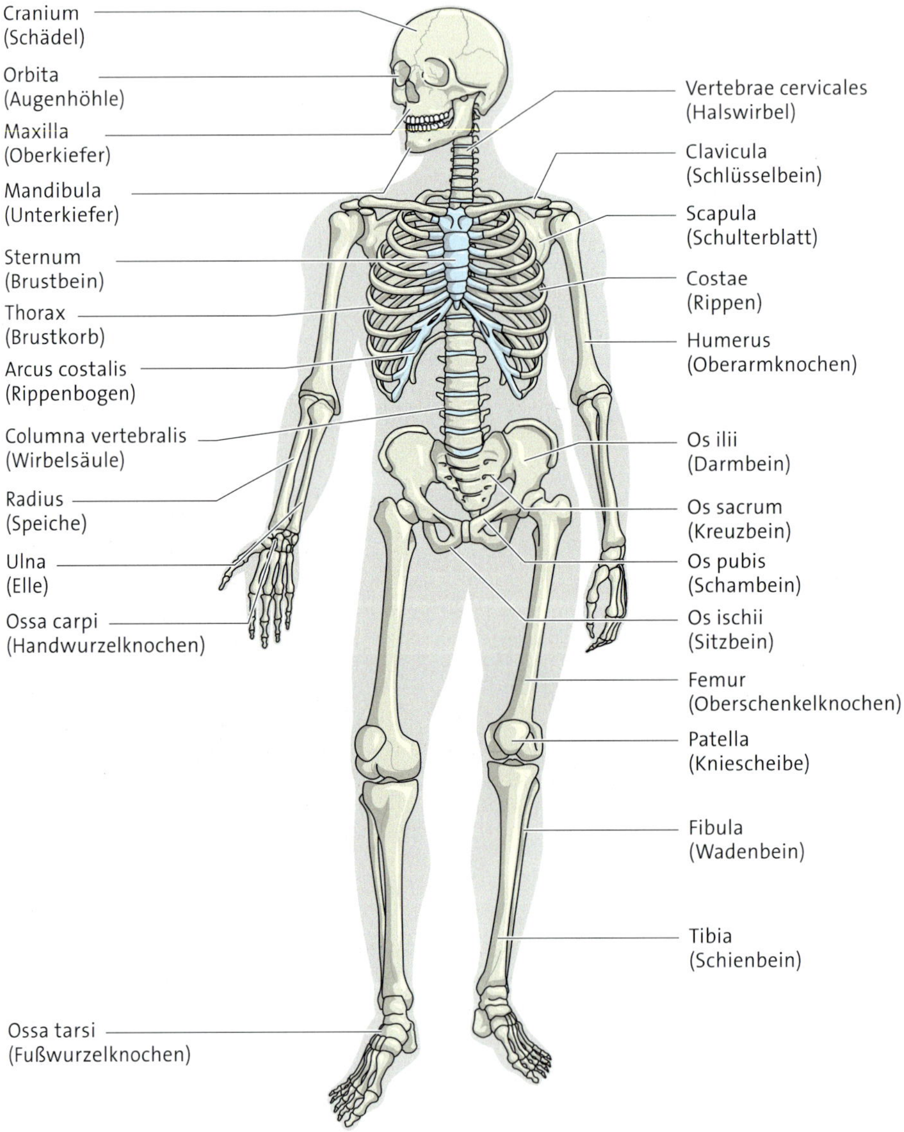

Abb. 1 Das menschliche Skelett

1.1.1 Skelett

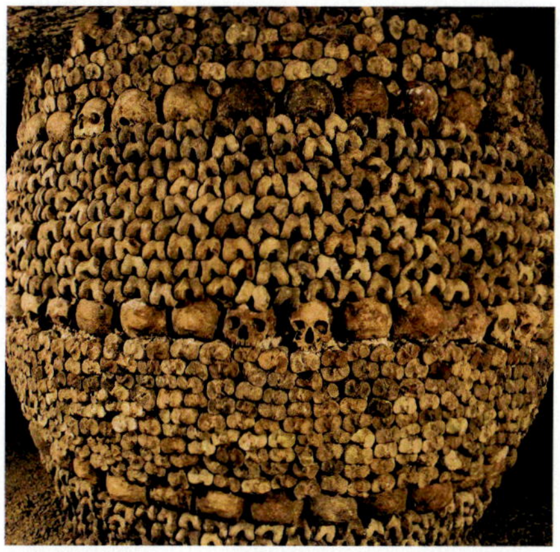

Abb. 2 Knochenhaus in den Katakomben von Paris

Das Skelett des Menschen gehört zum passiven Bewegungsapparat und gibt dem Körper Halt und Struktur. Es ist aus 208–214 einzelnen Knochen aufgebaut, die sich in ihrer Form und Größe stark voneinander unterscheiden (Abb. 1, Abb. 2). Die kleinsten Knochen befinden sich im Ohr, es sind die sogenannten Gehörknöchelchen. Der größte Knochen ist der Oberschenkelknochen (Femur). Die Formen reichen von langen Röhrenknochen bis zu den unregelmäßigen Knochen, darunter sind wahrscheinlich einige Schädelknochen am bizarrsten geformt, z.B. das Keilbein.

Um die Beweglichkeit des Menschen optimal zu gestalten, ist das Skelett in Leichtbauweise aufgebaut: Die Knochen sind hohl oder von netzartigen Trabekeln – kleinen Knochenbälkchen – durchzogen. Dadurch sind die Knochen leicht und gleichzeitig ausreichend stabil. Nur an den notwendigen Stellen ist der Knochen kompakt (S. 92, Abb. 2). Dies bedeutet, dass die Knochen an den Stellen, die einer hohen mechanischen Belastung ausgesetzt sind, verstärkt sind und mit einer kompakten Knochenschicht – der Kompakta – ausgestattet und damit schwerer sind.

Das Knochengewebe wird über das gesamte Leben lang kontinuierlich aufgebaut und wieder abgebaut. Der Aufbau wird durch die Osteoblasten und der Abbau durch die Osteoklasten umgesetzt. Ab dem 30. Lebensjahr überwiegt der Knochenabbau, ist dieser zu umfassend, spricht man von Osteoporose.

Das Skelett wird in die folgenden Abschnitte eigeteilt.

- Rumpfskelett mit der Wirbelsäule (Columna vertebralis), den 12 Rippenpaaren und dem Brustbein (Sternum), diese bilden zusammen den Brustkorb (Thorax)
- Schultergürtel mit den Schlüsselbeinen (Clavicula) und Schulterblättern (Scapula)
- obere Extremitäten mit Oberarmknochen (Humerus), Elle (Ulna) und Speiche (Radius) sowie den Handwurzel- und Mittelhandknochen und den Fingerknochen
- Beckengürtel mit den Hüftbeinen (Ossa coxa) und dem Kreuzbein (Os sacrum) der Wirbelsäule
- untere Extremität mit Oberschenkelknochen (Femur), Schienbein (Tibia), Wadenbein (Fibula), Fußwurzelknochen, Mittelfußknochen und Zehenknochen

Die einzelnen Knochen des Skeletts sind durch Gelenke beweglich miteinander verbunden.

Knochengewebe

Knochengewebe gehört zum ›Binde- und Stützgewebe‹. Es besteht aus ›Osteozyten‹ (inaktiven Knochenzellen), Osteoblasten (Knochen aufbauende Zellen) und Osteoklasten (Knochen abbauende Zellen). Zwischen den Osteozyten befindet sich die Interzellularsubstanz, die beim Knochengewebe zu 65 % aus anorganischen Bestandteilen (Mineralien, z.B. Kalziumsulfat, Kalziumkarbonat und Magnesiumphosphat) besteht.

Binde- und Stützgewebe → S. 25

Osteozyt
Knochenzelle
Os, lat. = Knochen
Zytos, griech. = Zelle

Osteoklasten bauen Knochengewebe enzymatisch ab, d.h., das Gewebe wird durch Enzyme aufgelöst. Osteoblasten bauen Knochengewebe auf; sie bilden Kollagenfasern, die sich schichtweise um die Zelle herum anlagern.

> Mit dieser Eselsbrücke lassen sich die Zellfunktionen des Knochens gut einprägen: Osteoblasten bauen Knochen auf, Osteoklasten klauen Knochen.

Knochengewebe ist sehr gut mit Druck (durch die eingelagerten Mineralien) und Zug (durch die eingelagerten Kollagenfasern) belastbar. Es ist allerdings kaum elastisch und nur wenig biegbar. Deshalb brechen Knochen bei falscher Belastung. Im Alter werden sie immer spröder und brechen dann schneller. Das Skelettsystem des Erwachsenen besteht fast ausschließlich aus Lamellenknochen, der Geflechtknochen des Embryos wird bis zum 5. Lebensjahr fast vollständig in Lamellenknochen umgewandelt. Eine Ausnahme bilden das Felsenbein am Schädel und die Schädelnähte, die auch beim Erwachsenen noch als Geflechtknochen bestehen.

Der **Lamellenknochen** besteht aus aufeinander gelagerten Schichten von Knochengewebe, den Lamellen (Abb. 1). Außen sind die Lamellen sehr dicht gepackt und geben somit eine große Stabilität, dieser Bereich heißt Kompakta, im Inneren des Knochens sind die Lamellen in Form von kleinen Balken, den Trabekeln, netzartig angeordnet; dieser Bereich heißt ›Spongiosa‹. Die Trabekel verstärken sich an den Stellen, an denen der Knochen belastet wird, und werden an nicht belasteten Stellen abgebaut. Wäre das gesamte Skelett aus kompakten und stabilen Knochen, könnte sich kein Mensch mehr bewegen, da die Knochenmasse zu groß wäre. Ähnlich wie im Flugzeugbau sind nur die tragenden Teile kompakt, an den anderen Stellen sind Hohlräume eingebaut (Abb. 2).

Spongiosa
Schwammartiges Gewebe
Spongia, lat. = Schwamm

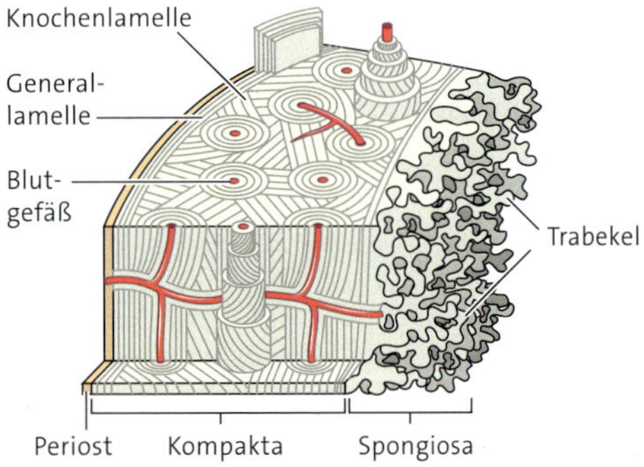

Abb. 1 Lamellenknochen

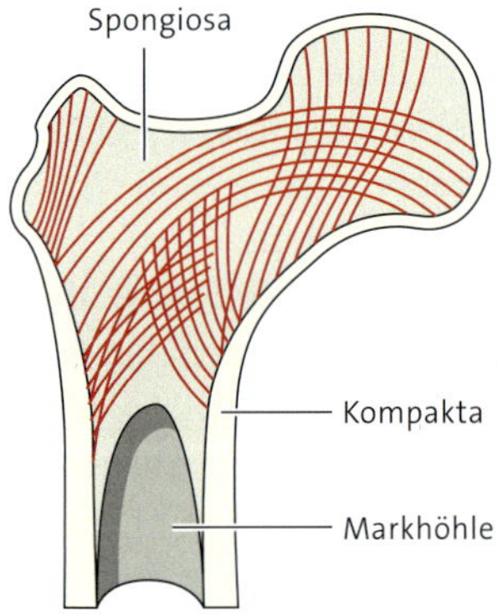

Abb. 2 Leichtbauweise des Knochens

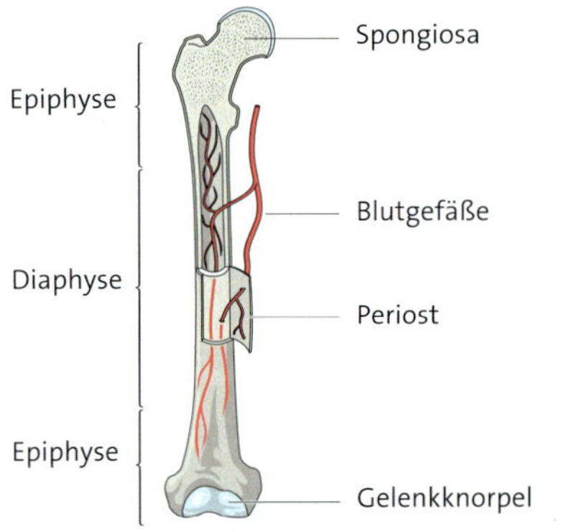

Abb. 3 Aufbau eines Röhrenknochens

Der gesamte Knochen wird von der Knochenhaut, dem Periost, umgeben. Im Periost befinden sich Blutgefäße und Nervenfasern, die Blutgefäße führen in den Knochen hinein, die Nervenfasern enden im Periost. Wenn ein Mensch sich am Schienbein stößt, schmerzt also nicht der gesamte Knochen, sondern „nur“ das Periost. Innerhalb der großen Röhrenknochen (Abb. 3) befindet sich die Markhöhle mit dem Knochenmark (Ort der ›Blutbildung‹). Der Röhrenknochen wird in drei Abschnitte eingeteilt:

Blutbildung → S. 196

- Epiphyse (Endstück)
- Diaphyse (Zwischenstück)
- Epiphysenfuge (Bereich des Längenwachstums, bei Frauen bis zum 18. Lebensjahr, bei Männern bis 21. Lebensjahr), die Epiphysenfuge wird auch Metaphyse genannt

Nach ihrer **Form** können Knochen in lange und kurze Knochen, platte Knochen, unregelmäßige Knochen und pneumatische (lufthaltige) Knochen eingeteilt werden (Tab. 1). Die langen Knochen sind Röhrenknochen, da sie eine Markhöhle mit Knochenmark enthalten, sie sind also eine Röhre.

Platte Knochen

z. B. Scheitelbein (Os parietale)

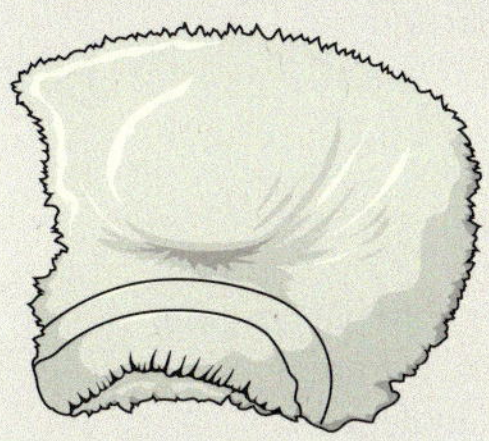

Pneumatische Knochen

z. B. Stirnbein (Os frontale)

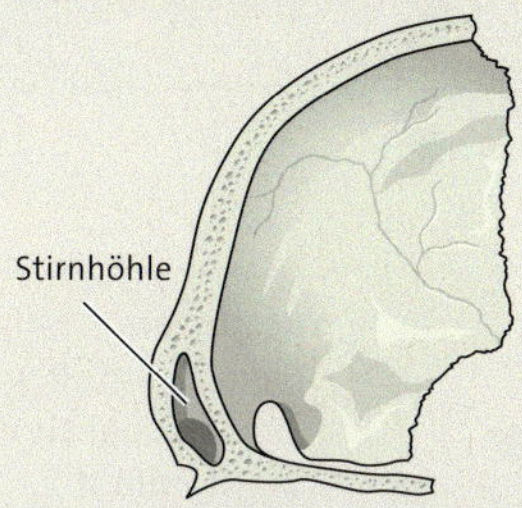

Unregelmäßige Knochen

z. B. Keilbein (Os sphenoidale)

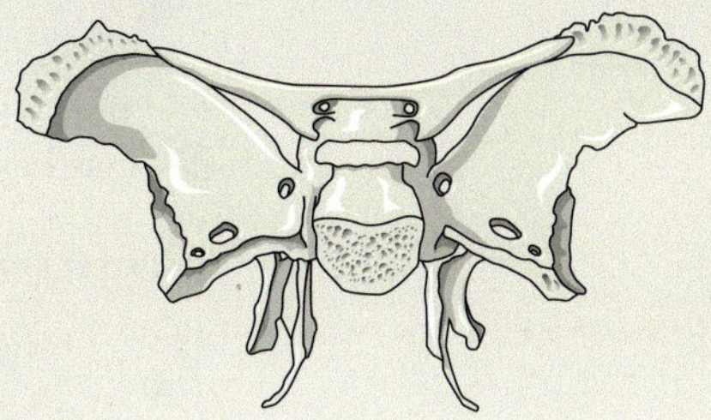

Lange Knochen/ Röhrenknochen

z. B. Oberschenkelknochen (Femur)

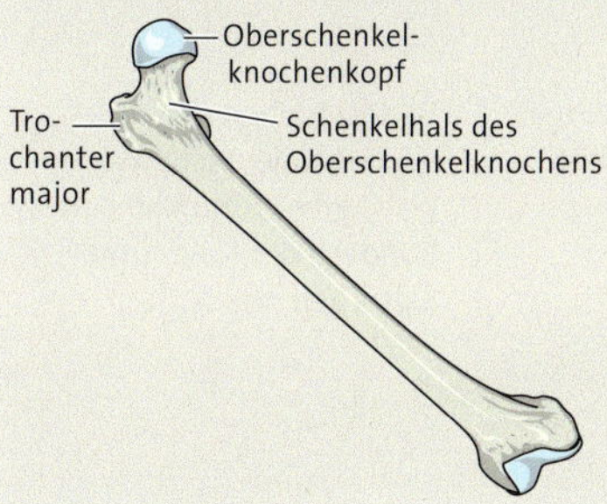

Kurze Knochen

z. B. Sprungbein (Talus)

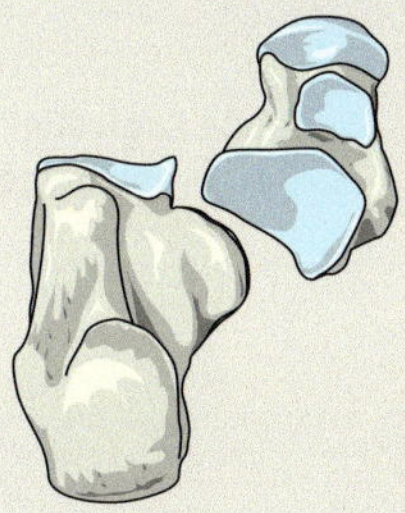

Tab. 1 Knochenformen

Knorpelgewebe

Knorpelgewebe ist ein gefäß- und nervenfreies Gewebe mit einer hohen Elastizität. Es gehört ebenfalls zum Binde- und Stützgewebe. Die Knorpelzellen heißen Chondrozyten. Diese entstehen aus den Vorläuferzellen, den Chondroblasten. Chondroklasten bauen Knorpelgewebe ab, dieses wird dann durch Knochengewebe ersetzt. Dieser Vorgang wird als Ossifikation bezeichnet und findet bei der Umwandlung von Knorpelgewebe zu Knochengewebe in der Schwangerschaft und im Kindesalter, beim Längenwachstum der Röhrenknochen an der Epiphysenfuge und bei der sekundären Frakturheilung statt.

Der Knorpel wird von der Knorpelhaut (Perichondrium) umgeben, diese Haut enthält Nerven und Blutgefäße. Der Knorpel selbst wird durch ›Diffusion‹ ernährt und kann vom Perichondrium neu gebildet werden. Eine Ausnahme stellt der Gelenkknorpel dar. Er besitzt keine Knorpelhaut und gilt daher als nicht erneuerbar. Aktuelle Forschungen haben aber gezeigt, dass auch dieser Knorpel sich unter bestimmten Umständen neu bilden kann. Ernährt wird der Gelenkknorpel ebenfalls durch Diffusion aus seiner Umgebung. durch die ›Synovia‹ (Gelenkschmiere).

Die einzelnen Knorpelarten unterscheiden sich in ihren Eigenschaften und in ihrem Vorkommen. Je nach Anforderungen kommen an den verschiedenen Orten im Organismus unterschiedliche Knorpelarten vor.

Diffusion
Physikalisches Transportprinzip, das auf dem Konzentrationsgefälle von Stoffen beruht. Stoffe breiten sich allmählich und ohne Energiezufuhr aus.

Synovia → *S. 95*

Es gibt drei verschiedene Knorpelarten (Tab. 1).

Knorpelart	Eigenschaften	Vorkommen
Hyaliner Knorpel 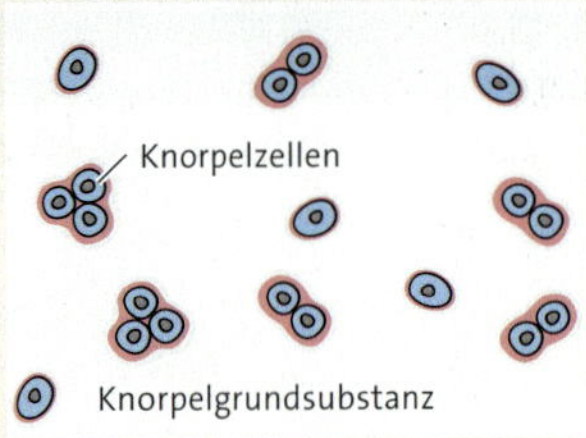	hohe Druckfestigkeit, geringere Zugfestigkeit, im Alter nimmt die Druckfestigkeit ab, da weniger Wasser im Knorpel eingelagert wird	Nase, Schildknorpel am Kehlkopf, Spangen der Luftröhre und die Hauptbronchien, Rippenansatz, Gelenkoberflächen
Elastischer Knorpel 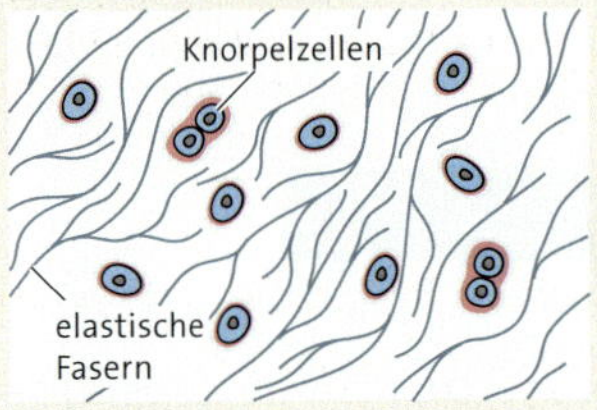	besonders elastisch, große Biegefähigkeit, geringere Druckfestigkeit und geringe Zugstabilität	äußerer Gehörgang, Ohrtrompete, Ohrmuschel, Kehldeckel
Faserknorpel 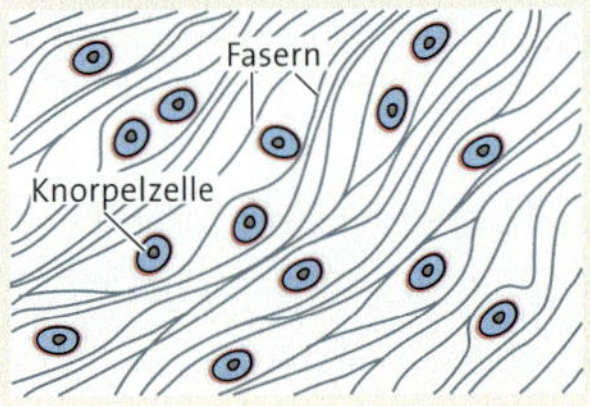	große Zugfestigkeit, geringe Druck- und Biegefestigkeit	Bandscheiben der Wirbelsäule, Symphyse (Schambeinfuge), in den Bändern der Knie- und Kiefergelenke

Tab. 1 Eigenschaften und Vorkommen verschiedener Knorpelarten

1.1.2 Hilfsapparat des passiven Bewegungssystems

Zum Hilfsapparat des passiven Bewegungssystems gehören Sehnen und Bänder.

Sehnen

Sehnen (Tendo) sind Verbindungen zwischen Knochen und Muskeln, sie übertragen die Kraft des Muskels auf den Knochen. Sehnen bestehen aus parallel liegenden kollagenen Fasern. Eine besondere Form der Sehnen stellen die Aponeurosen dar. Sie sind flächenhafte Sehnen, z.B. auf den Bauchmuskeln.

Bänder

Bänder (Ligamenta) verbinden Knochen miteinander, befestigen Organe oder haben als Reste aus der Embryonalzeit keine Funktion mehr. Sie bestehen ebenfalls aus parallelen kollagenen Fasern. So wird z.B. das Kniegelenk durch die Kreuzbänder gestützt, die Gebärmutter ist durch das Mutterband im Unterbauch befestigt und das sogenannte Leberband ist aus der Nabelvene während des Embryonalstadiums des Menschen entstanden.

1.1.3 Gelenke

Gelenke sind die beweglichen Verbindungen zwischen zwei oder mehreren Knochen. Allerdings ist die Beweglichkeit nicht in allen Gelenken gleich.

Synarthrosen
Es gibt Synarthrosen, bei denen ist der Gelenkspalt mit Knorpel oder Knochengewebe aufgefüllt, sie werden auch als Fugen oder Haften bezeichnet. Die durch Synarthrose miteinander verbundenen Knochen sind kaum noch beweglich. Dazu gehören die Schädelnähte, die Verbindung zwischen dem Becken und dem Kreuzbein, die Verbindung der Wirbelkörper durch die Bandscheiben und die Symphyse (Abb. 1). Unter bestimmten Umständen können die Synarthrosen dennoch eine gewisse Beweglichkeit haben. So sind beim Fötus zur Geburt die Schädelnähte noch nicht verknöchert, dadurch sind die Schädelknochen leicht verschieblich zueinander und der Kopf des Kindes kann den Geburtskanal besser passieren. Während der Schwangerschaft lockert sich die Symphyse, um dem Becken zur Geburt die notwendige Flexibilität zu geben.

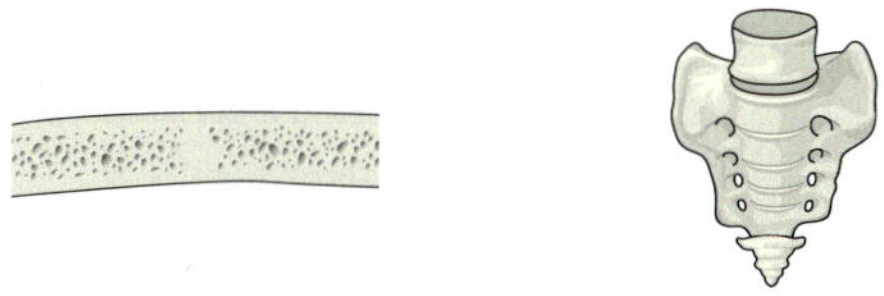

Verbindung von zwei Skelettteilen durch **Knochen** (z.B. Os sacrum, Os coccygis)

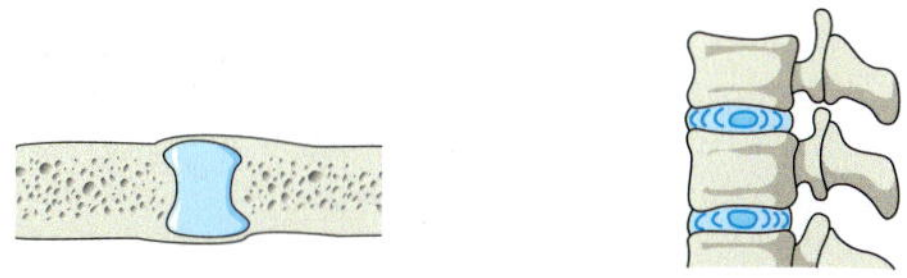

Verbindung von zwei Skelettteilen durch **Knorpel** = Knorpelfuge (z.B. Bandscheibe, Symphyse)

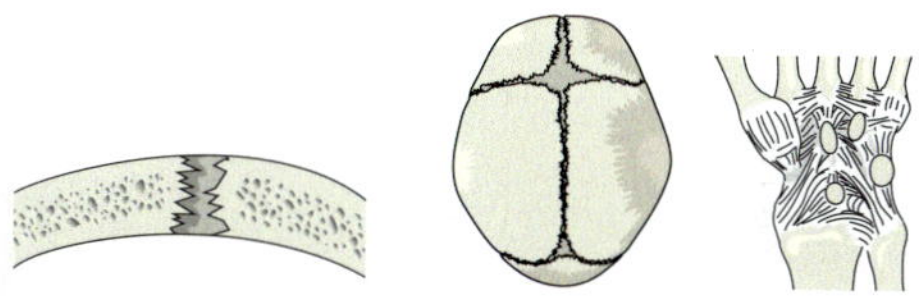

Verbindung von zwei Skelettteilen durch **Bindegewebe** (z.B. Schädelnähte, Hand- und Fußwurzelknochen)

Abb. 1 Synarthrosen

Amphiarthrosen und Diarthrosen
Amphiarthrosen sind straffe Gelenke, diese sind wie echte Gelenke aufgebaut und haben einen Gelenkspalt. Aber sie sind in ihrer Beweglichkeit durch die Umgebungsmuskulatur und Bänder stark eingeschränkt. Zu den straffen Gelenken gehört das Iliosakralgelenk.

Als echte Gelenke werden die **Diarthrosen** bezeichnet. Diese sind durch folgende Baumerkmale gekennzeichnet (Abb. 2):
- Gelenkspalt mit Synovia/Gelenkschmiere
- Gelenkkapsel
- Gelenkflächen mit hyalinem Knorpel
- konvexer Gelenkkopf
- konkave Gelenkpfanne

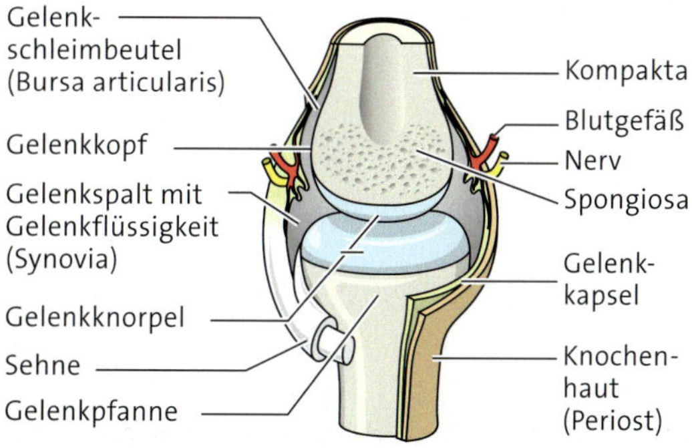

Abb. 2 Aufbau einer Diarthrose

Zusätzlich sind in vielen Gelenken Bänder enthalten und manche Gelenke enthalten Sesambeine zur besseren Kraftverteilung, ein Beispiel hierfür ist die Kniescheibe (Patella). Weiterhin gibt es sogenannte Gelenkkörper, den Discus, dieser dient dazu Stöße abzufedern – z.B. die Menisken im Kniegelenk.
Die Synovia dient der Ernährung des Gelenkknorpels, da dieser nicht durch Nerven und Blutgefäße versorgt wird. Der Stoffwechsel des Knorpels ist sehr langsam, dadurch heilen Knorpelverletzungen auch nur sehr langsam.

Echte Gelenke lassen sich nach den Bewegungsachsen einteilen (Tab. 1).

Gelenkart und Beispiele		Beschreibung
Dreiachsige Gelenke		
Kugelgelenk: z. B. Schultergelenk	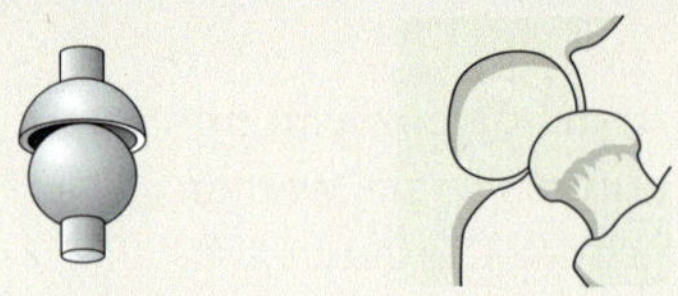	Bewegungen sind in allen drei Achsen im Raum möglich, z. B. Armkreisen. Der Gelenkkopf ist kuglig und liegt in der schalenförmigen Gelenkpfanne.
Nussgelenk: z. B. Hüftgelenk	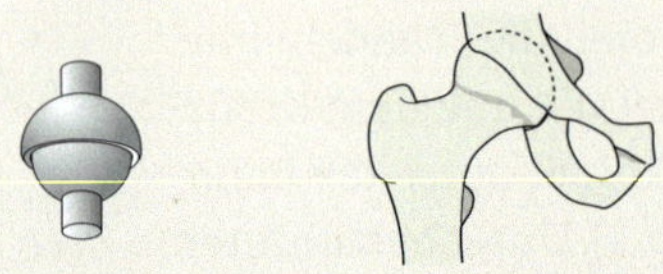	Der Gelenkkopf ist zu mehr als 50 % von der Gelenkpfanne umschlossen, dadurch wird der Bewegungsradius eingeschränkt.
Zweiachsige Gelenke		
Eigelenk: z. B. Handgelenk	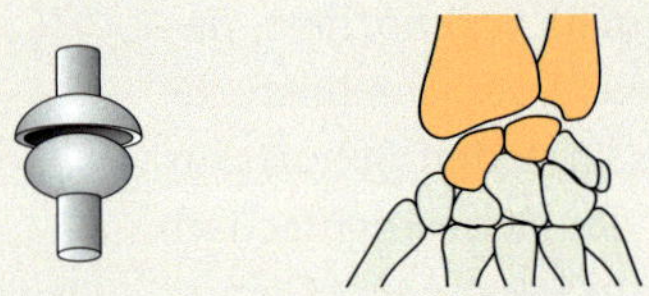	Kopf und Pfanne sind eiförmig, dadurch ist eine Kreisbewegung nicht möglich, dass man dennoch mit der Hand kreisen kann, liegt daran, dass die Bewegung zusätzlich zwischen Elle und Speiche stattfindet.
Sattelgelenk: z. B. Daumengrundgelenk	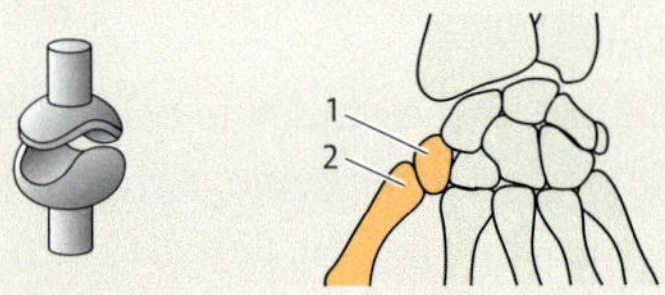	Kopf und Pfanne liegen wie zwei Sättel aufeinander, dadurch ist das Greifen mit dem Daumen möglich.
Einachsige Gelenke		
Scharniergelenk: z. B. zwischen Humerus und Ulna, Fingergelenk	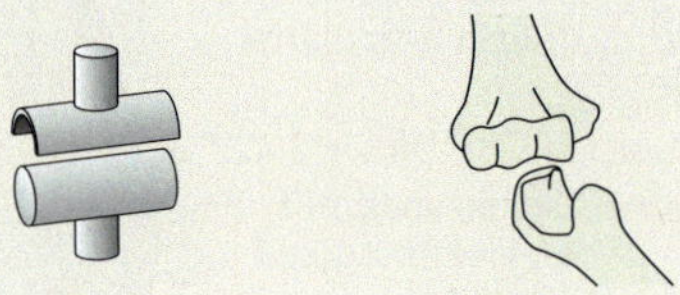	Bewegung ist nur in einer Achse bzw. Richtung möglich, z. B. das Beugen des Unterarmes oder der Finger.
Rad- oder Zapfengelenk: Gelenk zwischen Ulna und Radius am Ellenbogen	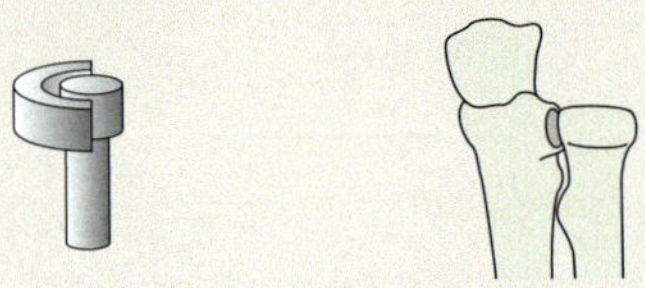	Es ist ebenfalls nur die Bewegung in einer Richtung möglich, der Zapfen dreht sich im Rad oder das Rad dreht sich um den Zapfen.

Tab. 1 Gelenkarten

Diese klassische Einteilung nach den Achsen erscheint recht schematisch. In der Praxis ist es häufig so, dass Bewegungen ein Zusammenspiel mehrerer Gelenke sind. So ist das Kreisen der Hand eine Bewegung im Handgelenk und im Gelenk zwischen Elle und Speiche. Auch das Kreisen des Fußes findet in mehreren Gelenken statt.

Gelenke können auch nach der Anzahl der beteiligten Knochen eingeteilt werden:

- einfache Gelenke: Es sind zwei Knochen an der Bewegung beteiligt.
- zusammengesetzte Gelenke: Mehrere Knochen bilden das Gelenk, welches von einer gemeinsamen Gelenkkapsel umgeben ist, z. B. das Ellenbogengelenk oder das obere Sprunggelenk.

1.2 Aktives Bewegungssystem

1.2.1 Skelettmuskulatur

Das aktive Bewegungssystem wird von der quergestreiften Muskulatur, auch Skelettmuskulatur genannt, gebildet. Diese ist willkürlich beeinflussbar, d. h., der Mensch kann bewusst einen Muskel kontrahieren und somit z. B. einen Arm heben.
Die quergestreifte Muskulatur wird so genannt, da sie im Gegensatz zur ›glatten Muskulatur‹ und zur ›Herzmuskulatur‹ unter dem Mikroskop gestreift erscheint. Ein Skelettmuskel besteht aus mehreren Muskelfaserbündeln. Diese sind wiederum aus Muskelfasern mit randständigen Zellkernen aufgebaut, wobei eine Muskelfaser mehrere Zellkerne enthält und aus einzelnen Myofibrillen aufgebaut ist (Abb. 1).
Eine Myofibrille besteht aus verschiedenen Eiweißen, die sich bei der Muskelkontraktion gegeneinander verschieben. Diese Eiweiße werden auch Filamente genannt, sie heißen Aktin und Myosin. Das Aktin ist an der Z-Scheibe in der Fibrille befestigt, zwischen zwei Aktinfilamenten befindet sich ein Myosinfilament. Der Bereich zwischen zwei Z-Scheiben heißt Sarkomer. Myosinfilamente haben sogenannte Myosinköpfchen, die rings um das Myosin angelagert sind.

glatte Muskulatur → S. 27
Herzmuskulatur → S. 27

Muskelkontraktion

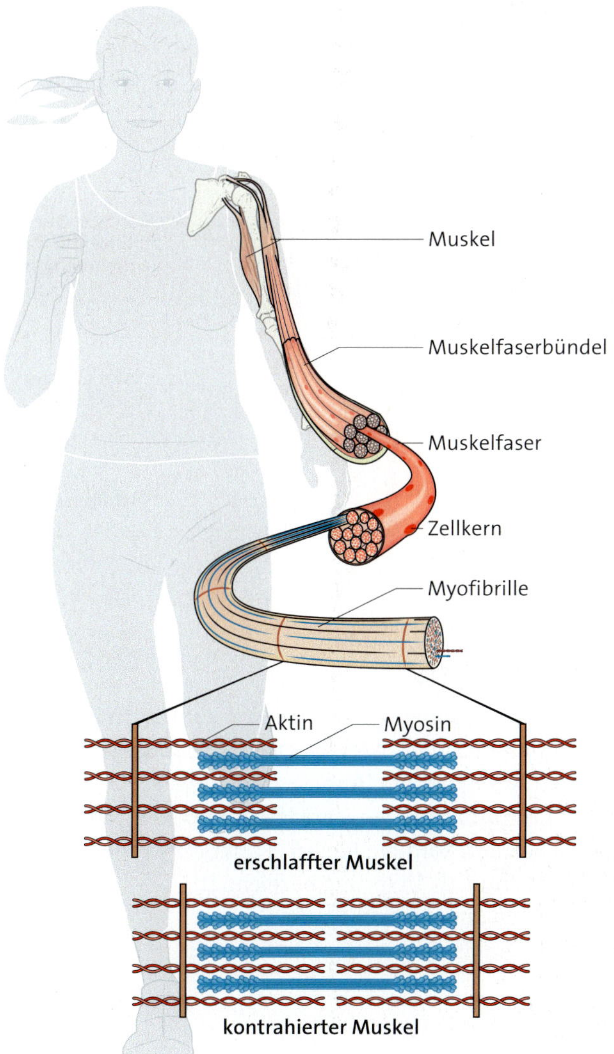

Abb. 1 Aufbau der Skelettmuskulatur

1.2.2 Muskeln des Menschen

Der Körper des Menschen ist von einem komplexen System großer und kleiner Muskeln durchzogen (Abb. 1).

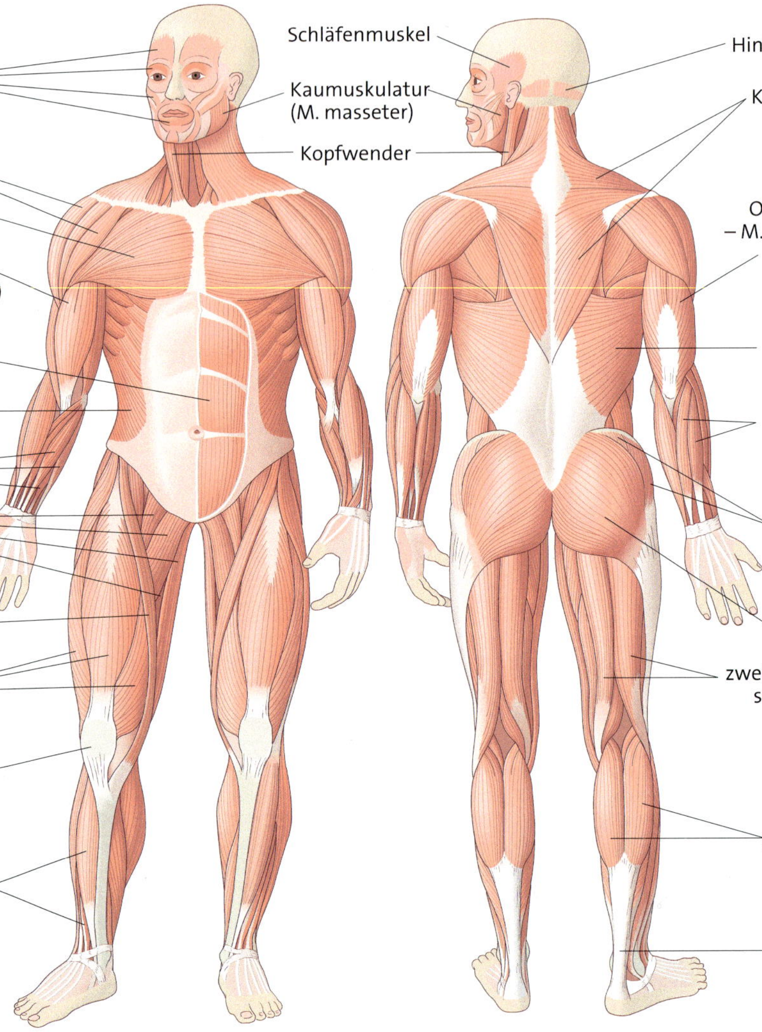

Abb. 1 Die Muskeln des Menschen

1.2.3 Zusammenarbeit von Muskeln

Muskeln, die in einer Muskelgruppe zusammengefasst werden können und eine gemeinsame Bewegung ausführen, heißen Synergisten. Muskeln, die entgegengesetzte Bewegungen ermöglichen, heißen Antagonisten (Abb. 2).
Muskeln haben mindestens zwei Fixpunkte an verschiedenen Knochen, damit diese Knochen gegeneinander bewegt werden können. Je nach Funktion werden ihre Befestigungen am Knochen als Ansatz und als Ursprung bezeichnet:

- Ursprung: weniger beweglicher Teil des Muskels
- Ansatz: der Teil des Muskels, an dem die Bewegung letztlich erfolgt

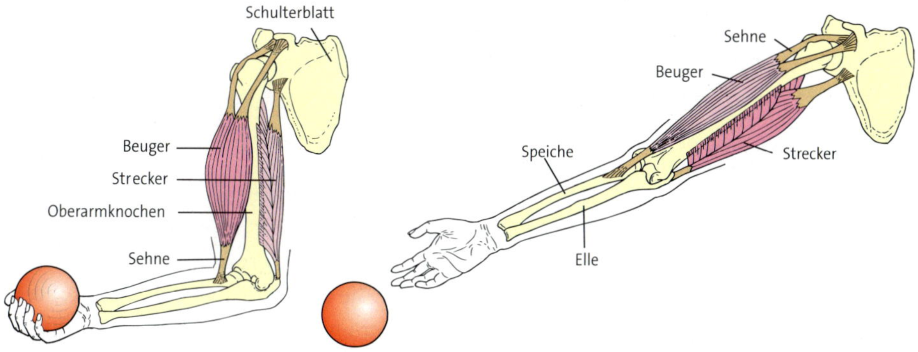

Abb. 2 Antagonisten und Synergisten

Der Ursprung des M. biceps brachii beispielsweise ist am Schulterblatt (Scapula) – das ist der unbewegliche Teil – und der Ansatz ist an der Speiche (Radius) – das ist der bewegliche Teil. Beim Heben des Unterarms bleibt der Ursprung an der Scapula fest an seinem Ort und der Ansatz am Radius führt dazu, dass der Unterarm gebeugt wird (Abb. 3).

Ansatz und Ursprung können ausgetauscht werden, um ungewöhnliche Bewegungen zu ermögliche. Der Ursprung des M. biceps brachii am Schulterblatt und der Ansatz an der Speiche werden vertauscht, wenn ein Mensch Klimmzüge macht: In diesem Fall ist der Ursprung die Speiche, der Ansatz das Schulterblatt, denn der Arm bleibt relativ fest und der Oberkörper mit dem Schulterblatt wird bewegt (Abb. 4). Dieser Vorgang findet ebenfalls statt, wenn ein Mensch aus Atemnot die Hände aufstützt und dadurch seinen Brustkorb (Thorax) weiter dehnen kann und dadurch sein Atemzugvolumen vergrößert (›Atmung‹).

Atmung → S. 117

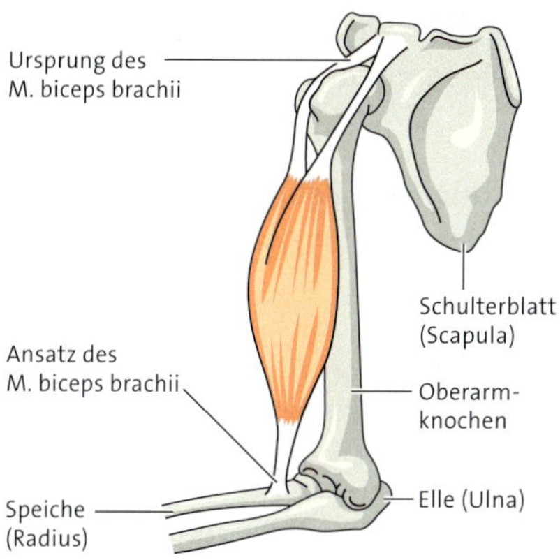

Abb. 3 M. biceps brachii mit Ansatz und Ursprungrung von Klimmzügen

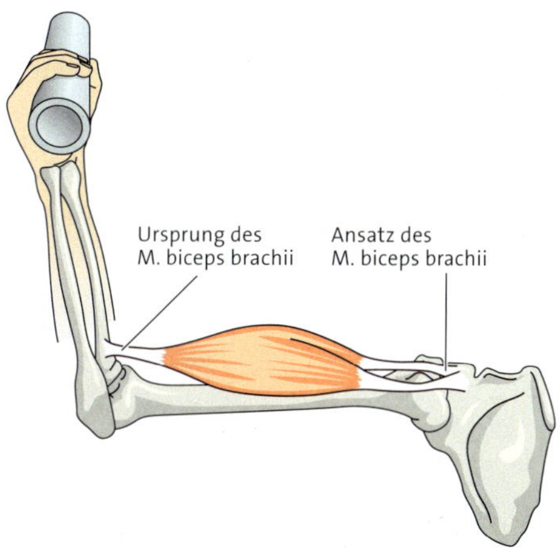

Abb. 4 Ansatz und Ursprung bei der Durchführung von Klimmzügen

1.2.4 Kontraktionsarten

Muskeln können sich isoton und isometrisch kontrahieren (Abb. 5). Bei der isotonen Kontraktion bleibt die Spannung des Muskels erhalten, aber er verkürzt sich; bei der isometrischen Kontraktion bleibt die Länge des Muskels erhalten, aber seine Spannung vergrößert sich. Isotone Kontraktion findet bei allen Bewegungen statt, isometrische immer dann, wenn ein Gewicht gehalten wird, z.B. führt das Tragen einer Tasche im Arm zu isometrischer Kontraktion.

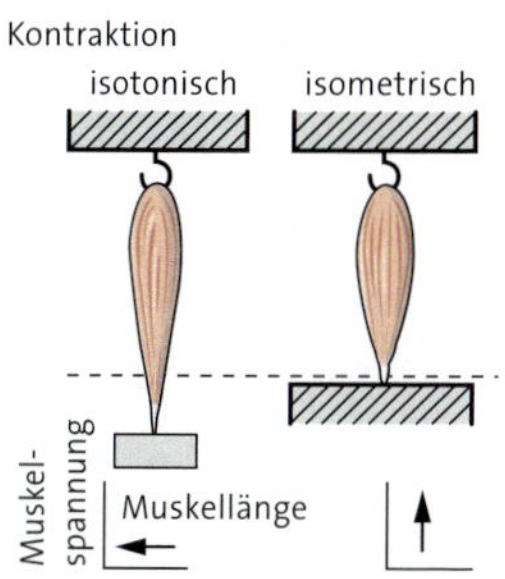

Abb. 5 Isotonische und isometrische Muskelkontraktion

1.3 Einzelne Abschnitte des Bewegungssystems

1.3.1 Schädel

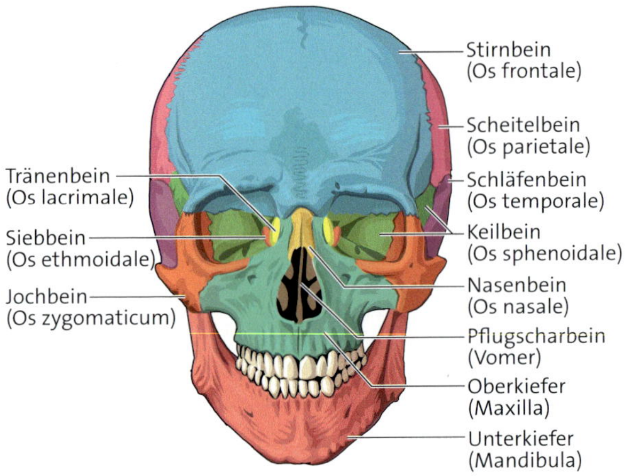

Abb. 1 Schädel

Der knöcherne Schädel besteht aus dem Hirnschädel und dem Gesichtsschädel.

Der **Hirnschädel** ist die knöcherne Hülle des Gehirns. Die Schädelbasis entspricht der unteren Aufliegefläche des Gehirns. Sie enthält eine große Öffnung (Foramen magnum), durch die die auf- und absteigenden Nervenverbindungen zwischen dem Gehirn und dem Rumpf sowie den Extremitäten ziehen und ihre Fortsetzung nach unten im Rückenmark finden. Das Schädeldach wird aus mehreren Schädelknochen gebildet, die nach abgeschlossenem Größenwachstum fest zusammenwachsen (Abb. 1).
Die Stoßstellen zwischen je drei platten Schädelknochen heißen Fontanellen. Wichtig sind die große Fontanelle zwischen Scheitelbeinen und Stirnbein sowie die kleine Fontanelle zwischen Scheitelbeinen und Hinterhauptsbein. Sie sind für die Verformung und Anpassung des kindlichen Schädels unter der Geburt notwendig. Die kleine Fontanelle verknöchert bis zum 3. Lebensmonat und die große Fontanelle verknöchert in der Regel bis zum 24. Lebensmonat.

Zähne → S. 46

Der **Gesichtsschädel** besteht ebenfalls aus mehreren zusammengewachsenen Schädelknochen. Er beinhaltet die Augenhöhlen, die Nasenhöhle und die Mundhöhle. Ober- und Unterkiefer tragen die ›Zähne‹, die über Zahnwurzeln fest in dem Knochen verankert sind. Der Unterkiefer ist über das Kiefergelenk mit dem Schläfenanteil des Hirnschädels verbunden.

Die **Kopfmuskeln** dienen dem mimischen Ausdruck durch die Bewegung von Augäpfeln, Lidern, Nase und Lippen und bilden die Zungen- und Kaumuskulatur (Abb. 2).

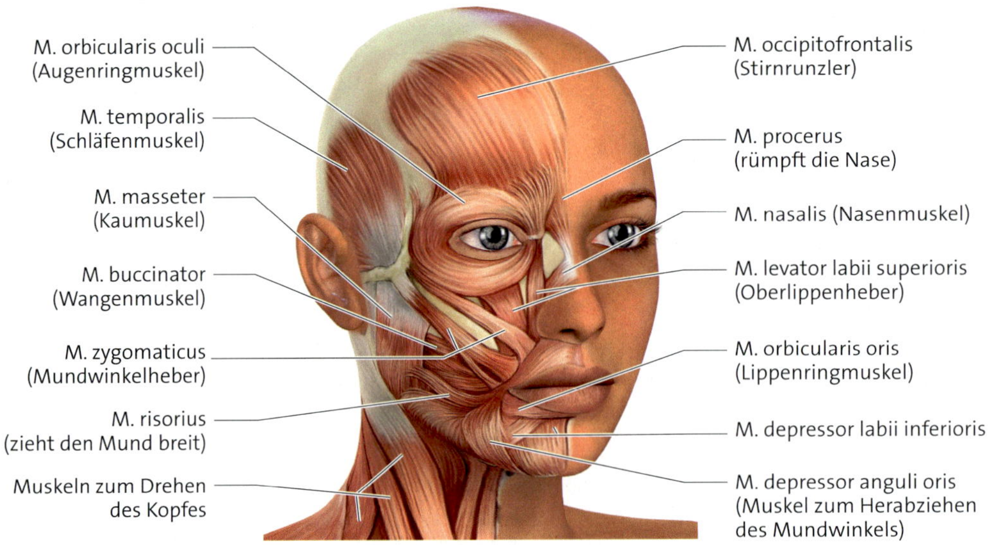

Abb. 2 Muskeln des Gesichts und des Halses

1.3.2 Nasenrachenraum

Die **Nase** hat die Funktion, die Atemluft anzuwärmen, zu reinigen und anzufeuchten. Außerdem hat die Nase mit dem ›Geruchssinn‹ eine Sinnesfunktion.
Die Nase besteht aus knöchernen und knorpeligen Anteilen. Das knöcherne Nasenbein steht zu den Seiten hin mit den Oberkieferknochen in Verbindung. Der Nasenrücken besteht aus Knorpel und geht in die seitlichen Nasenflügel über.

Durch die knorpelige Nasenscheidewand wird die Nasenhöhle in eine rechte und eine linke Hälfte geteilt (Abb. 3). In der äußeren Nasenwand liegen auf jeder Seite drei Nasenmuscheln, die längliche, rinnenförmig gebogene Knochenvorsprünge darstellen. Durch diese Muscheln entstehen die Nasengänge. In den unteren Nasengang mündet der bei den Augen entspringende Tränenkanal. Die anderen Nasengänge stehen mit den Nasennebenhöhlen in Verbindung. In Höhe der oberen Muschel liegt die Riechregion mit den Riechzellen.

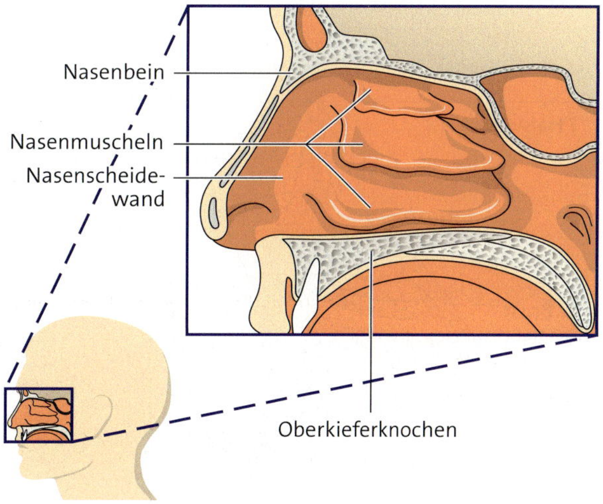

Abb. 3 Seitenansicht der Nase

Geruchssinn → S. 151

Die **Nasennebenhöhlen** helfen, die Atemluft an die Temperatur und Luftfeuchtigkeit im Atemtrakt anzupassen. Gleichzeitig verringern sie das Schädelgewicht. Sie werden unterteilt in die Stirnhöhle, Keilbeinhöhle, Kieferhöhle und die Siebbeinzellen (Abb. 4 und 5).

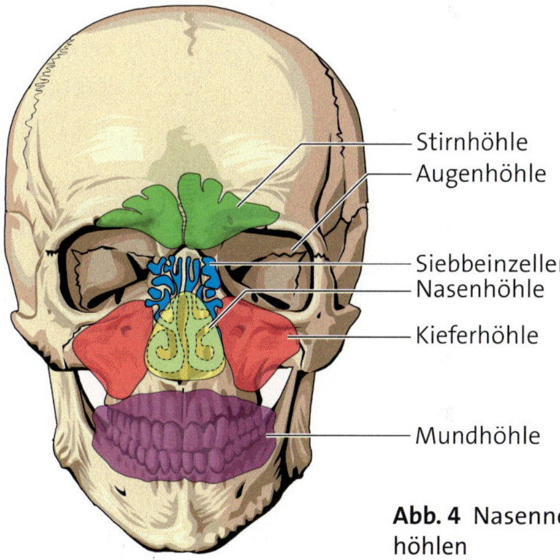

Abb. 4 Nasennebenhöhlen

Die Nasenhöhle geht nach hinten (posterior) in den Nasen-Rachen-Raum über. Von dort setzt sich nach unten (inferior) in den mittleren und unteren **Rachenraum** (Pharynx) fort.
In Höhe des Nasen-Rachen-Raumes münden die Öffnungen der Ohrtrompeten (Tubae auditivae), die den Rachen mit den Ohren verbinden. Hierüber kann bei Druckschwankungen ein Druckausgleich mit dem Mittelohr vorgenommen werden. Hier liegen ebenfalls die Gaumenmandeln sowie etwas tiefer die Rachenmandeln, die eine wichtige Funktion in der Abwehr von Krankheitserregern spielen.

Der Rachen ist ein bis zu 15 cm langer Schlauch aus Muskel- und Bindegewebe, der die Mundhöhle mit der Speiseröhre und die Nase mit dem Kehlkopf verbindet. Im Rachen überkreuzen sich die Luft- und die Nahrungswege, bevor die Luft den Weg über die Luftröhre und die Nahrung den Weg über die Speiseröhre nimmt (Abb. 5).

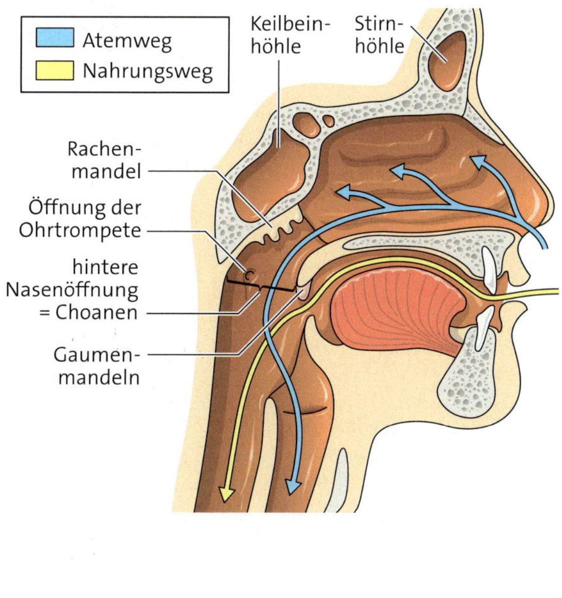

Abb. 5 Schematische Darstellung der Überkreuzung von Nahrungs- und Atmungswegen

1.3.3 Rumpf

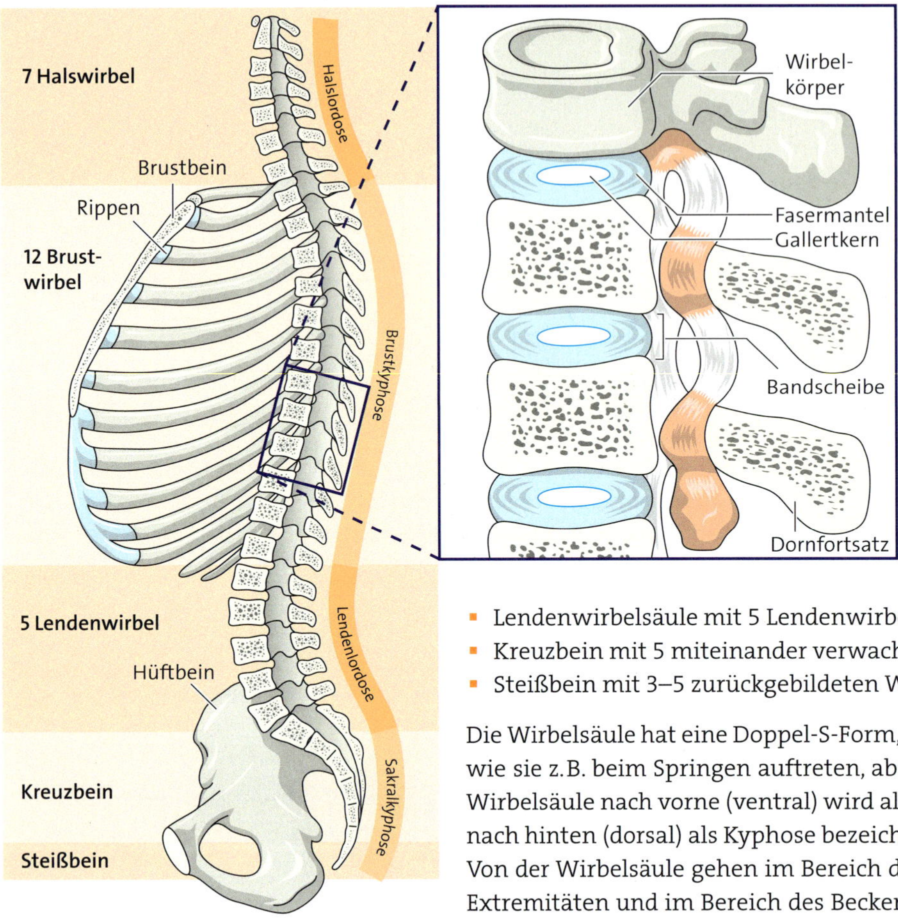

Abb. 1 Wirbelsäule

Wirbelsäule
Die Wirbelsäule (Columna vertebralis) ist die Längsachse des Skelettes. Durch den aufrechten Gang des Menschen ist die Wirbelsäule größeren Belastungen ausgesetzt im Vergleich zum Vierfüßlergang z.B. einer Katze.
Die Wirbelsäule gliedert sich in mehrere Abschnitte (Abb. 1):
- Halswirbelsäule mit 7 Halswirbeln
- Brustwirbelsäule mit 12 Brustwirbeln
- Lendenwirbelsäule mit 5 Lendenwirbeln
- Kreuzbein mit 5 miteinander verwachsenen Wirbeln
- Steißbein mit 3–5 zurückgebildeten Wirbeln

Die Wirbelsäule hat eine Doppel-S-Form, diese Form dient dazu, Stöße, wie sie z.B. beim Springen auftreten, abzufedern. Die Krümmung der Wirbelsäule nach vorne (ventral) wird als Lordose und die Krümmung nach hinten (dorsal) als Kyphose bezeichnet.
Von der Wirbelsäule gehen im Bereich des Schultergürtels die oberen Extremitäten und im Bereich des Beckengürtels die unteren Extremitäten ab. Im Bereich der Brustwirbelsäule geht von jedem Brustwirbel über Gelenke ein Rippenpaar ab. Diese bilden den Thorax. Die Wirbelsäule selbst besteht aus den Wirbeln und den Bandscheiben. Zwischen den einzelnen Wirbeln wird die Wirbelsäule durch Bänder und Muskulatur stabilisiert.
Jeder **Wirbel** ist aus einem Wirbelkörper, einem Wirbelbogen, zwei Querfortsätzen, einem Dornfortsatz und Gelenkfortsätzen aufgebaut (Abb. 2). Je nach Lage des Wirbels sind diese Anteile unterschiedlich stark ausgeprägt. Die Wirbelkörper der Lendenwirbel sind besonders kräftig, da auf der Lendenwirbelsäule das gesamte Gewicht des Oberkörpers und des Bauchraumes lastet. Die Dornfortsätze der Brustwirbel liegen wie Dachziegel übereinander, dadurch stabilisieren sie den Brustkorb und schützen damit auch Lunge und Herz.

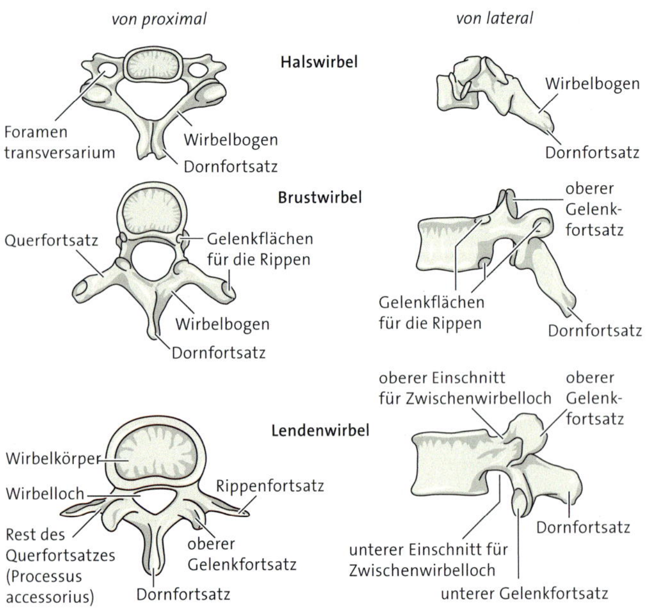

Abb. 2 Aufbau der Hals-, Brust- und Lendenwirbel

Die Wirbel der Halswirbelsäule sind sehr gut beweglich, sie ermöglichen dadurch den großen Bewegungsbereich des Kopfes. Der erste und der zweite Halswirbel werden Atlas bzw. Axis genannt. Sie sind besonders geformt, dadurch und durch ihre Beweglichkeit gestatten sie die freie Drehung des Kopfes (Abb. 3). Die Wirbelbögen bilden den Wirbelkanal, in diesem verläuft das Rückenmark, ein Teil des ›zentralen Nervensystems‹.

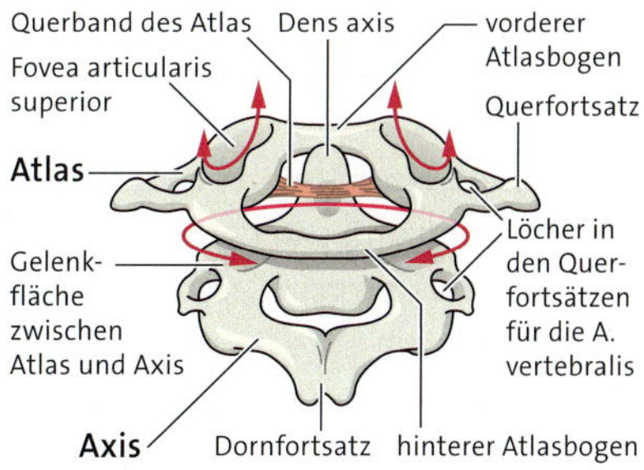

Abb. 3 Atlas und Axis, die zusammen mit dem Hinterhauptbein die Kopfgelenke bilden

zentrales Nervensystem → *S. 156*

Zwischen den einzelnen Wirbeln der Hals-, Brust- und Lendenwirbelsäule befinden sich die Bandscheiben (Abb. 4). Jede Bandscheibe ist aus einem Faserring und einem Gallertkern aufgebaut. Die Aufgabe der Bandscheiben ist das Abfedern von Sprüngen (Abb. 5). Die Bandscheiben werden unter Belastung, also in der Regel über den Tag hin, so gestaucht, dass man abends einige Zentimeter kleiner ist als am Morgen. Die Bandscheiben sind der empfindlichste Bereich der Wirbelsäule. Nicht achsengerechte Belastung und Überlastung führen zum Verschleiß und ein ›Bandscheibenvorfall‹ kann die Folge sein.

Bandscheibenvorfall → *S. 480, Band 2*

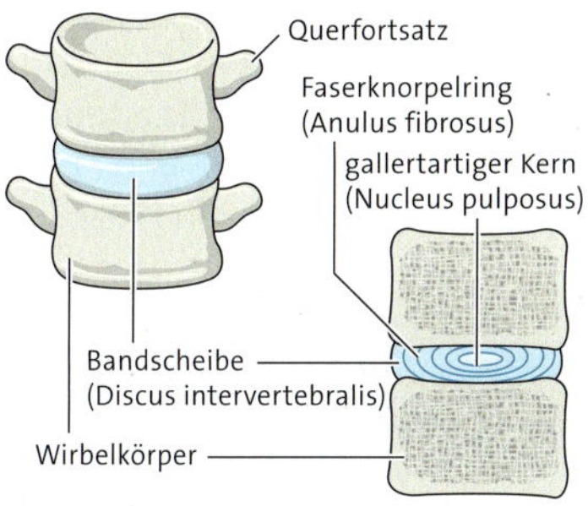

Abb. 4 Bandscheiben

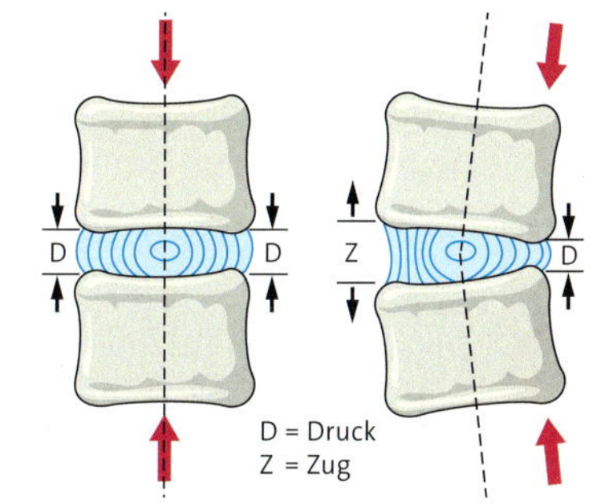

Abb. 5 Funktion der Bandscheibe

Brustkorb

Der knöcherne Brustkorb umhüllt die inneren Brustorgane. Er wird gebildet aus der Brustwirbelsäule, den Rippen und dem Brustbein, das mit den 7 obersten Rippen vorn verbunden ist. Innen ist der Brustraum vom Brustfell (Pleura) ausgekleidet.

Die Trennung von Brustraum und Bauchraum erfolgt durch das Zwerchfell, eine muskuläre Scheidewand, die sich beim Einatmen zusammenzieht und dadurch den Brustraum nach unten hin vergrößert (Abb. 6). Gleichzeitig werden die Rippen durch kleinere, an den Rippen ansetzende Muskeln angehoben, wodurch der Brustkorb geweitet wird.

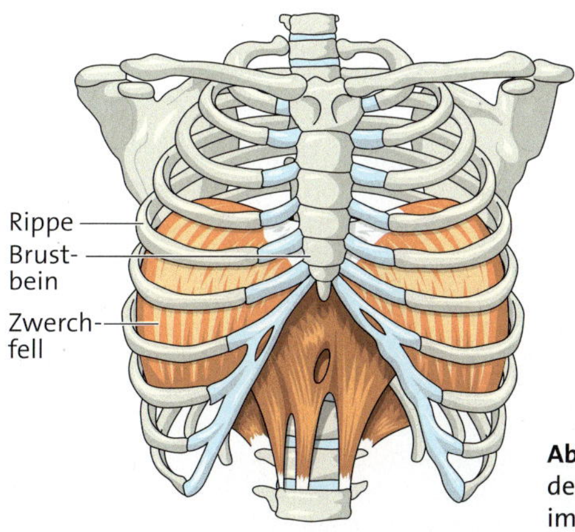

Abb. 6 Lage des Zwerchfells im Brustkorb

Im Alter verliert der Brustkorb seine atemabhängige Elastizität, sodass der alternde Mensch zunehmend auf eine ›Zwerchfellatmung‹ angewiesen ist. Das eingeatmete Luftvolumen vermindert sich, und die körperliche Belastbarkeit sinkt. Wenn nicht mehr alle Lungenabschnitte ausreichend belüftet werden, steigt die Gefahr einer ›Lungenentzündung‹.

Bauchatmung → *S. 118*

Lungenentzündung → *S. 490, Band 2*

Bauchwand und Beckenboden

Die **Bauchwand** besteht aus Muskeln und Sehnenplatten, die die Bauchorgane umhüllen. Sie ist innen vom Bauchfell (Peritoneum) ausgekleidet. Nach oben wird sie durch das Zwerchfellbegrenzt, nach unten durch die knöcherne Hüfte und die kräftige Muskulatur des Beckenbodens.

Die Bauchwand wird aus mehreren Schichten gebildet, die sich überkreuzen. Diese bilden dadurch eine flexible Begrenzung, die sich unterschiedlichen Füllungszuständen der Bauch- und Beckenorgane gut anpassen kann. Die Bauchmuskulatur ist an der Atmung, an Rückenbewegungen und an der Bauchpresse beteiligt. Die Bauchpresse entsteht, wenn die Bauchmuskulatur angespannt und gleichzeitig die ›Stimmritze‹ verschlossen wird („Luft anhalten"), sodass sich der Druck im Bauchraum erhöht. Die Bauchpresse wird beim Stuhlgang, beim Husten und Erbrechen unbewusst eingesetzt, kann aber auch willentlich gesteuert werden.

Stimmritze → S. 113

Die Festigkeit der muskulären und bindegewebigen Bauchwand lässt im Alter nach. Dabei können die geraden vorderen Bauchmuskeln auseinanderweichen, sodass sich Bauchinhalt durch diese Lücke nach vorne ausdehnt und eine schmale, längsverlaufende Vorwölbung entsteht (Rektusdiastase).

Ein Teil der Bauchwandmuskulatur mündet nach unten hin in der Leistenregion. Hier bildet das Bauchfell eine Ausstülpung nach außen, durch die in der embryonalen Entwicklung bei männlichen Kindern die Hoden bis in den Hodensack hineinwandern. Diese Öffnung bleibt erhalten und bildet den Leistenkanal. Der Leistenkanal beinhaltet beim Mann den Samenstrang und bei Frauen das bindegewebige Mutterband.

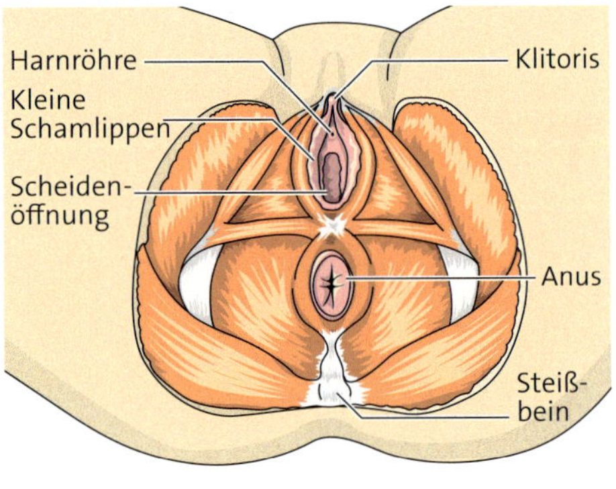

Abb. 1 Beckenbodenmuskulatur der Frau

> Der Leistenkanal ist eine natürliche Öffnung des Bauchraums und stellt eine Schwachstelle in der Festigkeit der Bauchwand dar.

Der **Beckenboden** wird aus kräftigen Muskelschichten gebildet, die ihren Ursprung am Innenrand des knöchernen Beckens haben und den Bauchraum nach unten hin verschließen (Abb. 1). Diese Muskulatur bildet einen Trichter (Diaphragma pelvis), der sich nach unten hin öffnet (Abb. 2). Die Tülle dieses Trichters wird vom Analmuskel gebildet. Der Mastdarm (Rectum) verläuft durch diese Muskelzüge nach unten zum Anus. Der Verschluss des Enddarms entsteht durch Kontraktion einzelner Anteile des Analmuskels.

Der muskuläre Trichter weist nach vorne hin einen Spalt auf, der durch eine eigene Muskelplatte (Diaphragma urogenitale) begrenzt wird und durch den die Ausführungsgänge der Harnblase (Harnröhre) und der Geschlechtsorgane nach unten treten.

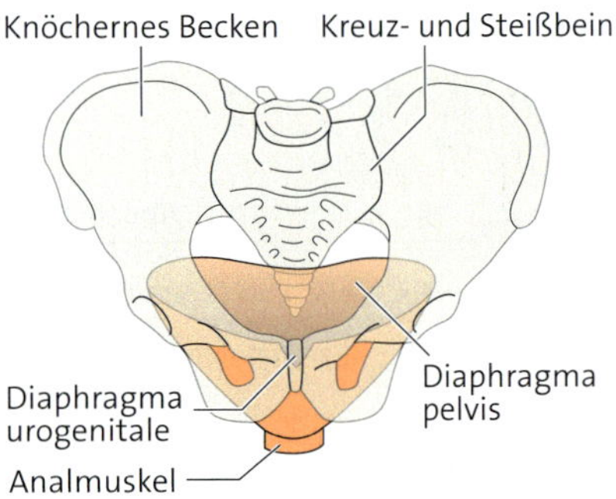

Abb. 2 Schematische Darstellung der knöchernen und der muskulären Beckenanteile. Die knöchernen Strukturen sind schwarz, die muskulären Strukturen rot gezeichnet.

1.3.4 Obere Extremitäten

Schulter

Die Schultern verbinden die Arme mit der Wirbelsäule, dem Brustkorb und den Schlüsselbeinen. Sie bestehen aus den beiden Schulterblättern und den Schlüsselbeinen (Abb. 3). Das Schultergelenk ist ein Kugelgelenk, das den Armen eine sehr große Bewegungsfreiheit lässt.
Weil die Gelenkbänder des Schultergelenks nur schwach ausgeprägt sind und die Gelenkpfanne klein und flach ist, treten an der Schulter häufig ›Luxationen‹ (Verrenkungen) auf. Hierbei rutscht der Kopf des Oberarmknochens aus der Gelenkkapsel heraus. Mehrere kräftige Muskeln verbinden den Oberarm mit dem Schulterblatt, der Wirbelsäule und dem knöchernen Brustkorb. Sie können den Arm nach vorne und zur Seite anheben sowie im Schultergelenk drehen (rotieren).

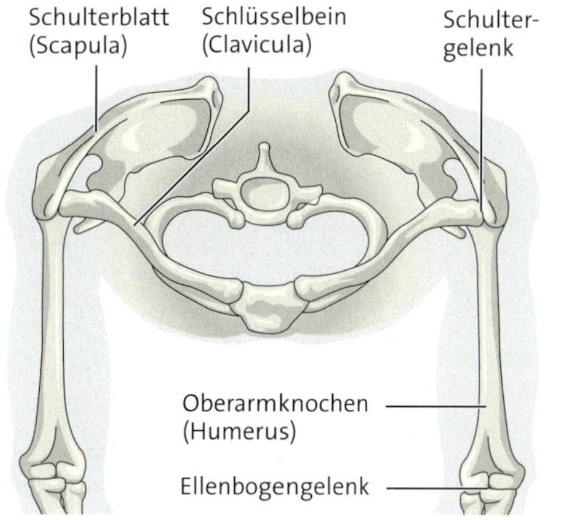

Abb. 3 Schulter

Luxationen
luxare lat. = verrenken

Arme

Der knöcherne Teil des Oberarmes wird aus dem Oberarmknochen (Humerus) gebildet. Der Unterarm besteht aus zwei Knochen: Die Elle (Ulna) liegt auf der Kleinfingerseite des Unterarms und bildet mit dem Oberarmknochen ein gemeinsames Gelenk (Abb. 4). Die Speiche (Radius) liegt auf der Daumenseite des Unterarms und ist mit der Elle in einem oberen, dem Ellenbogen zugehörigen Gelenk und in einem unteren, handseitigen Gelenk verbunden.

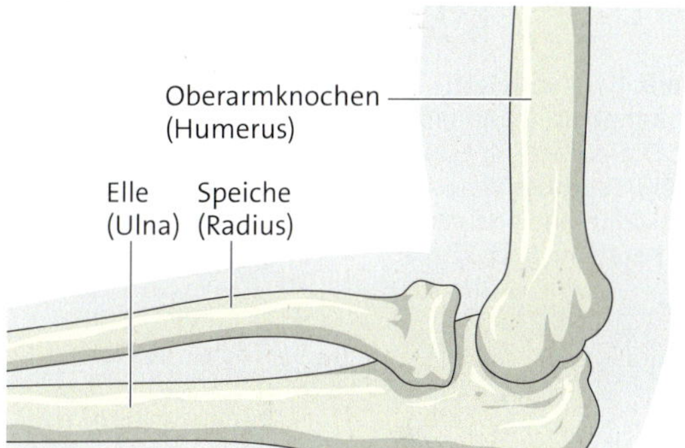

Abb. 4 Oberarmknochen, Elle und Speiche

Der **Oberarm** ist über das Ellenbogengelenk mit den beiden Unterarmknochen verbunden. Das Ellenbogengelenk ist ein kombiniertes Dreh- und Scharniergelenk. Der Oberarm bildet mit der Elle ein Scharniergelenk, das die Beugung und Streckung des Armes ermöglicht. Im unteren Teil des Ellenbogengelenks bildet die Elle mit der Speiche ein Drehgelenk. Der kleine Speichenkopf dreht sich um die Elle herum, wodurch sich der Unterarm dreht und die Handbewegungen mit der Handinnenfläche nach oben (Supination) oder nach unten (Pronation) entstehen (Abb. 5).
Die wichtigsten Muskeln des Oberarms sind der Armbeuger (M. biceps) und der Armstrecker (M. triceps). Der M. biceps verläuft an der Beugeseite des Oberarmes und verbindet ihn mit dem Unterarm. Wenn er sich anspannt, wird der Arm im Ellenbogengelenk gebeugt.
Der M. biceps ist bei Anspannung als beugeseitiger Wulst am Oberarm gut tastbar. Der M. triceps wird bei Streckung des Arms im Ellenbogengelenk aktiviert.

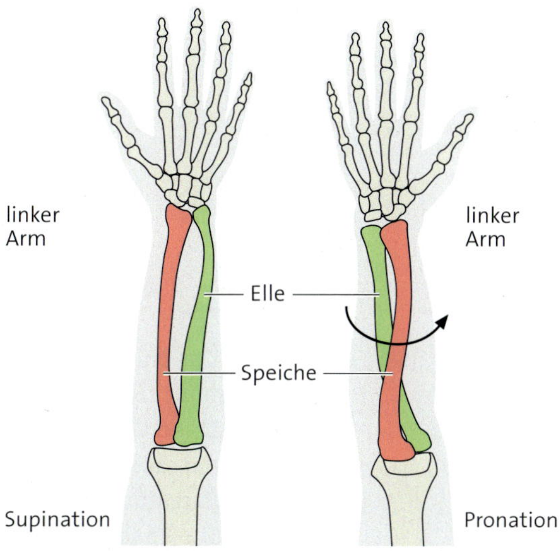

Abb. 5 Pronation und Supination

Am **Unterarm** verlaufen mehrere Muskeln, die Hand und Finger bewegen. Die an der Beugeseite des Unterarms verlaufenden Muskeln beugen, die an der Streckseite verlaufenden Muskeln strecken die Hand und Finger.

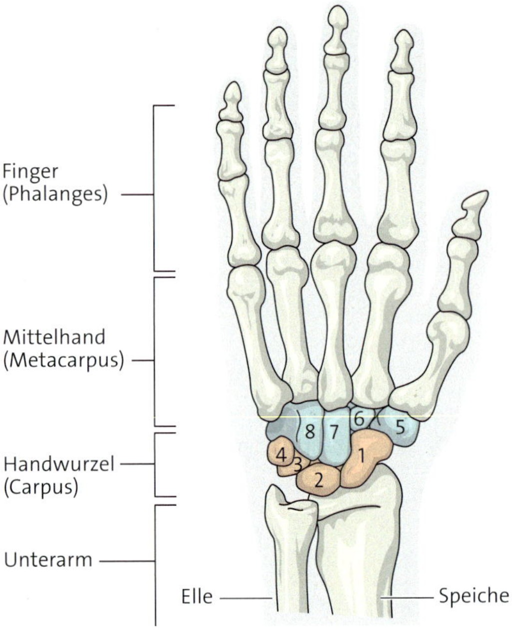

Abb. 1 Handskelett;
1: Kahnbein, 2: Mondbein, 3: Dreieckbein, 4: Erbsenbein, 5: großes Vieleckbein, 6: kleines Vieleckbein, 7: Kopfbein, 8: Hakenbein

Hände

Eine Hand baut sich auf aus (Abb. 1):

- Handwurzelknochen: Kahnbein, Mondbein, Dreieckbein, Erbsenbein, großes Vieleckbein, kleines Vieleckbein, Kopfbein, Hakenbein
- fünf Mittelhandknochen
- vier Fingern mit drei Fingerknochen und einem Daumen, der jeweils aus zwei Gliedern aufgebaut ist

Die Bewegungen der Finger sind durch die einachsigen Scharniergelenke nur in der Beugung möglich, der Daumen ist über das Daumengrundgelenk – einem Sattelgelenk – in zwei Richtungen beweglich. Dadurch ist die Greifbewegung der Hand möglich.
Das Handgelenk verbindet die Hand mit dem Unterarm, es handelt sich um ein Eigelenk, welches zwei Bewegungsachsen aufweist.
Daumen und Zeigefinger werden erst ab dem 6.–7. Lebensmonat gezielt eingesetzt. Zunächst als sogenannter Scherengriff, wobei Gegenstände mit den Grundgelenken gegriffen werden. Ab etwa dem 9. Lebensmonat wird der sogenannte Pinzettengriff angewendet, dabei greift der Säugling gezielt Gegenstände mit den Fingerspitzen von Daumen und Zeigefinger. Die Feinmotorik entwickelt sich ab dem 12. Lebensmonat weiter, wenn mit dem Zangengriff kleinste Gegenstände gegriffen und aufgehoben werden können.

1.3.5 Untere Extremitäten

Beckengürtel und Hüfte

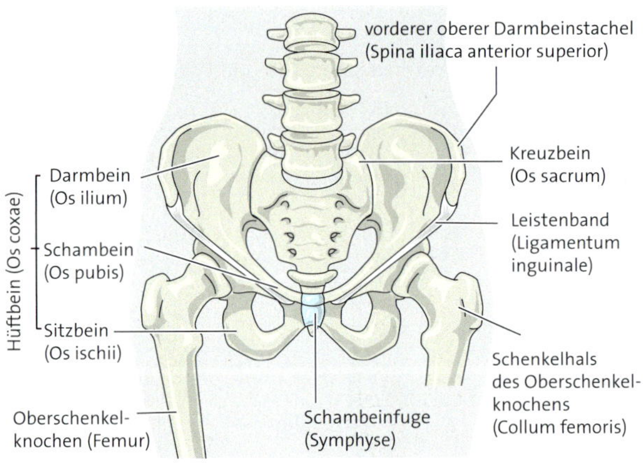

Abb. 2 Beckengürtel mit Hüfte

Der **Beckengürtel** besteht aus einem knöchernen Ring, der aus zwei Hüftbeinen und dem Kreuzbein besteht. Die Hüftbeine verschmelzen in der Kindheit aus mehreren Einzelknochen: den Darmbeinen, Sitzbeinen und Schambeinen (Abb. 2). Die Darmbeine bilden die von außen gut tastbaren Beckenschaufeln, die Sitzbeine schließen sich unten an und bestehen aus nach hinten verlaufenden Knochenringen. Die Schambeine bilden den vorderen Teil des knöchernen Ringes und sind in der Mittellinie durch die aus Knorpel bestehende Schambeinfuge (Symphyse) verbunden. Das Leistenband zieht vom vorderen, gut tastbaren Darmbeinstachel nach unten zum Schambein.

Das **Hüftgelenk** ist ein Kugelgelenk, bei dem der Gelenkkopf des Oberschenkels (Femur) zu mehr als der Hälfte von der knöchernen Gelenkpfanne und der bindegewebigen Gelenkkapsel bedeckt ist. Die Bänder des Hüftgelenks sind die stärksten Bänder des Körpers. Anders als beim Schultergelenk sind erworbene Verrenkungen (Luxationen) des Hüftgelenks daher sehr selten.
Die knöcherne Pfanne des Hüftgelenks wird aus dem Hüftbein (Os coxae) gebildet. Der Gelenkkopf ist Bestandteil des Oberschenkelknochens (Femur). Der Gelenkkopf ist zur Achse des Oberschenkelschaftes nach innen abgewinkelt.

Gelenkkopf und Oberschenkelschaft sind durch den Schenkelhals miteinander verbunden. Der Schenkelhals unterliegt aufgrund der Krafteinwirkung in unterschiedlichen Achsen einer großen statischen Belastung.
Das Hüftgelenk ermöglicht dem Bein drei Bewegungsrichtungen: nach oben/unten, nach innen/außen und die Rotation um die eigene Achse.
Das Bewegungsausmaß des Beines wird durch die starken Bänder des Hüftgelenkes eingeengt.
Am Hüftbein entspringen die Hüft- und Gesäßmuskeln sowie viele Oberschenkelmuskeln. Durch die Hüftmuskulatur wird ein kräftiger Mantel um das Hüftgelenk gebildet. Die Gesäßmuskulatur streckt das Bein nach hinten und richtet den Körper beim Gehen auf. Hierbei ist besonders der große Gesäßmuskel (M. glutaeus maximus) von Bedeutung. In den darunter liegenden mittleren Gesäßmuskel (M. glutaeus medius) werden intramuskuläre (i.m.) Injektionen verabreicht. Für die Beugung im Bein ist der tiefer gelegene Hüftlendenmuskel (M. iliopsoas) verantwortlich.
Der vierköpfige Oberschenkelmuskel (M. rectus femoris) zieht über zwei Gelenke. Er hat mit einem Teil seiner Fasern einen Ursprung am Hüftbein und zieht nach unten zum Schienbein. In seine Sehne ist die Kniescheibe (Patella) eingelagert. Der Oberschenkelmuskel beugt das Bein im Hüftgelenk und streckt es im Kniegelenk.

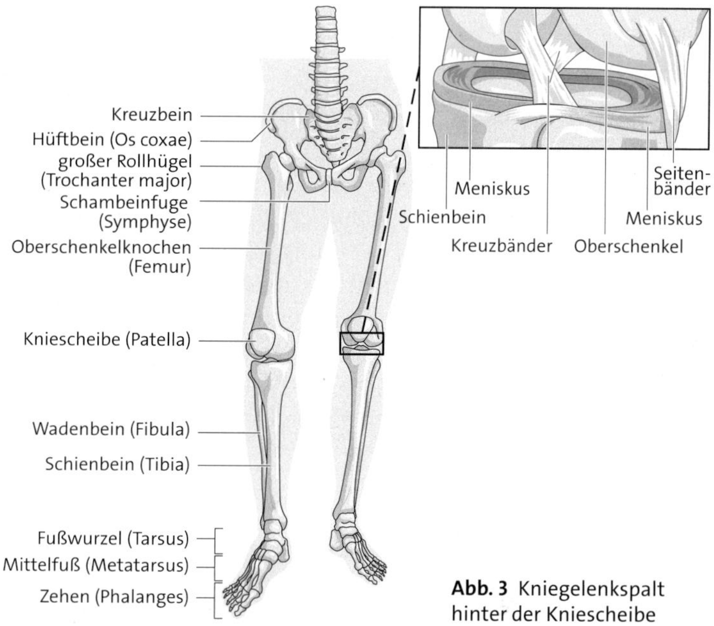

Abb. 3 Kniegelenkspalt hinter der Kniescheibe

Beine

Das **Kniegelenk** verbindet den Oberschenkelknochen und das Schienbein miteinander. Es ist ein kombiniertes Dreh- und Scharniergelenk, das in erster Linie die Streckung und Beugung im Kniegelenk erlaubt, bei gebeugtem Knie aber auch leichte Drehbewegungen des Unterschenkels zulässt. Zwischen beiden Gelenkflächen liegen keilförmige Knorpelkissen (Meniskus), die sich bei Dreh- und Gleitbewegungen im Kniegelenk mitbewegen und hierdurch die Knochenenden abpuffern.
Außerdem führen starke Bänder, die beide Gelenkenden miteinander verbinden, die Bewegung im Kniegelenk. Die Kreuzbänder verhindern das Abgleiten des Oberschenkelknochens von der Schienbeinoberfläche, die Seitenbänder sichern die seitliche Stabilität (Abb. 3).
Der **Unterschenkel** besteht aus zwei Knochen: Das nach vorn gerichtete Schienbein (Tibia) und das hintere Wadenbein (Fibula). Beide Unterschenkelknochen sind in Kniegelenksnähe durch ein sehr festes Gelenk, das kaum Bewegung zulässt, miteinander verbunden.
Die Unterschenkelmuskulatur dient der Bewegung des Fußes im Sprunggelenk. Der vordere Schienbeinmuskel hebt den Fuß nach oben. Der an der Rückseite des Unterschenkels entlangziehende Wadenmuskel (M. gastrocnemius) geht in eine starke Sehne (Achillessehne) über, die den Muskel mit dem Fersenbein verbindet.

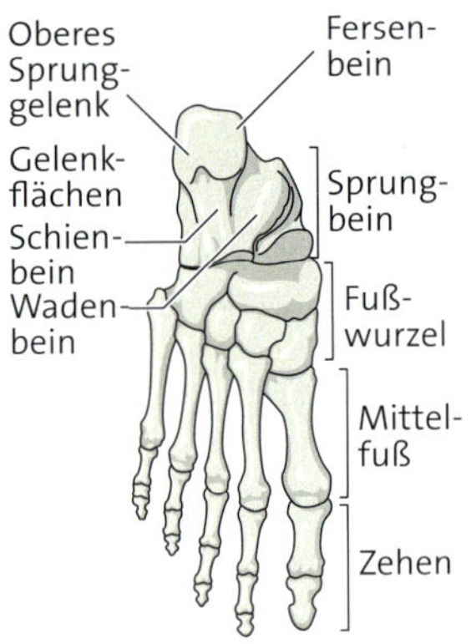

Abb. 1 Fußskelett

Füße

Das Fußskelett besteht aus der Fußwurzel, den Mittelfußknochen und den Zehen (Abb. 1). Die Fußwurzel wird aus den sieben Fußwurzelknochen gebildet. Zusammen mit den jeweils fünf Mittelfußknochen und Zehen bilden die Fußknochen ein Gewölbe, das vom Fersenbein bis zu den Mittelfußköpfchen reicht. Die einzelnen Knochen sind durch feste Bänder miteinander verbunden. Das Fußgewölbe ist wichtig für die Verteilung der Druckeinwirkung auf die Füße.

Das Sprunggelenk verbindet die Unterschenkelknochen mit dem Fuß. Das Gelenk besteht aus zwei Teilen: Das obere Sprunggelenk befindet sich zwischen Schienbein, Wadenbein und dem Sprungbein. In ihm wird der Fuß gehoben und gesenkt. Das untere Sprunggelenk befindet sich zwischen den Fußwurzelknochen. In ihm kann der Fuß ein- und auswärts gekantet werden. Die fünf Mittelfußknochen sind über Zehengrundgelenke mit den Zehen verbunden.

1.4 Veränderungen über die Lebensspanne

Neugeborene und Säuglinge	Neugeborene können sich noch nicht selbst fortbewegen. Im ersten Vierteljahr steht die freie und sichere Kopfhaltung im Vordergrund und erst im zweiten Lebenshalbjahr entwickelt sich die Motorik zur Fortbewegung und erst nach dem ersten Geburtstag lernt ein Kind den aufrechten Gang. Das Skelett wächst in alle drei Raumdimensionen. Das Längenwachstum findet an den Epiphysenfugen der Röhrenknochen statt.
Kleinkinder	Kleinkinder üben und vervollkommnen ihre Fähigkeiten der Fortbewegung im Spiel und entwickeln ihre Feinmotorik zunehmend. Die Fontanelle des Schädels verknöchert bis zum 2. Lebensjahr. Das Periost ist elastischer als bei Erwachsenen.
Pubertierende	In diesem Alter werden die motorischen und feinmotorischen Fähigkeiten perfektioniert, z. B. beim Erlernen eines Instrumentes oder beim Ausüben einer Sportart. Das Längenwachstum wird abgeschlossen und die Epiphysenfugen sowie die Schädelnähte verknöchern am Ende der Pubertät.
Erwachsene	Im Erwachsenenalter treten erste Verschleißerscheinungen auf, insbesondere an den unteren Extremitäten bzw. an besonders belasteten Teilen des Skelettes, z. B. den Knien. Ab dem 30. Lebensjahr beginnt der Knochenverlust.
Alte und Hochbetagte	Im Alter lässt die Flexibilität des Skelett- und Muskelsystems nach. Frauen leiden häufig an ›Osteoporose‹, was zu einer erhöhten Frakturgefahr führt. ›Frakturen‹ im höheren Lebensalter gehen mit weiteren Gefahren und einer erhöhten Mortalität einher. Die Gelenkknorpel degenerieren. Der Wassergehalt der Bandscheiben verringert sich und der Mensch schrumpft.

Osteoporose → *S. 479, Band 2*
Frakturen → *S. 473, Band 2*

Wiederholungsfragen

1. Beschreiben Sie den Aufbau eines Röhrenknochens.

2. Begründen Sie, warum es schmerzt, wenn man sich das Schienbein stößt.

3. Erläutern und begründen Sie die Leichtbauweise des menschlichen Skeletts.

4. Vergleichen sie echte Gelenke und Synarthrosen miteinander.

5. Nennen Sie die makroskopischen und die mikroskopischen Anteile eines Skelettmuskels.

6. Beschreiben Sie den Aufbau der Wirbelsäule.

1.5 Ausgewählte Erkrankungen

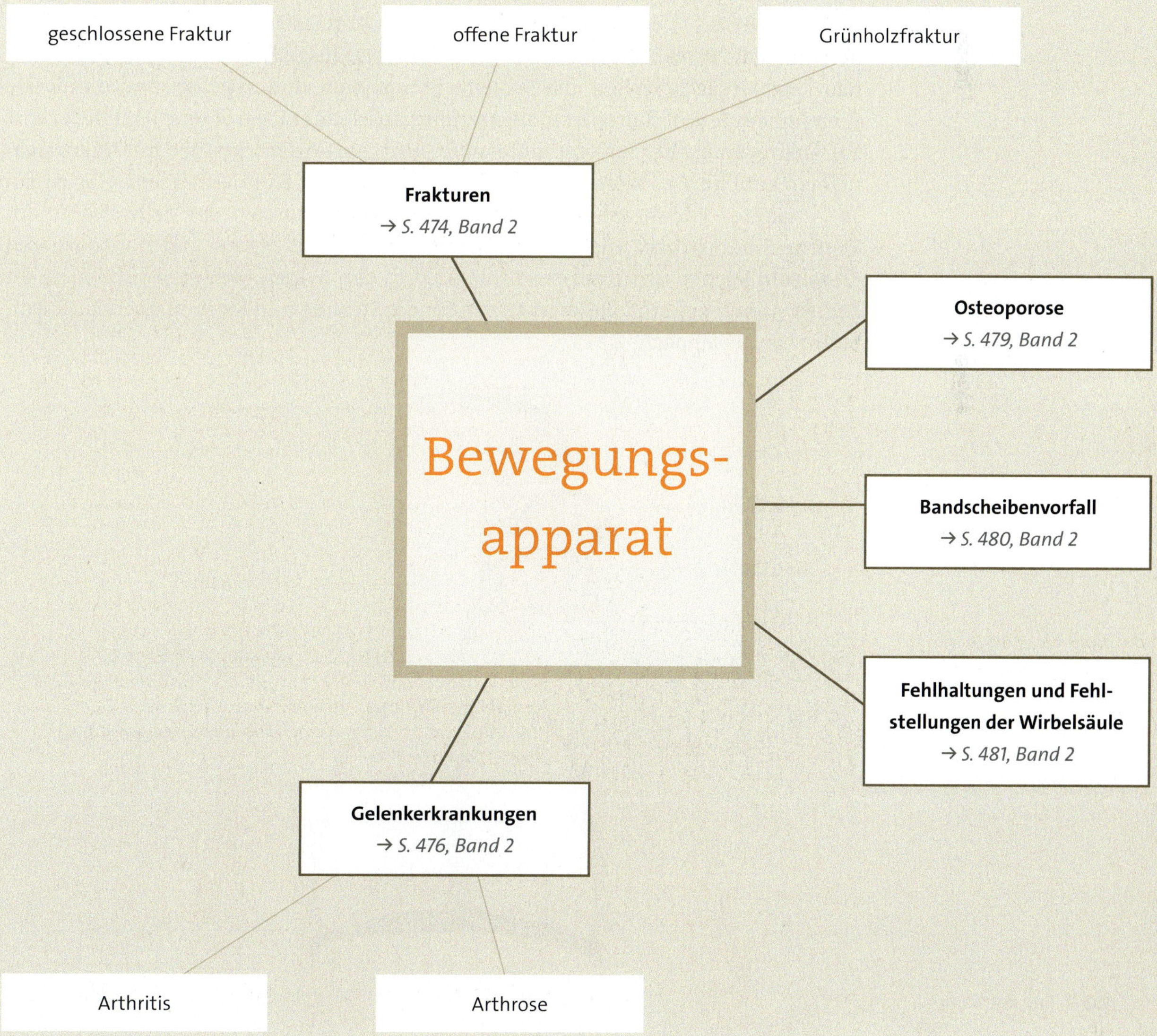

2 Atmungssystem

2.1 Obere Atemwege

untere Atemwege → S. 113

Atmung wird auch als Respiration bezeichnet. Aus diesem Grund werden die Atemwege auch **Respirationstrakt** genannt. Man teilt die Atemwege in obere und ›untere Atemwege‹ (oberer und unterer Respirationstrakt) ein.
Zu den oberen Atemwegen gehören:
- Nase, bestehend aus Nasenhöhle, Nasenmuscheln und Nasenscheidewand
- Nasennebenhöhlen: Stirnhöhlen, Kieferhöhlen, Keilbeinhöhle und Siebbeinzellen
- Rachen (Pharynx)
- Mundhöhle

Die Aufgaben der oberen Atemwege dienen in erster Linie der Aufnahme und Reinigung der Atemluft. Außerdem feuchten sie die eingeatmete Luft an und erwärmen sie in geringem Maß.

Die Reinigung wird einerseits durch die Haare in der Nase ermöglicht, die grobe Schmutzpartikel in der Atemluft abfangen. Das Anfeuchten und Erwärmen geschehen durch die Schleimhaut, mit der die Atemwege ausgekleidet sind. Diese Schleimhaut enthält Becherzellen, die Schleim produzieren und abgeben und damit die Schleimhaut feucht halten und die Atemluft anfeuchtet. Zu trockene Atemluft führt zur Austrocknung der Schleimhäute und macht diese für Infektionen mit Mikroorganismen anfällig. Des Weiteren enthält die Schleimhaut Flimmerhärchen – es ist ein so genanntes Flimmerepithel. Diese feinen Ausstülpungen der Zellwand filtern kleinste Staubpartikel und z.B. Pollen aus der Atemluft heraus und transportieren diese zum Rachen und über den Schluckakt in den Magen. Weitere Funktionen der oberen Atemwege sind: Resonanzraum für die Stimme und Riechen über das Riechepithel im Nasendach.

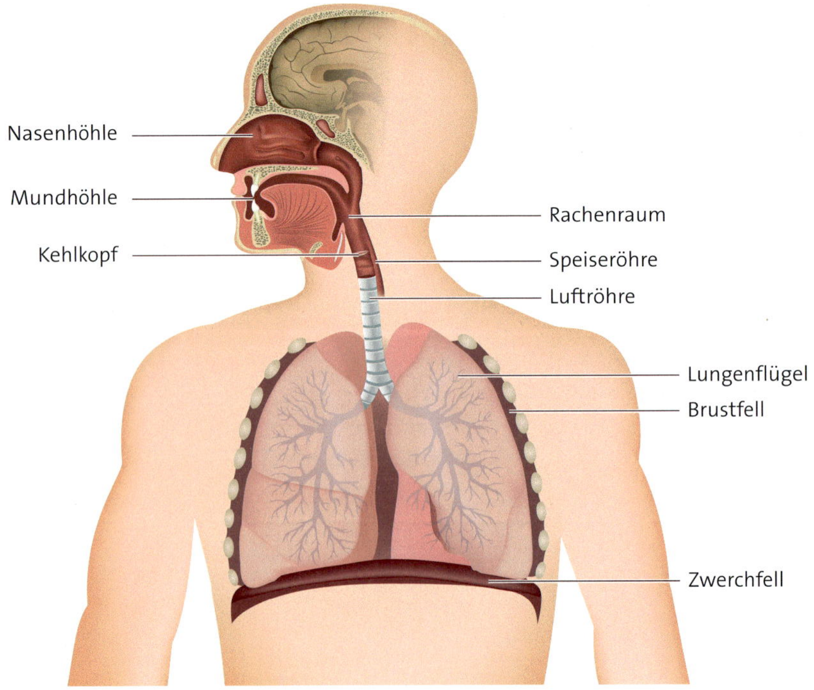

Abb. 1 Der Respirationstrakt

2.1.1 Nase und Nasennebenhöhlen

Die **Nase** mit ihren knöchernen und knorpeligen Anteilen bildet die Cavitas nasalis (Nasenhöhle) und besteht aus Nasenspitze, Nasenrücken und Nasenwurzel. Sie besitzt zwei Öffnungen, die Nasenlöcher, durch die sie mit der Außenwelt verbunden ist. Über zwei innere Öffnungen, die Choanae nasi (Choanen), ist die Nase mit dem Rachenraum verbunden. Im Innern wird die Nase durch das Septum nasi (Nasenscheidewand) in eine rechte und linke Nasenhöhle geteilt und nach unten durch die Maxilla (Oberkieferknochen) und das Os palatinum (Gaumenbein) begrenzt. Innerhalb der Nasenhöhlen befinden sich drei Meatus nasi (Nasengänge), die zu jeweils einer Concha nasalis (Nasenmuschel) führen. Die Nasenmuscheln dienen der Vergrößerung der Nasenhöhlenoberfläche und beinhalten gleichzeitig die inneren Öffnungen zu den Sinus paranasalis (Nasennebenhöhlen).

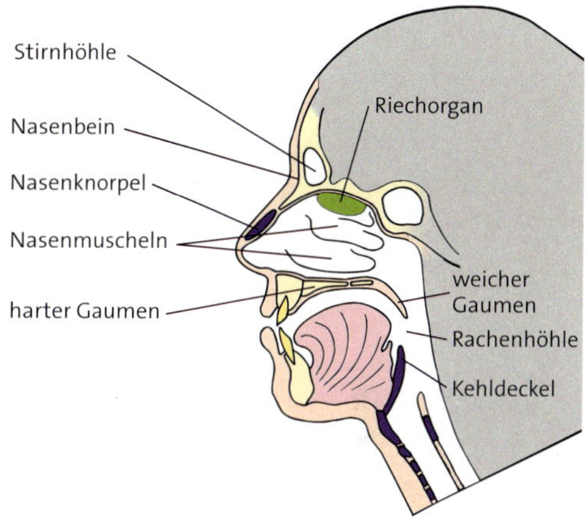

Abb. 2 Nur eine 2,5 cm² große Fläche in jeder Nasenhälfte ist mit Riechschleimhaut (grün) ausgekleidet.

In der Concha nasalis superior (obere Nasenmuschel) befindet sich das Nasendach, das vom Os ethmoidale (Siebbein) gebildet wird. Es bietet den Durchtritt für die Nn. olfactorii (Riechnerven) mit ihren speziellen Riechrezeptoren, die Riechepithel oder Riechorgan genannt werden. Durch das Riechepithel werden Geruchsreize aufgenommen und über die Nn. olfactorii an das Gehirn weitergeleitet. Die Concha nasalis media (mittlere Nasenmuschel) ist größer als die obere und grenzt ebenfalls an das Os ethmoidale.

Die Concha nasalis inferior (untere Nasenmuschel) ist die größte Nasenmuschel, in ihr mündet der **Tränen-Nasen-Kanal**.

Die **Nasennebenhöhlen** werden durch ›pneumatische Knochen‹ des Schädels gebildet, die mit Schleimhaut ausgekleidet sind. Sie unterstützen die Resonanz der Stimme. Weiterhin dienen sie, neben einer gewissen Gewichtsersparnis für den Gesichtsschädel, vor allem der Vergrößerung der Nasenhöhlen. Dadurch kann mehr Atemluft angewärmt werden.

pneumatische Knochen
Knochen mit luftgefüllten Hohlräumen

Es gibt sieben Nasennebenhöhlen:
- den paarig angelegten Sinus frontalis (Stirnhöhle)
- den paarig angelegten Sinus maxillaris (Kieferhöhle)
- den unpaar angelegten Sinus sphenoidalis (Keilbeinhöhle)
- die Cellulae ethmoidales (Siebbeinzellen)

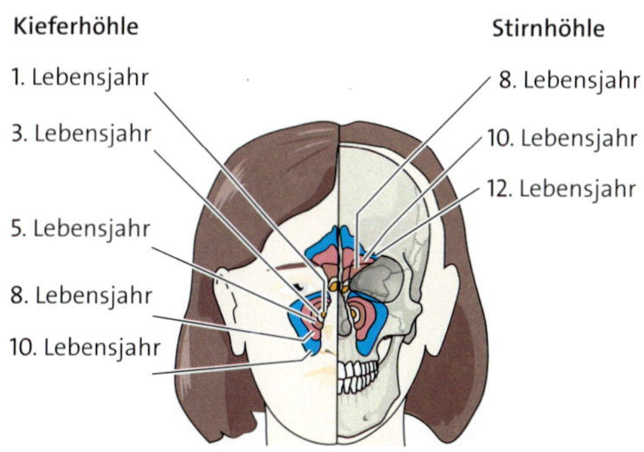

Abb. 3 Entwicklung der Nasennebenhöhlen

Die Nasennebenhöhlen sind beim Neugeborenen zwar schon angelegt, bilden sich aber erst später aus:
- die Stirnhöhle zwischen dem 8. und 12. Lebensjahr und
- die Kieferhöhle zwischen dem 6. und 18. Lebensjahr

2.1.2 Pharynx

An den Nasenraum schließt sich nach distal der Rachenraum (Pharynx) an, dieser endet am Kehlkopf. Er teilt sich in drei Abschnitte:
- Nasenrachen (Nasopharynx),
- mittlerer Rachen/ Mundrachenraum (Mesopharynx/Oropharynx)
- Kehlkopfabschnitt (Laryngopharynx)

Der Rachenraum ist von Flimmerepithel ausgekleidet und wird durch quergestreifte Muskulatur (Skelettmuskulatur) und Bindegewebe gebildet. Diese Muskulatur ist willentlich beeinflussbar und führt beim Schlucken dazu, dass der Kehlkopf angehoben wird. Im Rachenraum kreuzen sich die Wege der Atemluft und der Speisen und Getränke. Im Fall von Schluckstörungen ist häufig die Muskulatur des Rachens mitbetroffen. Dabei gelangt Nahrung in die unteren Atemwege und es kann zur Aspiration mit der Folge einer Pneumonie kommen.

Da im Rachenraum über die Aufnahme von Nahrung und über die Atemluft Kontakt mit Mikroorganismen stattfindet, befindet sich hier besonders viel lymphatisches Gewebe. Dieses bildet den Waldeyer-Rachenring, der aus folgenden Anteilen besteht:
- Rachenmandel (unpaarig)
- Gaumenmandeln (paarig) und
- Lymphatisches Gewebe im Bereich der Mundhöhle besonders am Zungengrund.

Im seitlichen Bereich des Nasopharynx befinden sich die Öffnungen der beiden Ohrtrompeten (Tuba auditiva), die die Verbindung zum Mittelohr darstellen. Beim Schlucken werden diese geöffnet und es kann ein Druckausgleich im Mittelohr stattfinden. Bei Fliegen oder beim Fahren mit einem sehr schnellen und hohen Aufzug kann man diesen Druckunterschied spüren und schluckt automatisch zum Druckausgleich. Bei Erkältungen ist oft die Ohrtrompete mitbetroffen und angeschwollen, dann ist der Druckausgleich nicht möglich und es kommt zu Höreinschränkungen oder zur ›Mittelohrentzündung‹.

Mittelohrentzündung, Pflegias → S. 638, Band 2

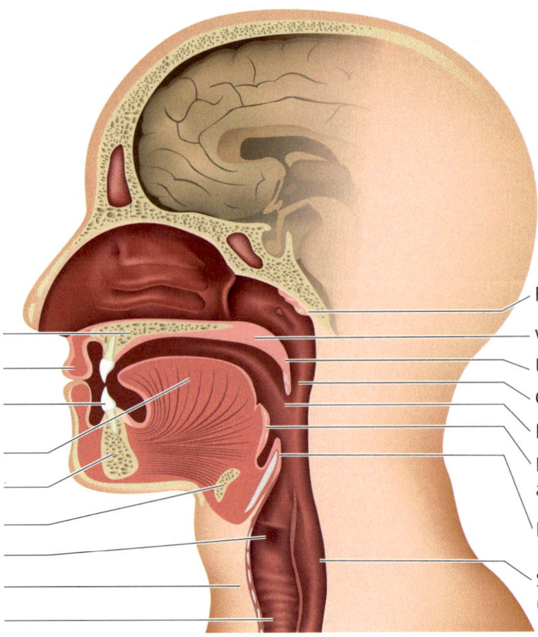

Abb. 1 Pharynx

2.2 Untere Atemwege

Der untere Respirationstrakt beginnt beim Kehlkopf. Man unterteilt ihn in
- Larynx (Kehlkopf)
- Trachea (Luftröhre)
- Bronchien
- Lungen

2.2.1 Larynx

Der Larynx (Kehlkopf) befindet sich am distalen Ende des Pharynx und trennt den Luft- und Speiseweg in Trachea und Oesophagus (Speiseröhre). Er liegt unterhalb des Os hyoideum (Zungenbein) und wird nach kaudal durch den Beginn der Trachea abgeschlossen. Er dient dem Verschluss der Luftröhre beim Schlucken und der Stimmbildung ›Phonation‹.

Phonation
phone, griech. = Laut, Ton

Die knorpeligen Anteile des Kehlkopfes sind Folgende:
- Epiglottis (Kehldeckel)
- Cartilago cricoidea (Ringknorpel)
- Cartilago arytenoidea (Stellknorpel)
- Cartilago thyroidea (Schildknorpel)

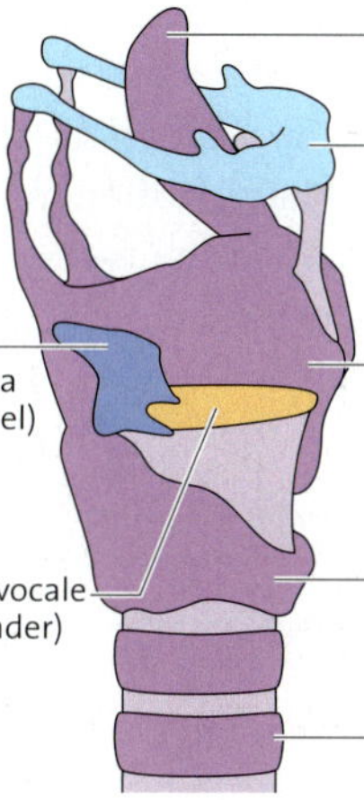

Abb. 2 Kehlkopf

Stimmbildung
Die Stimmbildung wird durch die Ligamenti vocale (Stimmbänder) ermöglicht. Zwischen den beiden Stimmbändern liegt die Rima glottidis (Stimmritze). Die Stimmbänder sind von Schleimhaut überzogen, den Plicae vocales (Stimmfalten), die auch Stimmlippen genannt werden. Zahlreiche Muskeln bewegen die knorpeligen Larynxanteile und verändern die Weite der Stimmritze sowie die Spannung der Stimmbänder.

Die Bildung der Stimme bzw. die Bildung von Tönen erfolgt durch die Schwingung der Stimmlippen. Diese liegen aneinander und werden bei geöffnetem Kehldeckel durch die Atemluft in Schwingung versetzt. Die Höhe der Töne ist abhängig von der Länge und der Spannung der Stimmlippen, die Länge wird durch die Größe des Kehlkopfes bestimmt und die Spannung wird durch die Stellknorpel verändert (Abb. 3).

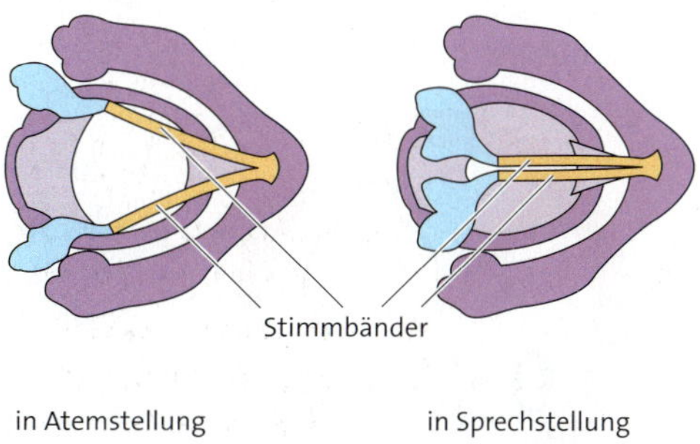

Abb. 3 Kehlkopf in Atem- und Sprechstellung

Die Lautstärke eines Tones hängt vom Strömungsdruck des durchströmenden Luftvolumens ab und die Stimmlage eines Menschen ist abhängig von der Länge der Stimmlippen und damit von der Größe des Kehlkopfdurchmessers. Kinder haben meistens eine sehr hohe Stimmlage, Frauen eine höhere Stimmlage als Männer. Bei Männern tritt der Larynx häufig als Adamsapfel hervor. Die Veränderung des Larynx und dadurch bedingt auch der Stimmlage erfolgt bei Jungen in der Pubertät, gesteuert durch das Sexualhormon ›Testosteron‹. Diese Phase des Umbruchs wird als Stimmbruch bezeichnet.

Testosteron → S. 184

Die Bildung der Sprache erfolgt im Mund mit Hilfe der Zunge und der Lippen. Hierbei werden die Vokale vorwiegend durch Formung des offenen Mundes und die Konsonanten im Zusammenspiel von Zunge, Zähnen, Gaumen und Lippen gebildet. Stimmlose Konsonanten werden allein durch die Lippen, Zunge und Wangen gebildet. Nasenhöhle und Pharynx dienen als Resonanzraum und verstärken dadurch die Töne. Die Muskeln des Larynx werden alle über einen Ast des **N. laryngeus recurrens** motorisch innerviert. Wird dieser, z. B. bei einer Schilddrüsenoperation, verletzt, kommt es zur Heiserkeit.

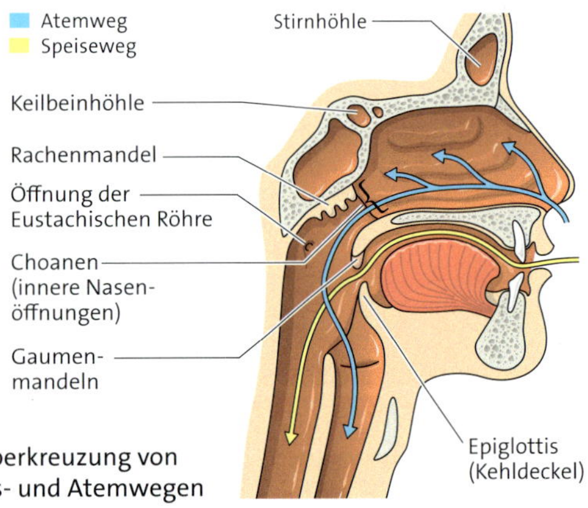

Abb. 1 Überkreuzung von Nahrungs- und Atemwegen

Funktion des Kehlkopfes beim Schluckakt

Da sich im Bereich des Rachens der Nahrungsweg und der Weg der Atemluft kreuzen, kann es hier zu Störungen, also zum ›Verschlucken‹ kommen. Beim Schlucken kontrahiert sich die Muskulatur des Mundbodens, dadurch wird der Kehlkopf angehoben und der Kehldeckel verschließt den Eingang zum Kehlkopf und damit zur Luftröhre. Aufgenommene Speisen oder Getränke werden automatisch in die Speiseröhre geleitet.

Bei Kindern bis zum Alter von drei Jahren ist der Schluckakt noch besonders störungsanfällig, sie sollen deshalb keine krümelige Nahrung erhalten z.B. Nüsse, Krokant, harte Kekse, da diese die Atemwege beim Verschlucken vollständig verschließen können und zum Ersticken führen. Die physiologische Reaktion auf Verschlucken ist starkes Husten, dieser befördert die Fremdkörper aus der Luftröhre in den Rachen bzw. in die Mundhöhle.

Verschlucken/Aspiration →S. 170, Band 2

Abb. 2 Häufiger Warnhinweis auf Gegenständen mit verschluckbaren Kleinteilen

Der Hinweis: „Dieses Produkt enthält Kleinteile, die von Kindern verschluckt werden können." muss ernst genommen werden, da Kleinkinder unbekannte Gegenstände oft in den Mund stecken, um sie zu erforschen.

2.2.2 Trachea

Die Trachea (Luftröhre) ist die 10–12 cm lange Verbindung zwischen dem Larynx und den Bronchien. Sie besteht aus 16–20 hufeisenförmigen Knorpelspangen (Cartilagines tracheales), die auf der dorsalen Seite muskulär verschlossen sind. Die Knorpelspangen sind durch Bänder miteinander verbunden. Die Trachea dient dem Lufttransport. Durch ihr starres Knorpelskelett wird sie offengehalten und kann durch den zur Einatmung notwendigen Unterdruck nicht zusammenfallen. Sie beginnt beim Erwachsenen auf der Höhe des 6.–7. Halswirbels, beim Neugeborenen auf der Höhe des 4. Halswirbels. Die Luftröhre ist aus folgenden Wandschichten aufgebaut (Abb. 3):

- **Tunica mucosa** mit einschichtigem hochprismatischem Flimmerepithel
- **Knorpelspangen** aus hyalinem Knorpel, an der dorsalen Seite aus glatten Muskelzellen
- **Tunica adventitia** aus Bindegewebe

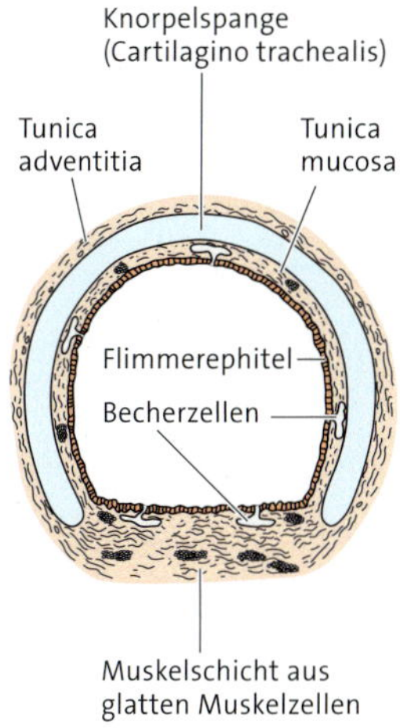

Abb. 3 Wandschichten der Trachea

Das Flimmerepithel der Trachea besitzt Klärfunktion, es transportiert Sekret und Fremdstoffe in Richtung Larynx. Im Flimmerepithel sind Becherzellen enthalten, die dünnflüssigen Schleim produzieren. Dieser feuchtet die Atemluft an, bindet Staubpartikel und wird mit einem Hustenstoß ausgeworfen.

2.2.3 Bronchien

Die Trachea spaltet sich in Höhe des 4. Brustwirbels an der ›**Bifurkation**‹ (Bifurcatio tracheae) in den **Bronchialbaum** auf. Beim Neugeborenen befindet sich die Bifurkation auf Höhe des 2. Brustwirbels. Im Alter verschiebt sie sich immer weiter nach kaudal, sodass sie sich beim alten Menschen in Höhe des 7. Brustwirbels befindet.

Bifurkation
anatomische Gabelung

Die Aufzweigung der Äste des Bronchialbaumes entspricht den Abschnitten der Lunge:

- rechter und linker Bronchus principalis (Hauptbronchus)
- rechts drei und links zwei Bronchi lobaris (Lappenbronchien)
- rechts zehn, links neun Bronchi segmentales (Segmentbronchien)
- Bronchi lobularis (Läppchenbronchien)
- Bronchioli terminales (Endbronchien)
- Bronchioloi respiratorii (Bronchiolen)
- Ductus alveolaris (Alveolargang)
- Sacculi alveolares (Alveolensäckchen)
- Alveoli pulmonis (Lungenbläschen, Alveolen), mit Kapillarnetz

Der rechte Hauptbronchus ist steiler, weiter und kürzer; dadurch gelangen aspirierte Fremdkörper meist in den rechten Hauptbronchus. Der flachere und engere Verlauf des linken Hauptbronchus ist durch die Lage des Herzens bedingt.

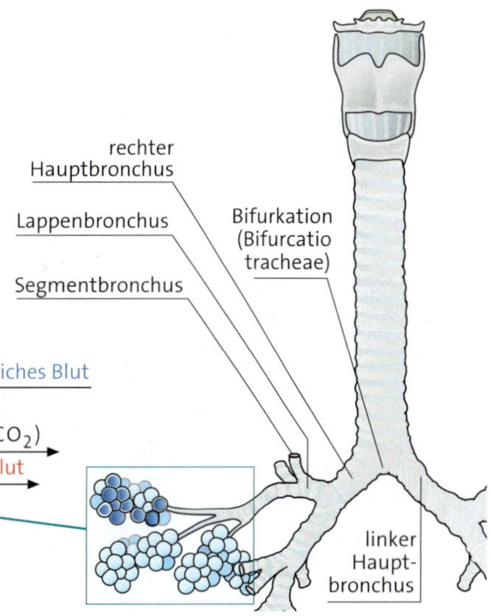

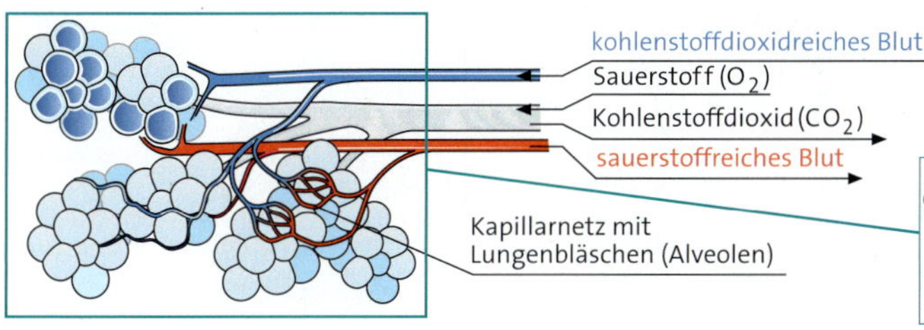

Abb. 4 Trachea mit Bronchialbaum und Alveolen

2.2.4 Lunge

Clavicula → S. 90

Die Lungen (Pulmones) liegen im Thorax. Sie überragen mit ihrem Apex pulmonalis (Lungenspitze) die ›Clavicula‹ um ca. 3 cm in der Höhe des 7. Halswirbels. Medial grenzen die beiden Lungen an das Mediastinum (Mittelfell), welches Herz, Brustteil von Luft- und Speiseröhre sowie die großen Gefäße, Nervenbahnen und den Thymus enthält. Kaudal ist die rechte Lungenbasis durch das Diaphragma von der Leber, die linke Lungenbasis von der Milz und dem Magen getrennt. Alle angrenzenden Strukturen hinterlassen auf der Lungenoberfläche Eindrücke (Impressiones). Die maximale Ausdehnung der Lungen reicht von der 1. Rippe bis zur 8. Rippe.

Dem Bronchialbaum entsprechend besteht die rechte Lunge aus drei **Lungenlappen (Lobi pulmonales)**, die linke aus zwei Lobi. Die Lungenlappen unterteilen sich ihrerseits in **Lungensegmente (Segmenta bronchopulmonalia)**, die sich wiederum in **Lungenläppchen (Lobuli pulmonales)** verzweigen.

Hilus
lat. = Stiel, Eintrittsstelle für Nerven und Gefäße

serös
ein serumähnliches Sekret absondernd oder aus Serum bestehend

Der Bronchialbaum tritt am ›Lungenhilus‹ gemeinsam mit Blutgefäßen und Lymphgefäßen in die Lungen ein, die von der **Pleura** (Brustfell) umgeben sind. Das Brustfell ist eine ›seröse‹ Haut, die die Lunge umschließt. Sie besteht aus zwei Blättern: der Pleura visceralis (Lungenfell) und der Pleura parietalis (Rippenfell).

Das Rippenfell ist fest mit den Rippen verwachsen, das Lungenfell liegt den Alveolen auf. Am Lungenhilus sind die beiden Pleurablätter miteinander verbunden. Zwischen den Pleurablättern befindet sich ca. 5 ml seröse Flüssigkeit. Die Pleurablätter haften durch Adhäsionskräfte gegeneinander verschiebbar aufeinander und können nicht voneinander wegbewegt werden. Aus diesem Grund folgen die Lungenflügel den Thoraxbewegungen bei der Atmung: Bei der Einatmung dehnen sich die Lungen den Rippen folgend aus, bei der Ausatmung fallen sie zusammen. Die Lungen entfalten sich durch den Unterdruck zwischen den Pleurablättern. Sie besitzen deshalb keine Eigenform, sondern passen sich ihrer Umgebung an.

Surfactant → S. 122

Beim Ungeborenen sind die Lungen noch nicht entfaltet. Das geschieht nach der Geburt mit dem ersten Schrei. Die Lungen werden durch die Atemmuskulatur gedehnt und füllen sich mit Luft. Der Pleuraspalt erhält seine Funktion. Voraussetzung ist das ›Surfactant‹, welches in den Alveolen gebildet wird und die Oberflächenspannung der Alveolen herabsetzt, so dass diese sich entfalten können. Das Surfactant wird erst ab der 24. Schwangerschaftswoche überhaupt und ab der 34. Schwangerschaftswoche in ausreichender Menge gebildet.

Abb. 2 Lage der Lungensegmente

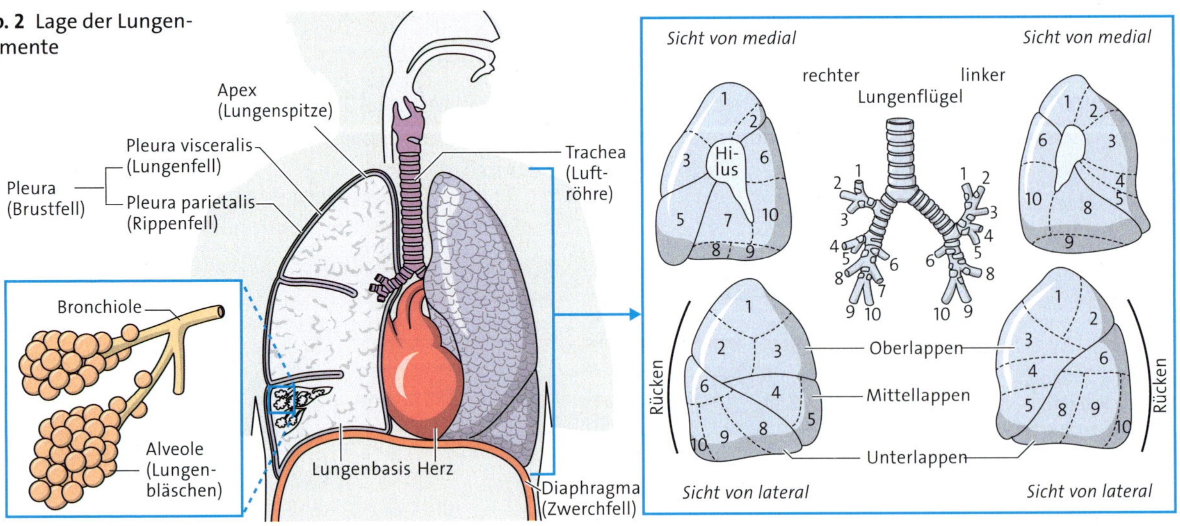

Die Entfaltung der Lunge ist ein aktiver Vorgang, der durch die Atemmuskulatur ermöglicht wird. Erfolgt eine verstärkte Ein- oder Ausatmung, wird die Atemhilfsmuskulatur eingesetzt.

Die Atemmuskeln werden zur Atmung in Ruhe eingesetzt:
- Diaphragma (Zwerchfell) zur Ein- und Ausatmung
- Mm. intercostales externi zur Einatmung
- Mm. intercostales interni zur Ausatmung

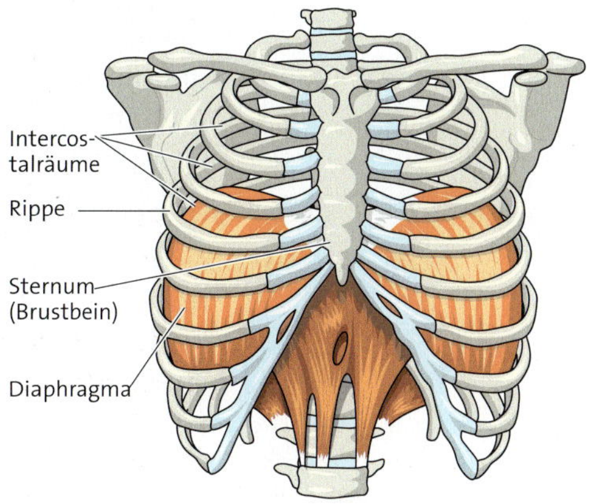

Abb. 3 Diaphragma in Ausatmungsstellung

Bei der Nutzung der Atemhilfsmuskeln können Ansatz und Ursprung vertauscht werden, indem die Hände aufgestützt werden und der Schultergürtel dadurch fixiert wird. Indem die Atemhilfsmuskulatur die Rippen hebt, wird der Thorax gedehnt und das mögliche Lungenvolumen vergrößert. Folgende Atemhilfsmuskeln dienen der Einatmung:
- M. pectoralis major und M. pectoralis minor
- M. serratus posterior superior und M. serratus posterior inferior
- Mm. scaleni
- M. sternocleidomastoideus
- M. trapezius
- M. erector spinae

Die Ausatmung wird durch weitere Atemhilfsmuskeln unterstützt:
- M. transversus abdominis, M. obliquus externus abdominis, M. obliquus internus abdomini sowie Beckenbodenmuskulatur
- M. rectus abdominis
- Teil des M. iliocostalis lumborum

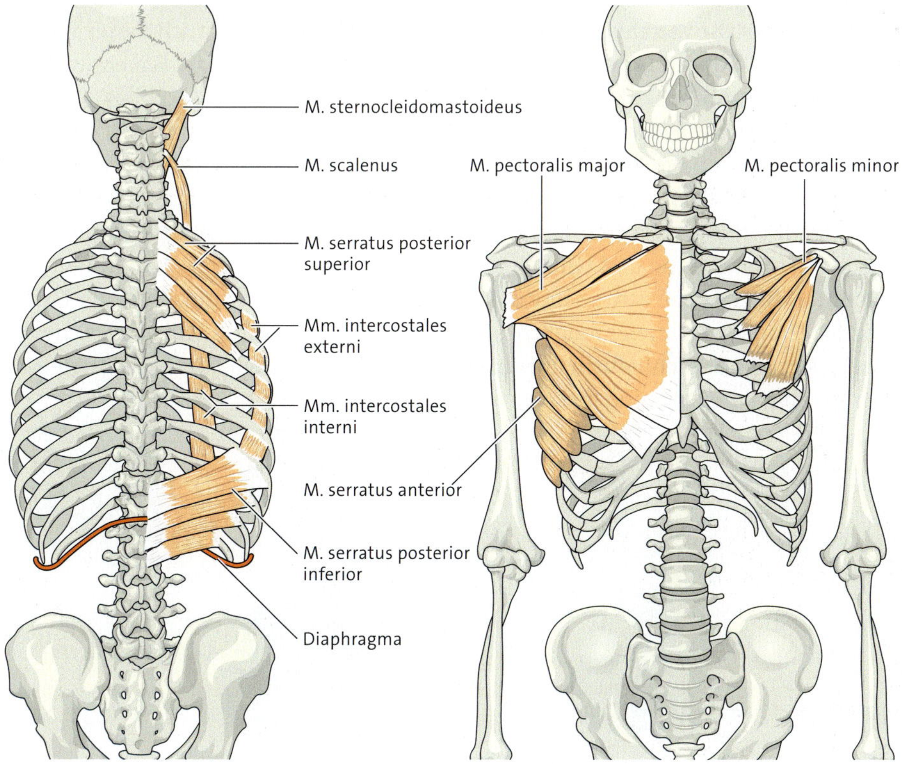

Abb. 4 Atem- und Atemhilfsmuskulatur

2.3 Atemphysiologie

2.3.1 Inspiration und Exspiration

Inspiration ist die Einatmung, bei diesem Vorgang wird Luft in die Lungen gesogen. Da die Lunge selbst sich nicht bewegen kann, erfolgt dieser Prozess über die Atemmuskulatur. Bei der Atmung in Ruhe, also ohne Anstrengung, werden dafür die Atemmuskeln: Zwerchfell/Diaphragma und die äußeren Zwischenrippenmuskeln/ Mm. intercostales externi benötigt. Bei der Inspiration unter Belastung werden zusätzlich die Atemhilfsmuskeln: Brustmuskulatur und Halsmuskulatur benötigt, der Thorax kann dadurch zusätzlich noch weiter aufgedehnt werden.

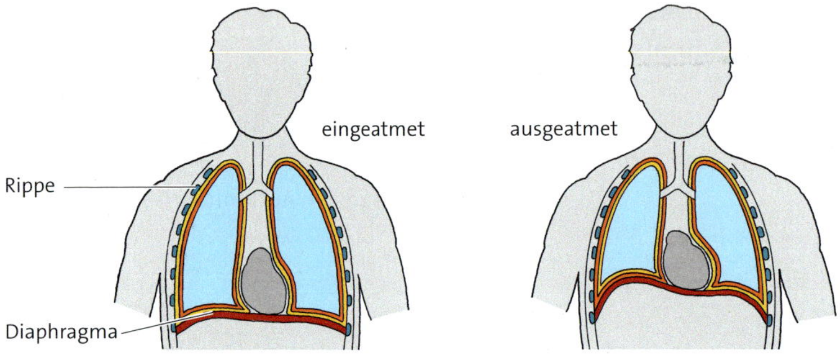

Abb. 1 Atembewegung (Bauchatmung)

Bei der Einatmung kontrahiert sich das Zwerchfell und flacht damit ab (Abb. 1), die äußeren Zwischenrippenmuskeln kontrahieren sich ebenfalls und heben damit die Rippen an. Beide Vorgänge führen dazu, dass sich das Volumen des Brustkorbes/Thorax vergrößert. Die Pleura folgt der Bewegung des Thorax und durch den Unterdruck im Pleuraspalt folgen die Lungenflügel ebenfalls dieser Dehnung, dadurch wird die Atemluft in die Lungenflügel gesogen.

COPD →*S. 492, Band 2*

Bei der Ausatmung, der **Exspiration**, werden die Rippen durch die Kontraktion der inneren Zwischenrippenmuskulatur/ Mm. intercostales interni nach unten gezogen und das Diaphragma entspannt sich. Beide Vorgänge führen dazu, dass die Luft aus den Lungenflügeln herausgepresst wird. Bei Lungenerkrankungen, z.B. der ›COPD‹, oder einer bewusst verlängerten Ausatmung beim Singen muss auch dieser Prozess durch Atemhilfsmuskulatur unterstützt werden. Dazu gehören die Bauchmuskulatur und die Rückenmuskulatur.

Die Atmung, bei der ausschließlich die Rippen den Brustkorb dehnen, wird als Brustatmung bezeichnet. Die Atmung, bei der ausschließlich über das Diaphragma der Unterdruck erzeugt wird, wird als Bauchatmung bezeichnet. Die Atmung erfolgt in der Regel als Mischung zwischen Bauch- und Brustatmung. Bei Frauen überwiegt der Anteil der Brustatmung und bei Männern der Bauchatmung. Zwei Ausnahmen sind bekannt: Neugeborene atmen nur über die Bauchatmung, da im Liegen die Entfaltung des Thorax nur schwer möglich ist. Schwangere im neunten Monat der Schwangerschaft atmen ausschließlich über die Brustatmung, da durch das Ungeborene kein Platz für eine Bauchatmung mehr ist.

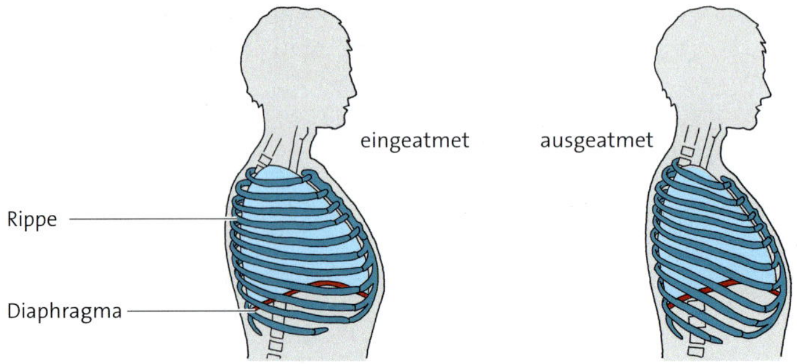

Abb. 2 Atembewegung (Brustatmung)

2.3.2 Lungenvolumen und Atemfrequenz

Die Lunge ist ein Hohlorgan, welches sich nach der Geburt mit dem ersten Schrei des Neugeborenen mit Luft füllt. Dieser Prozess wird als die Entfaltung der Lungenflügel bezeichnet und im Normalfall bleiben beide Lungenflügel bis zum Tod mit Luft gefüllt. Diese Luft wird mit jedem Atemzug teilweise ausgetauscht. Je nach Atemintensität wird dabei mehr oder weniger Luft aufgenommen und abgegeben.
Die Menge der aufgenommen Luft und damit auch des aufgenommenen Sauerstoffs wird über das Atemvolumen und die Atemfrequenz gesteuert. Beide werden bei Belastung gesteigert.

Bezeichnung	Beschreibung	Erwachsener
Atemzugvolumen	Menge an Atemluft, die bei einem Atemzug in Ruhe aufgenommen bzw. abgegeben wird	500 ml, 6–7 ml/kg Körpergewicht
Inspiratorisches Reservevolumen	Luftmenge, die nach normaler Einatmung maximal zusätzlich eingeatmet werden kann	1,5–3 l
Exspiratorisches Reservevolumen	Luftmenge, die nach normaler Ausatmung maximal zusätzlich ausgeatmet werden kann	1–1,5 l
Vitalkapazität	Luftmenge, die nach maximaler Einatmung maximal ausgeatmet werden kann; sie setzt sich aus Atemzugvolumen und inspiratorischen und exspiratorischen Reservevolumen zusammen	3–5 l
Residualvolumen	Restvolumen, welches immer in den Luftwegen verbleibt und nicht ausgeatmet werden kann, es dient zum Entfalten der Lungenflügel	1,2 l
FRC funktionelle Residualkapazität	ergibt sich aus exspiratorischem Reservevolumen und Residualvolumen	2,2 l; 34 ml/kg Körpergewicht
Totalkapazität	Summe aus Vitalkapazität und Residualvolumen	4,2–6,2 l
Ein-Sekunden-Kapazität	Luftvolumen, welches innerhalb der ersten Sekunde nach maximaler Einatmung ausgeatmet wird; dieser Wert wird zur Verlaufskontrolle bei chronischen Atemwegserkrankungen bestimmt	75 %; bei älteren Menschen 70%

Tab. 1 Messgrößen des Atemvolumens (siehe auch Abb. 1 auf der folgenden Seite)

Für Säuglinge und Kleinkinder ist das Atemzugvolumen in den absoluten Werten geringer. Generell gilt für jedes Lebensalter, dass das AZV 6–7 ml/kg Körpergewicht beträgt. Das Totraumvolumen beträgt in jedem Lebensalter 2 ml/kg Körpergewicht. Ebenso werden die anderen Messgrößen prozentual errechnet. Bei den Standardwerten für Erwachsene wird ein Körpergewicht von 75 kg angenommen. Die funktionale Residualkapazität unterscheidet sich: Bei Säuglingen und Neugeborenen beträgt sie 30ml/kg Körpergewicht, beim Erwachsenen 35 ml/kg Körpergewicht. Die alveoläre Ventilation beträgt beim Erwachsenen 50–60 ml/kg Körpergewicht und beim Neugeborenen 100–150 ml/kg Körpergewicht. Als alveoläre Ventilation wird der Anteil des Atemzugvolumens pro Minute bezeichnet, der tatsächlich die Alveolen erreicht und somit für den Gasaustausch zur Verfügung steht.
Singen stellt eine gut Möglichkeit dar, das Atemvolumen zu trainieren. Einerseits wird für das Halten langer Töne ein größeres Atemvolumen benötigt und anderseits bereitet Singen Freude, so dass der Trainingseffekt ganz nebenbei passiert.

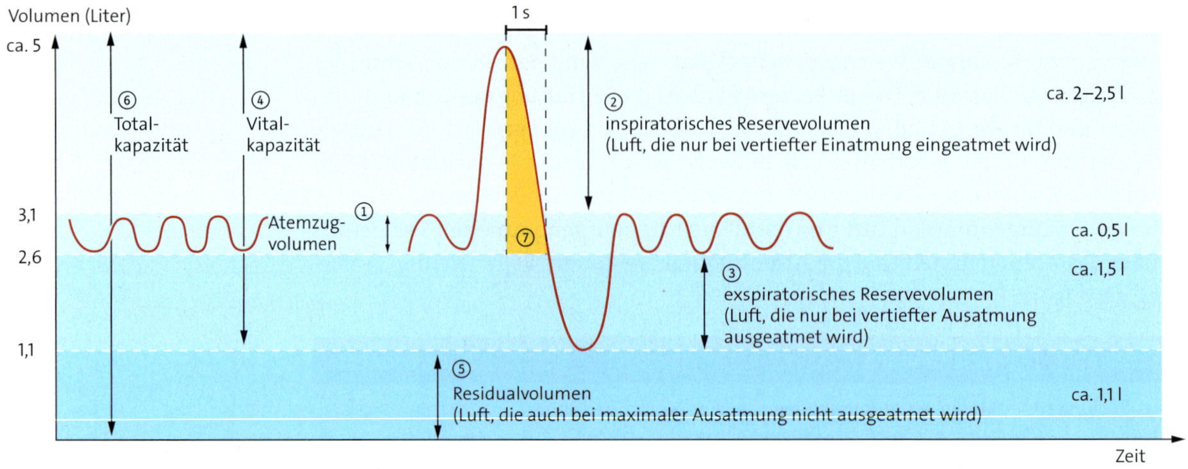

Lungenvolumina: Atemzugvolumen ①, Volumen, welches bei Ruheatmung pro Atemzug aus- und eingeatmet wird; inspiratorisches Reservevolumen ②, Volumen, das nach normaler Ruheinspiration noch eingeatmet werden kann; exspiratorisches Reservevolumen ③, Volumen, das nach normaler Ruheexspiration noch ausgeatmet werden kann; Vitalkapazität ④, Volumen, das nach tiefster Inspiration maximal ausgeatmet werden kann; Residualvolumen ⑤, Volumen, welches nach tiefster Exspiration in der Lunge zurückbleibt; Totalkapazität ⑥, Lungenvolumen nach maximaler Inspiration; Ein-Sekunden-Kapazität ⑦, Volumen, das innerhalb einer Sekunde nach maximaler Inspiration ausgeatmet werden kann

Abb. 1 Lungenvolumina

Mit der **Atemfrequenz** wird die Anzahl der Atemzüge pro Minute bezeichnet. In Ruhe beträgt sie:

- Beim Erwachsenen in Ruhe:10–15, unter Belastung 40–50 Atemzüge pro Minute
- Beim Kleinkind 20–25 Atemzüge pro Minute
- Beim Neugeborenen 30–40 Atemzüge pro Minute

Da im Alter die Elastizität der Lunge abnimmt, erfolgt die Intensivierung der Atmung dann in zu einem großen Teil über eine Steigerung der Atemfrequenz.
Die Atemfrequenz beträgt bei Frühgeborenen 50–60/min, Neugeborenen beträgt 30–40/min, bei Säuglingen 25–30/min, Kleinkindern 20–25/min, Schulkindern 18–20/min und Jugendlichen 16–18/min.

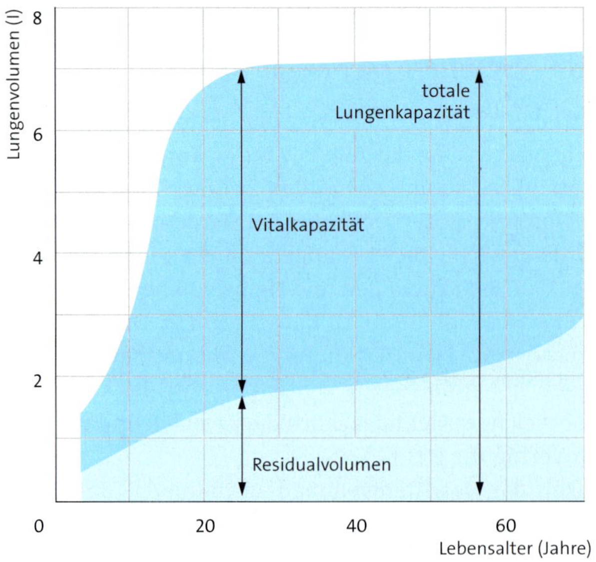

Abb. 2 Residualvolumen und Vitalkapazität ändern sich mit dem Lebensalter.

2.3.3 Steuerung der Atmung

Die Atmung wird im Atemzentrum des ›ZNS‹ gesteuert, man spricht hier von Atemregulation. Das Atemzentrum liegt zum größten Teil in der ›Medulla oblongata‹; Anteile des ›Hirnstamms‹ und der ›Großhirnrinde‹ können ebenfalls Steuerungsaufgaben bezüglich der Atmung übernehmen. Diese Zentren werden durch chemische und mechanische Faktoren gereizt.

ZNS → S. 156
Medulla oblongata → S. 160
Hirnstamm → S. 160
Großhirnrinde → S. 157

Chemische Faktoren	Mechanische Faktoren
Steigerung des ›Kohlenstoffdioxid-Partialdrucks‹ (pCO_2) Abnahme des Sauerstoff-Partialdruckes (pO_2) Veränderungen des Blut-pH-Wertes	Dehnung des Lungengewebes Dehnung der Atemmuskeln

Tab. 1 Chemische und mechanische Faktoren der Atemregulation

Partialdruck
Druck eines Gases in einem Gasgemisch, der beim Entfernen aller anderen Gasgemischbestandteile übrig bleibt; die Summe aller Partialdrücke eines Gasgemisches ergibt den Gesamtdruck.

Neben den chemischen und mechanischen Reizen gibt es auch noch weitere, unspezifische Atemantriebe:
- Fieber
- Schmerz
- Aufregung (Adrenalinausschüttung)
- Schwangerschaft (Progesteronausschüttung)
- Blutdruck

Dehnungsrezeptoren in der Wand der Luftröhre und der Bronchien sowie in den Muskelspindeln der Atemmuskeln leiten die Dehnungsreize an das Atemzentrum weiter. Chemische Reize werden durch Chemosensoren im Hirnstamm und in großen Blutgefäßen (A. carotis communis, Aortenbogen) weitergeleitet.

Die **Steuerung der Atmung** erfolgt reflektorisch und chemisch sowie willkürlich. Reflektorisch wird die Atmung über den N. vagus reguliert. Hier bestimmen Dehnungsreize in den Alveolen das Ende der Einatmung. Durch diesen Effekt wird die Überdehnung der Alveolen und damit der Lunge verhindert.
Die chemische Regulation der Atmung erfolgt hauptsächlich über den pCO_2 im Blut. Steigt der pCO_2 an, wird die Atmung intensiver, damit vermehrt Kohlenstoffdioxid an die Außenluft abgegeben werden kann. Auch die Erhöhung der H^+-Ionen-Konzentration (pH-Wert-Abfall) sowie ein Abfall des pO_2 im Blut führen zu einer gesteigerten Atmung.
Bei Frühgeborenen vor der 33. SSW kann es zu Anpassungsstörungen der Atmung kommen, wenn auf Grund der mangelnden Hirnreife der Atemreiz noch nicht ausgebildet ist. Diese Kinder müssen beatmet werden. Die Beatmung wird in diesem Fall sehr behutsam dosiert.
Die Regulation der Atmung ist bei chronischen Lungen- oder Herzerkrankungen pathologisch verändert. Durch einen permanent erhöhten pCO_2 im Blut werden die entsprechenden Rezeptoren unempfindlich gegen Kohlenstoffdioxid, der pO_2 wird führender Atemantrieb. Würde Menschen mit diesen Erkrankungen ununterbrochen Sauerstoff zugeführt, käme es zum Atemstillstand (**Asphyxie**), da an den Chemorezeptoren ein ausreichender pO_2 gemessen und dadurch der Atemantrieb entfallen würde.

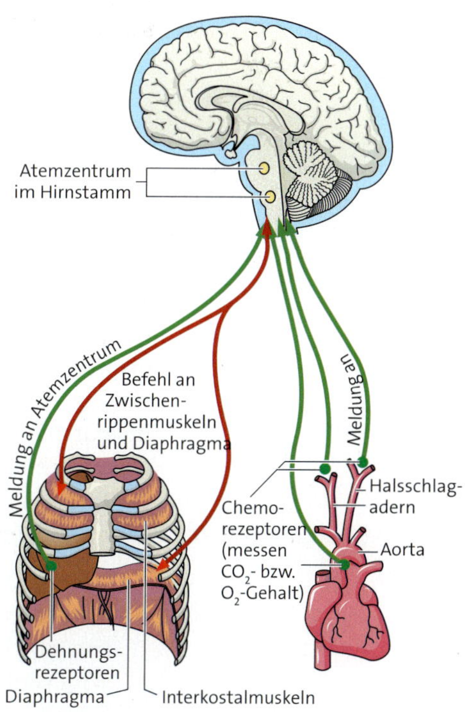

Abb. 3 Komponenten der Atemregulation

2.3.4 Gasaustausch

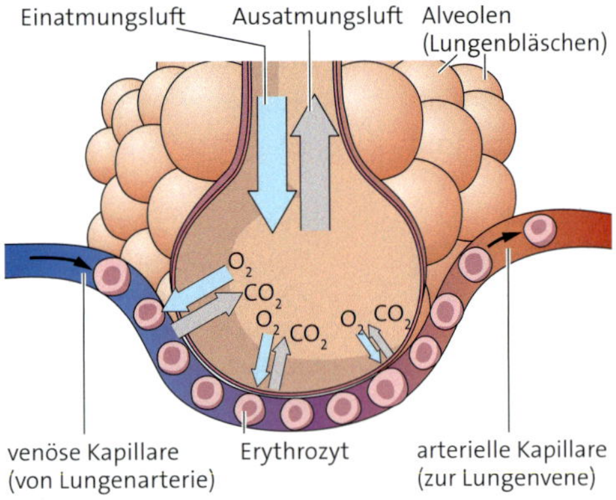

Abb. 1 Gasaustausch in den Alveolen

Unter Gasaustausch wird der Austausch von Sauerstoff und Kohlenstoffdioxid an der Blut-Luft-Schranke in den Alveolen verstanden. Die Blut-Luft-Schranke ist der Bereich der Alveolen, an dem Alveolarmembran und Kapillarmembran miteinander verschmolzen sind.

Die Entfaltung der Alveolen wird durch das ›Surfactant‹ ermöglicht. Dieses setzt die Oberflächenspannung der Alveolen herab und erleichtert deren Entfaltung. Surfactant wird beim Fötus ab der 24. Schwangerschaftswoche gebildet, und ab der 34. Schwangerschaftswoche in ausreichender Menge. Bei einer Geburt vor diesem Termin kann es deshalb zu Atemproblemen mit einer fehlenden oder unvollständigen Entfaltung der Lunge des Neugeborenen kommen, dies führt zum ›Atemnotsyndrom‹.

Bei der Atmung wird über die Einatmung sauerstoffreiche Umgebungsluft in die Atemwege geleitet, diese durchmischt sich mit der dort befindlichen Luft (Residualvolumen). In den Alveolen diffundieren die Sauerstoffmoleküle durch die Alveolarmembran und die Kapillarmembran in das vorbeiströmende Blut. Gleichzeitig diffundiert Kohlenstoffdioxid aus dem Blut in die Alveolen. Es werden ca. vier Volumenprozent Sauerstoff und Kohlenstoffdioxid ausgetauscht. Die sauerstoffarme, aber kohlenstoffdioxidreiche Luft wird bei der Ausatmung an die Umgebung abgegeben (Abb. 1).

Surfactant
englisches Kunstwort für surface active agent = oberflächenaktive Substanz

Atemnotsyndrom des Neugeborenen
Lungenfunktionsstörung auf Grund mangelnder Entfaltung der Lunge; häufigste Todesursache bei Neugeborenen

> Bei der Beatmung kann die Ausatemluft verwendet werden, da sie immer noch ca. 16 % Sauerstoff beinhaltet. Dies reicht zur Überbrückung einer lebensbedrohlichen Situation aus.

Der Gasaustausch in der Lunge

Hämoglobin → S. 193
Erythrozyten → S. 193

2.3.5 Gastransport im Blut

Sauerstoff wird im Blut zum größten Teil chemisch an ›Hämoglobin‹ gebunden (HbO_2) und von den ›Erythrozyten‹ durch das Gefäßsystem transportiert. Ein kleiner Teil (ca. 10 %) wird physikalisch im Blut gelöst.

Kohlenstoffdioxid wird zu 10 % physikalisch im Blut gelöst, zu 10 % chemisch an Hämoglobin gebunden ($HbCO_2$) und zu 80 % chemisch umgesetzt:

Kohlenstoffdioxid reagiert mit Wasser zu Kohlensäure (H_2CO_3), wobei Kohlensäure in Bikarbonat (HCO_3) und ein Wasserstoffproton (H^+) zerfällt. Diese Reaktion findet ständig in beide Richtungen statt und gehört zu den wichtigsten ›Puffersystemen‹ im Blut. Die Atmung ist damit an der Aufrechterhaltung des pH-Wertes im Blut ganz wesentlich beteiligt. Der Verbrauch von Sauerstoff und die Produktion von Kohlenstoffdioxid in den Zellen erfolgt durch die Zellatmung (innere Atmung). Dieser Vorgang findet in den ›Mitochondrien‹, die Diffusion der Gase an der Zellmembran statt.

Puffer
Substanz, die die starke Änderung eines pH-Wertes nach Zugabe von Säuren oder Basen verhindert

Mitochondrien → S. 18

> Kohlenstoffmonoxid, ein farb- und geruchloses Gas, das bei Verbrennungen entsteht, bindet sich an die gleichen Stellen des Hämoglobins wie Sauerstoff. Wird vermehrt Kohlenstoffmonoxid eingeatmet, werden die Bindungsstellen besetzt und es kann kein Sauerstoff mehr transportiert werden. Es kommt zu einer lebensbedrohlichen Kohlenstoffmonoxidvergiftung.

2.4 Veränderungen über die Lebensspanne

Bei alten Menschen kommt es zur Verdickung der Alveolarwand und zum Verlust von Alveolen (Abb. 2). Hierdurch wird der Gasaustausch beeinträchtigt. Das Lungengewebe schrumpft (atrophiert) und verliert an Effektivität. Gleichzeitig nimmt die Zahl der Lungenkapillaren ab, sodass sich die Gasaustauschfläche insgesamt erheblich verkleinern kann. Die maximale Sauerstoffaufnahme ist im Alter daher herabgesetzt. Der Brustkorb wird aufgrund von Kalkeinlagerungen im Alter zunehmend starrer. Gleichzeitig krümmt sich die Brustwirbelsäule nach vorne, sodass sich der Brustkorb nur noch eingeschränkt nach außen erweitern kann. Im Alter überwiegt daher die Bauchatmung. Das Hustenzentrum verliert im Alter ebenfalls an Funktion, sodass die Reinigungsfunktion des Hustens im Alter nicht mehr so effektiv ausfällt und Infektionen hierdurch begünstigt werden.

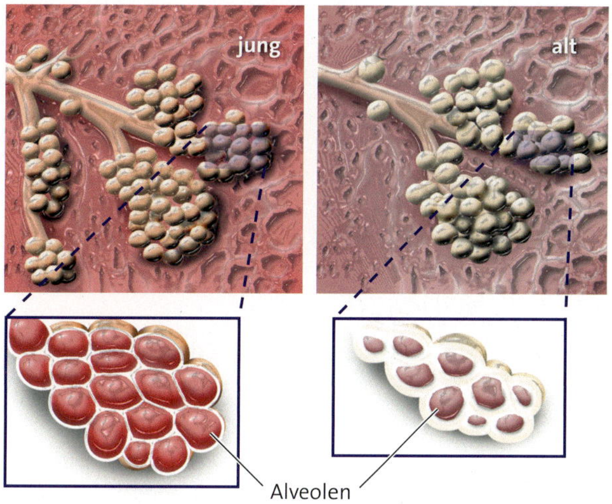

Abb. 2 Lungenveränderungen im Alter

Neugeborene und Säuglinge	Es können Anpassungsstörungen in der Neugeborenenphase auftreten, der Atemreiz kann aussetzen und es kann zum Atemstillstand kommen. Die Atmung wird durch Pflegepersonen beobachtet.
Kleinkinder	Bei Kleinkindern und Schulkindern ist der Lymphatische Rachenring besonders aktiv und die Rachenmandel und die Gaumenmandeln erreichen ihre Maximalgröße. Diese können die Atmung behindern und im Rahmen von Erkältungen die Eustachische Röhre verlegen und so zu Mittelohrentzündungen führen.
Pubertierende	Während der Pubertät kommt es zum Stimmbruch: Aus der Kinderstimme entwickelt sich die erwachsene Stimmlage. Unter dem Einfluss des Testosterons kommt es bei Jungen zum Wachstum des Kehlkopfes und damit zum Wachstum der Stimmbänder – eine tiefe Stimmlage wie Tenor und Bass entsteht. Auch bei Mädchen wächst der Kehlkopf, allerdings weniger stark, so dass Sopran und Altstimmlagen entstehen.
Erwachsene	Bei Frauen sinkt die Stimmlage mit dem Klimakterium auf Grund der fehlenden Östrogene ab, so dass ältere Frauen häufig tiefere Stimmen haben als sehr junge Frauen.
Alte und Hochbetagte	Aufgrund des Elastizitätsverlustes der Gewebe im Alter sinken die Lungenvolumina ab. Die Infektionsgefahr steigt, da das Immunsystem weniger aktiv ist und im Alter die Filterfunktion der Flimmerhärchen und der Hustenreiz abnehmen. Ebenso sinkt der Atemantrieb. Im Alter steigt die Stimmlage bei Männern durch die sinkende Testosteronproduktion. Die Stimme kann im Alter leise und kraftlos werden, aufgrund der geringeren Spannung des gesamten Stimm- und Atemapparates. Logopädie bzw. Singen wirken dem entgegen.

Wiederholungsfragen

1. Beschreiben Sie den Weg eines Sauerstoffmoleküls von der Einatmung über die Nase bis zur Bindung an einen Erythrozyten.

2. Nennen Sie fünf Aufgaben der Atmungsorgane.

3. Begründen Sie, warum Menschen, die an COPD erkrankt sind, nicht kontinuierlich, also ununterbrochen, mit reinem Sauerstoff beatmet werden dürfen.

4. Erläutern Sie die Vorgänge am Kehlkopf während der Pubertät. Vergleichen Sie dabei Jungen und Mädchen.

5. Erläutern Sie in allgemein verständlichen Worten die positive Wirkung des Singens auf die Atmung.

6. Was versteht man unter Vitalkapazität?

2.5 Ausgewählte Erkrankungen

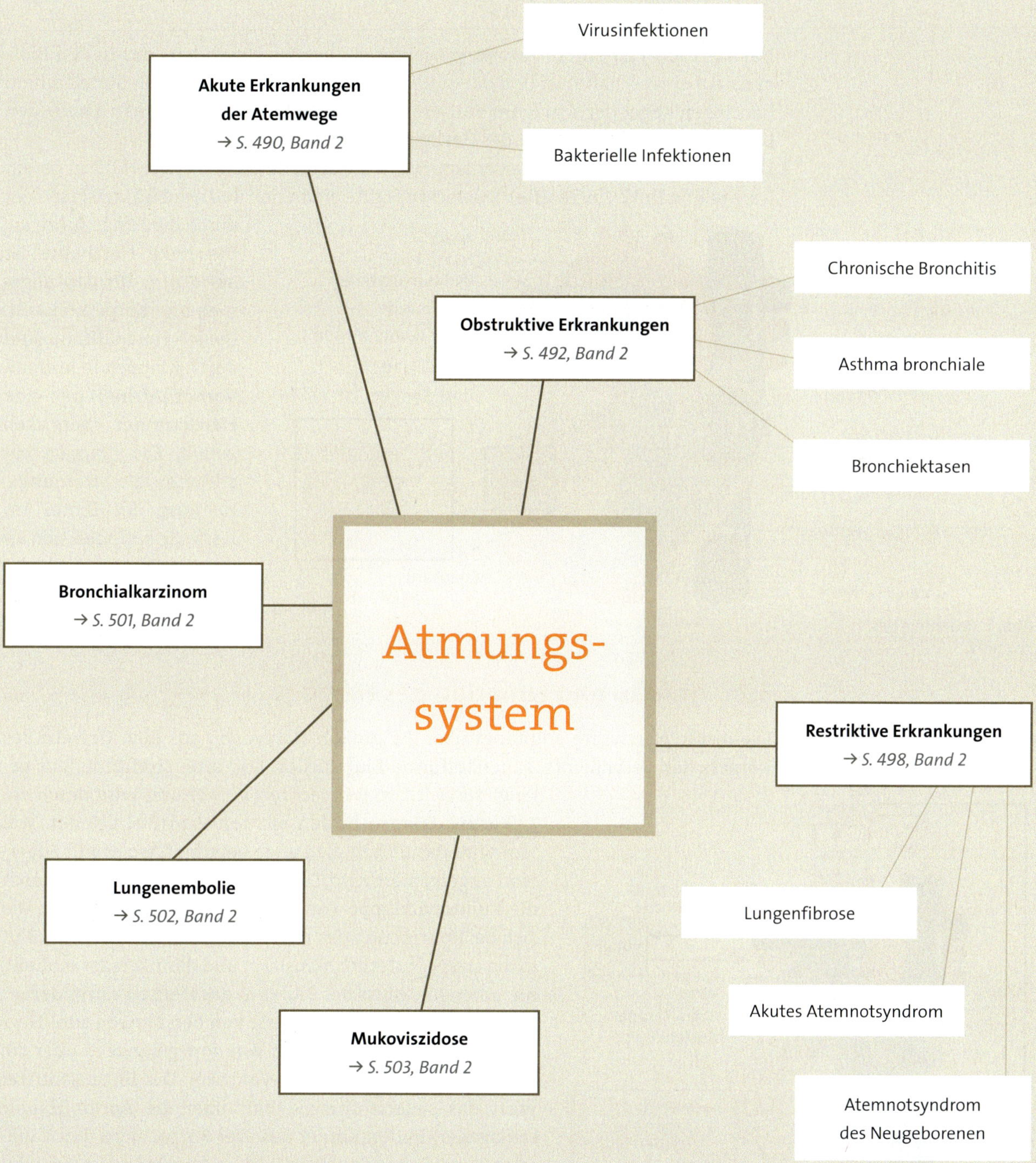

3 Herz-Kreislauf-System

3.1 Lage des Herzens

Das Herz (Cor) ist ein aus Muskelgewebe bestehendes Hohlorgan, das in den Blutkreislauf eingeschaltet ist und der Blutbeförderung im Körper dient. Es ähnelt einem bauchigen Kegel, der schräg im mittleren und linken Brustkorb zwischen den beiden Lungenflügeln liegt und mit der Herzspitze nach links unten zeigt.
Das Herz ist durch eine längsverlaufende, feste Scheidewand in zwei Hälften geteilt (rechte und linke Herzhälfte). Die rechte Hälfte treibt den Teil des Blutkreislaufs, der durch die Lunge führt, an. Die linke Herzhälfte ist der Motor für den allgemeinen Körperkreislauf. Beide Herzhälften sind durch Klappen in je einen **Vorhof** (Atrium) und eine **Herzkammer** (Ventrikel) geteilt. Die Klappen bestimmen die Strömungsrichtung des Blutes im Herz. Sie befinden sich an der Einlass- und an der Auslassseite jedes Ventrikels.

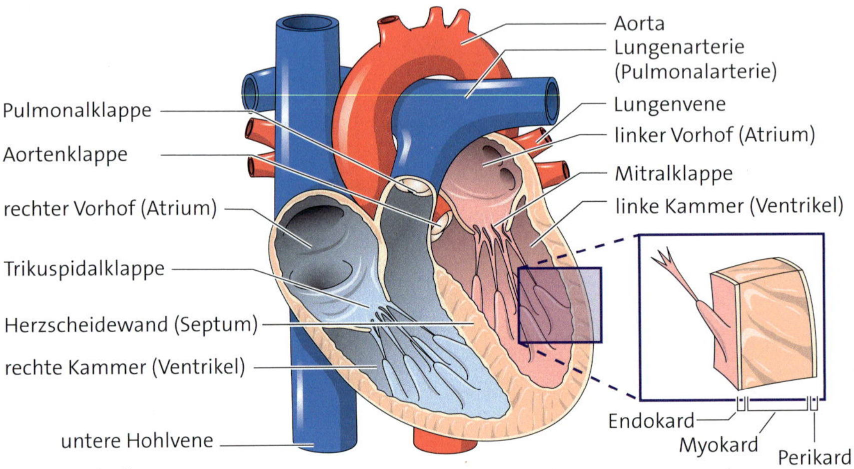

Abb. 1 Anatomie des Herzens

3.2 Aufbau und Funktion des Herzens

Die rechte Herzhälfte empfängt über die großen Hohlvenen aus dem Gewebe des Körpers das verbrauchte, sauerstoffarme Blut zurück. Das sauerstoffarme Blut gelangt zunächst in den rechten Vorhof und wird durch die **Trikuspidalklappe** in den rechten Ventrikel geleitet. Von hier wird das Blut in die Lunge gepumpt, wo es mit Sauerstoff angereichert wird. Die rechte Herzkammer wird durch die **Pulmonalklappe** von der Lungenarterie getrennt, die sich bei Kontraktion des rechten Ventrikels öffnet, das Blut in die Lungenarterie hinauslässt und dann wieder schließt, um einen Rückfluss des Blutes in das Herz zu verhindern.
Das sauerstoffreiche Blut fließt von den Lungen zum Herz zurück in den linken Vorhof. Von dort gelangt es über die **Mitralklappe** in den linken Ventrikel. Der linke Ventrikel wirft das sauerstoffreiche Blut über die **Aorta** (Hauptschlagader) in den Körper aus. Der Körper wird durch diesen Mechanismus in rhythmischen Abständen immer wieder mit sauerstoffgesättigtem Blut versorgt.
Ähnlich wie die Pulmonalklappe funktioniert in der linken Herzhälfte die **Aortenklappe**. Die Aortenklappe öffnet sich, wenn sich der linke Ventrikel zusammenzieht. Das Blut fließt in die Aorta ab, woraufhin sich die Aortenklappe wieder schließt, damit kein Blut in den linken Ventrikel zurückströmt.

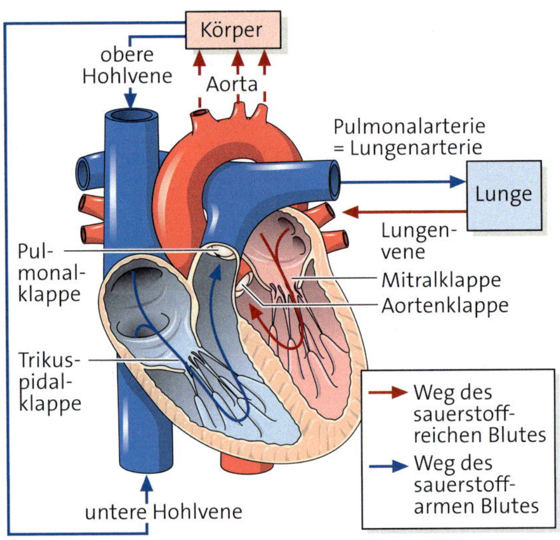

Abb. 2 Herzklappen

Die Herzklappen beginnend vom rechten Vorhof in Richtung des Blutflusses lassen sich mit diesem Satz gut merken: „Täglich pulsiert meine Aorta."

1. Trikuspidalklappe,
2. Pulmonalklappe,
3. Mitralklappe
4. Aortenklappe

Beide Ventrikel kontrahieren sich rhythmisch und synchronisiert, d.h., sie ziehen sich in regelmäßigen Abständen nahezu gleichzeitig zusammen. Die Phase der Kontraktion wird als **Systole** bezeichnet (Abb. 3). Die Phase des Erschlaffens nach einer Systole bezeichnet man als **Diastole**. In der Diastole strömt erneut Blut von den Vorhöfen in die Herzkammern.

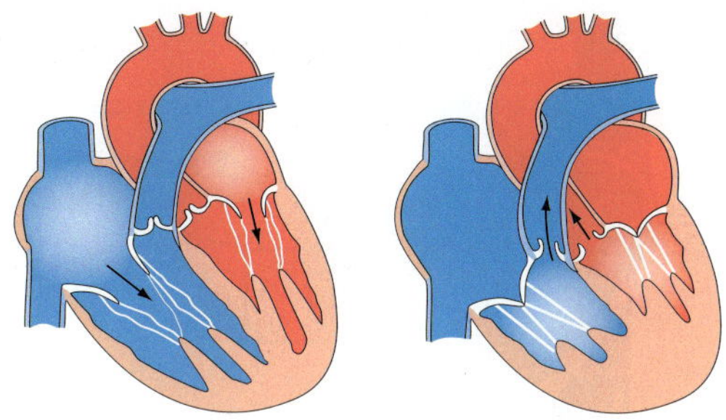

Abb. 3 Arbeitsrhythmus des Herzens

Der Beginn der Systole ist nach außen hin mit einem Stethoskop als dumpfer Herzton zu hören. Diesen Ton bezeichnet man auch als **ersten Herzton**. Nach Beginn der Systole schließen sich die Aorten- und Pulmonalklappe ruckartig, damit das Blut anschließend nach vorne in die Lungenarterie bzw. in die Aorta fließen kann. Dieser Klappenschluss ist als etwas hellerer Schließton zu hören und wird als **zweiter Herzton** bezeichnet.

Jede Systole verursacht eine Druckwelle, die durch den Körper zieht und an mehreren Stellen als **Puls** getastet werden kann. Die Leistungsfähigkeit des Herzens setzt sich aus zwei grundlegenden Faktoren zusammen: Aus der Schlagkraft, die durch die Kontraktionsleistung der Ventrikel entsteht, und aus der ›Herzfrequenz‹. In einem gewissen Umfang kann eine verminderte Schlagkraft des Herzens durch eine Steigerung der Herzfrequenz kompensiert werden. Sportler, die durch Training eine höhere Auswurfleistung des Herzens aufweisen, haben oft niedrigere Herzfrequenzen. Die Herzfrequenz entspricht in der Regel dem getasteten Puls. Die Herzfrequenz ist abhängig von vielen Faktoren. Sie liegt beim gesunden Erwachsenen um 60 bis 80 Kontraktionen pro Minute. Folgende Faktoren sind häufig für Veränderungen der Herzfrequenz verantwortlich:

Herzfrequenz
Die Häufigkeit des Herzschlags pro Minute

Steigerung der Herzfrequenz	Absinken der Herzfrequenz
körperliche Aktivität	körperliche Ruhe
emotionale Belastung	Schlaf
Fieber	Trainingseffekt bei Sportlern
Überfunktion der Schilddrüse (Hyperthyreose)	Schilddrüsenunterfunktion (Hypothyreose)
Unterwässerung (Exsikkose)	Nebenwirkung bestimmter Medikamente, z. B. Digitalis, β-Blocker
Blutarmut (Anämie)	
Sauerstoffarmut (Hypoxie)	
Kaffee, Tee, Alkohol, Nikotin	
Herzschwäche (Herzinsuffizienz)	

3.2.1 Aufbau der Herzwand

Die Herzwand ist dreischichtig aufgebaut. Sie besteht aus den folgenden Schichten:
- Endokard (Herzinnenhaut)
- Myokard (Herzmuskelschicht)
- Epikard (inneres Blatt des Herzbeutels)

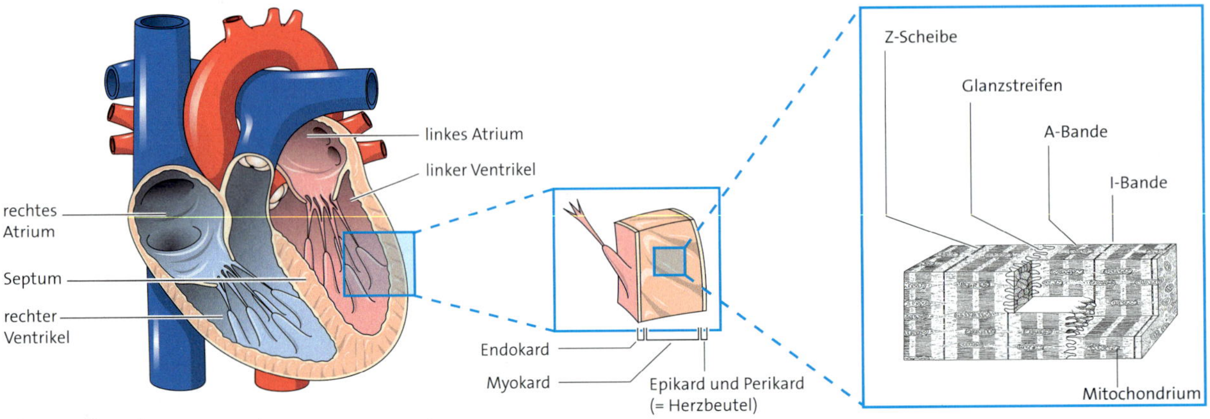

Abb. 1 Aufbau der Herzwand

Plattenepithel → S. 23
Bindegewebe → S. 25
Endothel → S. 23

Das **Endokard** besteht aus einer einschichtigen ›Plattenepithelschicht‹ und einer elastischen ›Bindegewebsschicht‹. Diese elastische Schicht (Stratum) dient dazu, dass das ›Endothel‹ verschieblich ist und den Herzaktionen folgen kann. Im Endokard selbst sind keine Blutgefäße enthalten. Es wird durch Diffusion aus dem Blut in den Herzvorhöfen und -kammern ernährt.

glatte Muskulatur → S. 27

Das **Myokard** besteht aus Herzmuskelgewebe. Herzmuskelgewebe ist ein eigenständiges Gewebe. Es erscheint im Mikroskop quergestreift und ist sehr effektiv in seiner Kontraktionskraft, hat aber die Eigenschaften der ›glatten Muskulatur‹: Glanzstreifen zur Stabilisierung der Zellen und zur ununterbrochenen Muskelarbeit. Das Herzmuskelgewebe ist nicht willkürlich steuerbar.

Herzinsuffizienz → S. 522, Band 2
Fetalkreislauf → S. 134

Das Myokard ist im Bereich der Kammern aus drei Schichten spiralförmig und netzartig aufgebaut, um die Kontraktionen effektiv zu ermöglichen. Im Bereich der Vorhöfe ist das Myokard aus zwei Schichten aufgebaut. Die einzelnen Herzmuskelzellen werden von jeweils einer Blutkapillare mit nährstoffreichem und sauerstoffreichem Blut versorgt. Im Fall einer ›Herzinsuffizienz‹ sind die Herzmuskelzellen so stark hypertrophiert, dass diese Kapillare nicht mehr zur Versorgung ausreichend ist. Das Myokard ist entsprechend der Belastung beim Erwachsenen im Bereich der linken Herzkammer am stärksten aufgebaut. Im ›Fetalkreislauf‹ ist die rechte Herzkammer stärker belastet. Aus diesem Grund ist beim Fetus und beim Neugeborenen das Myokard der rechten Herzkammer kräftiger als das der linken Herzkammer. Auf dem Myokard befindet sich eine dünne Schicht aus Fettgewebe. Darin sind die Herzkranzgefäße eingebettet und das Fettgewebe gibt dem Herz eine rundliche Form.

Das **Epikard** besteht aus einschichtigem Plattenepithel bzw. kubischem Epithel, dem Mesothel, und einer dünnen Schicht aus Bindegewebe.

3.2.2 Herzbeutel (Perikard)

Das Herz ist von einem sogenannten Herzbeutel umgeben. Ähnliche Strukturen gibt es auch an der Lunge (Brustfell/›Pleura‹) und den Bauchorganen (Bauchfell/›Peritoneum‹). Sie sorgen dafür, dass die umhüllten Organe fast reibungsfrei gleiten und sich bewegen können. Dadurch wird Energie gespart. Das Herz bewegt sich im Herzbeutel bei jeder Kontraktion.

Pleura → S. 116
Peritoneum → S. 68

Der Herzbeutel ist aus einem inneren (viszeralen) und einem äußeren (parietalen) Blatt aufgebaut. Beide bestehen aus Mesothel und Bindegewebe. Das viszerale Blatt wird als **Epikard** und das parietale Blatt als **Perikard** bezeichnet. Die innere Oberfläche der beiden Blätter ist spiegelglatt und glänzend und sie liegen sich gegenüber. Zwischen den Blättern befindet sich der Herzbeutelspalt bzw. die Herzbeutelhöhle. Diese ist mit seröser Flüssigkeit gefüllt, die das Gleiten ermöglicht. Weitere Aufgaben des Herzbeutels sind: Schutz vor Überdehnung und Fixieren des Herzens an seiner Position. Das Perikard ist mit dem Zwerchfell, der Luftröhre, dem Brustbein und der Wirbelsäule fest verbunden. An den Gefäßen geht das Epikard in das Perikard über.

3.2.3 Blutversorgung

Das Endokard wird über Diffusion aus dem durchfließenden Blut in den Hohlräumen des Herzens versorgt. Epikard und Myokard erhalten den Sauerstoff durch die Herzkranzgefäße. Das Perikard wird über Äste der A. thoracica mit sauerstoff- und nährstoffreichem Blut versorgt. Das venöse Blut des Perikards fließt zur V. brachiocephalica und das des Myokards und Epikards über die venösen Herzkranzgefäße ab.

Die **Herzkranzgefäße (Koronararterien)** sind Gefäße zur Eigenversorgung des Herzens und werden deshalb auch als Vasa privata bezeichnet. Sie beginnen direkt über der Aortenklappe und entspringen der Aorta. Das venöse Blut fließt über den Sinus coronarius in den rechten Vorhof.

Die linke Herzkranzarterie verzweigt sich in den Ramus circumflexus und den Ramus interventriucularis anterior und die rechte Herzkranzarterie bildet den Ramus interventricularis posterior. Die Versorgung teilt sich bei dem sogenannten ausgeglichenen Versorgungstyp (55% der Menschen) folgendermaßen auf:

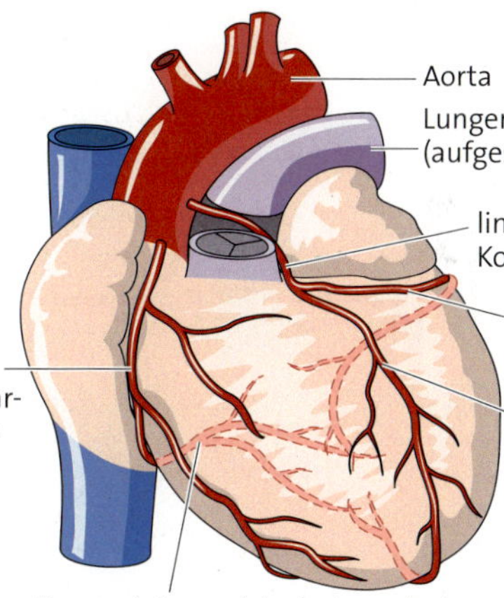

Abb. 2 Koronararterien

- Rechte Herzkranzarterie (A. coronaria dextra): Rechter Vorhof, überwiegender Teil der rechten Kammer, kleiner Teil der linken Kammer, hinterer Teil der Scheidewand, Sinusknoten und AV-Knoten. Bei einem Infarkt dieser Arterie kommt es zu Herzrhythmusstörungen.
- Linke Herzkranzarterie (A. coronaria sinistra): linker Vorhof, überwiegender Teil der linken Kammer, kleiner Teil der rechten Kammer, vorderer und mittleren Teil der Scheidewand.

Beim rechten Versorgungstyp (25% der Menschen) übernimmt die A. coronaria dextra größere Anteile der Herzscheidewand und der rechten Kammer, beim linken Versorgungstyp (20% der Menschen) übernimmt die A. coronaria sinistra die gesamte Scheidewand, die gesamte linke Kammer und zusätzlich Anteile der hinteren rechten Kammerwand. Bei einem ›Herzinfarkt‹ ist der Typ entscheidend für das Ausmaß der Versorgungsausfälle.

Herzinfarkt → S. 516, Band 2

3.2.4 Erregungsleitungssystem

autonom
griech. = nach eigenem Gesetz lebend

vegetatives Nervensystem
→ S. 167

chronotrop
Beeinflussung der Frequenz

dromotrop
Beeinflussung der Erregungsleitung

inotrop
Beeinflussung der Kontraktionsfähigkeit

Das Herz ist in der Lage, die Impulse zur Kontraktion aus seinem eigenen Erregungsleitungssystem heraus zu generieren. Das Herz schlägt also ›autonom‹ und unabhängig vom Organismus. Lediglich das ›vegetative Nervensystem‹ hat Einfluss auf die Herzaktionen. Eine gesteigerte Aktivität des Sympathikus führt zu einer:

- Steigerung der Herzfrequenz – positiv ›chronotrop‹
- schnelleren Reizüberleitung vom Sinusknoten auf den AV-Knoten – positiv ›dromotrop‹
- Steigerung der Kontraktionskraft des Herzens – positiv ›inotrop‹
- stärkeren Durchblutung der Herzkranzgefäße.

Der Parasympathikus bewirkt eine:

- Senkung der Herzfrequenz - negativ chronotrop und
- langsamere Reizübertragung vom Sinusknoten auf den AV-Knoten – negativ dromotrop

Die Zellen des Erregungsleitungssystems sind spezialisierte Herzmuskelzellen. Sie bilden die Erregung und leiten sie weiter. Dadurch wird die Kontraktion der Vorhöfe und Kammern ausgelöst. Die elektrische Aktivität des Erregungsleitungssystems wird im EKG aufgezeichnet.

Schematische Darstellung der einzelnen EKG-Abschnitte	Teil der EKG-Kurve	Entsprechender Vorgang im Herzmuskel
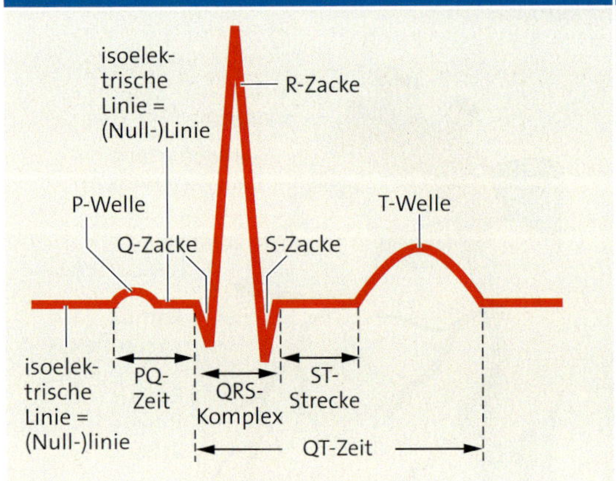	P-Welle	elektrische Erregung und Kontraktion der Vorhöfe
	PQ-Zeit	Kontraktion der Vorhöfe, d. h. Zeit zwischen Erregung der Vorhöfe und der Ventrikel
	Q-Zacke	Erregung des Kammerseptums (der Herzscheidewand)
	QRS-Komplex	Erregungsfluss in die Kammern, Kammerkontraktion (die Erregung läuft etwa kreisförmig in die Kammermuskulatur, was Zacken in verschiedene Richtungen erzeugt).
	ST-Strecke	komplette Erregung der Kammern, weiterhin Kammerkontraktion
	T-Welle	Rückbildung der Kammererregung

Abb. 1 Erregungsleitung im EKG

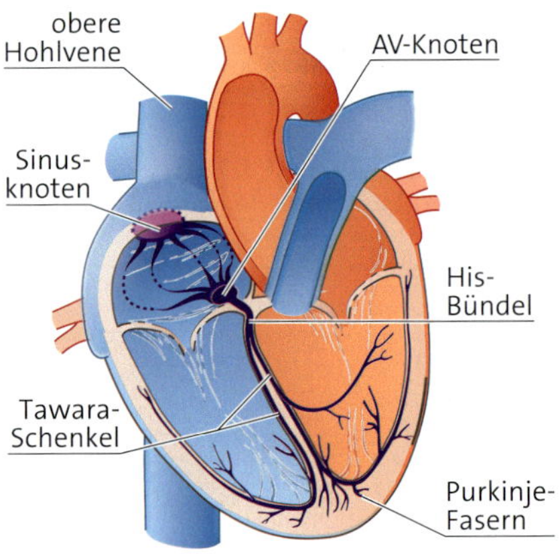

Abb. 2 Reizleitungssystem des Herzens

Das Erregungsleitungssystem besteht aus:

- Sinusknoten
- AV-Knoten (Atrioventrikularknoten)
- His-Bündel
- Tawaraschenkel (Kammerschenkel)
- Purkinje-Fasern

Der **Sinusknoten** befindet sich in der Wand des rechten Vorhofs an der Einmündung der V. cava superior. Er erzeugt 60–80 Impulse pro Minute und ist der Taktgeber des Herzens. Diese elektrischen Impulse werden über die Muskulatur der Vorhöfe zum AV-Knoten geleitet.

Der **AV-Knoten** generiert selbst ca. 40–50 Impulse pro Minute. Er wird im Regelfall vom Sinusknoten überstimmt. Fällt der Sinusknoten aus, so übernimmt der AV-Knoten die Erregungsbildung. Der AV-Knoten befindet sich in der Vorhofscheidewand neben der Trikuspidalklappe.

Die Erregung wird über das **His-Bündel** zu den **Kammerschenkeln** und dann zu den **Purkinje-Fasern** weitergeleitet. Das His-Bündel bildet selbst noch 20–30 eigenen Impulse pro Minute. Von den Purkinje-Fasern aus wird das Myokard erregt und es kommt zur Kammerkontraktion. Für eine problemlose Funktion der Erregungsbildung und -leitung sind insbesondere ein physiologischer Kalium- und der Calziumspiegel notwendig. Das ›Aktionspotential‹ an den Herzmuskelzellen wird durch ein Calziumplateau aufrechterhalten und der Kaliumspiegel ist für die Auslösung des Aktionspotentials notwendig.

Erregungsleitung des Herzens

Aktionspotential → S. 171

3.2.5 Herzaktion

Durch den elektrischen Impuls des Erregungsbildungs- und -leitungssystems werden die Herzvorhöfe und die Herzkammern erregt. Dadurch kontrahieren diese und befördern das Blut aus den Vorhöfen in die Kammern und aus den Kammern in die großen Gefäße. Die Kontraktion und der Blutauswurf werden als Herzaktion bezeichnet. Die Herzklappen wirken dabei als Ventile und sorgen dafür, dass das Blut nur in eine Richtung fließt. Zur Herzaktion gehören die **Systole** mit der Anspannungs- und Auswurfphase und die **Diastole** mit der Erschlaffungs- und der Füllungsphase.

Herzaktion

Abb. 3 Herzaktion; EKG=Elektrokardiografie, PKG=Phonokardiografie (Aufzeichnung der Herzgeräusche)

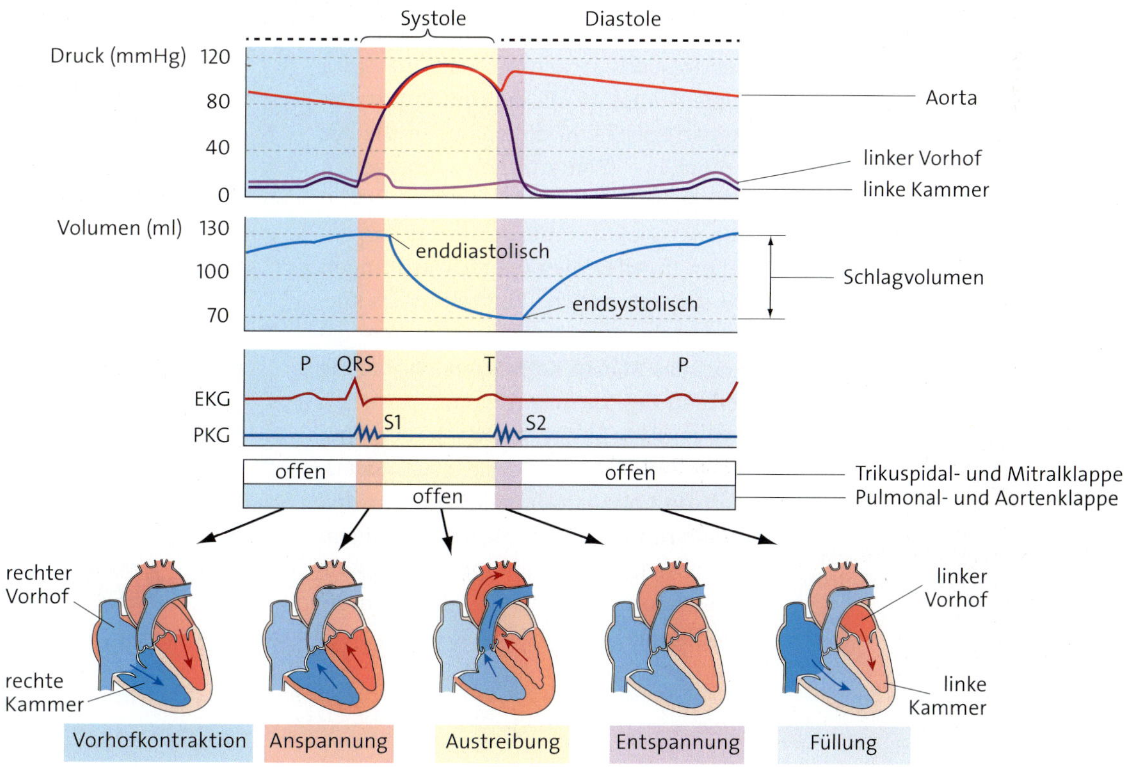

3.3 Gefäßsystem

3.3.1 Blutkreislauf

Blutkreislauf

Durch das Gefäßsystem wird im menschlichen Körper das Blut transportiert. Beim erwachsenen Menschen sind dies ungefähr 6 Liter. Dabei wird zwischen dem arteriellen Gefäßsystem, in dem meist sauerstoffreiches Blut fließt, und dem venösen Gefäßsystem, in dem meist sauerstoffarmes Blut fließt, unterschieden.

Auf allen Abbildungen wird sauerstoffreiches (i.d.R. arterielles) Blut rot eingezeichnet und sauerstoffarmes (i.d.R. venöses) Blut blau.

Das Gefäßsystem besteht aus:
- **Arterien:** Blutgefäße, die Blut vom Herzen weg transportieren
- **Arteriolen:** kleine Arterien
- **Venen:** Blutgefäße, die Blut zum Herzen hin transportieren
- **Venolen:** kleine Venen
- **Kapillaren:** kleinste Blutgefäße zwischen den Arteriolen und Venolen

Diese Gefäße bilden im Körper den großen Körper- und kleinen Lungenkreislauf (Abb. 3). Der **Körperkreislauf** beginnt in der linken Herzkammer, wo das sauerstoffreiche Blut in die **Aorta** gepumpt wird. Am Aortenbogen zweigen sowohl die Koronargefäße als auch die A. carotis (Halsschlagader) und die A. subclavia (Armarterie) ab.

Die Aorta transportiert das Blut weiter in den Bauchraum und wird auf Grund der Lokalisation dort Bauchaorta genannt. Von hier aus zweigen Arterienstämme ab, die die Bauchorgane, wie z.B. Magen, Milz, Leber, Nieren und Darm, versorgen.

Auf Höhe des Beckens teilt sich die Aorta in die beiden Aa. iliacae communes (Beckenarterien) auf, die später in die Aa. femorales (Beinarterien) übergehen (Abb. 2).

Alle Arterien des menschlichen Körpers gehen in **Arteriolen** über. Diese bringen das sauerstoffreiche Blut tief in das Körpergewebe. Von den Arteriolen aus gelangt das Blut in **Kapillaren**, welche die Verbindung zwischen dem arteriellen und venösen Blutsystem darstellen. Hier findet der Stoffaustausch statt. Sauerstoff und Nährstoffe gelangen aus den Kapillaren in die Zellen des jeweiligen Gewebes und die Abbauprodukte sowie Kohlenstoffdioxid aus den Zellen in die Kapillaren.

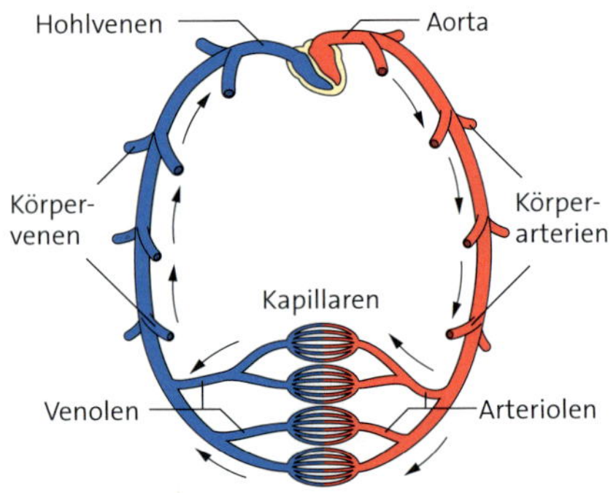

Abb. 1 Geschlossenes System der Blutgefäße

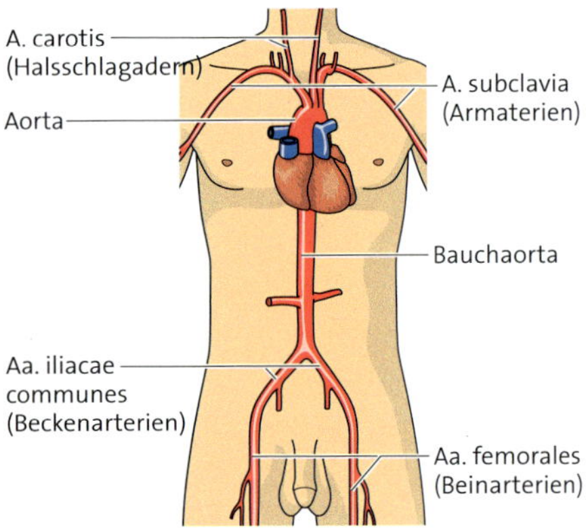

Abb. 2 Arterielle Gefäße

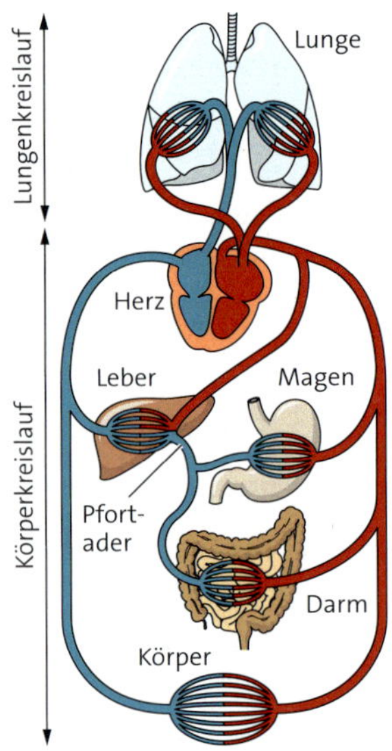

Abb. 3 Strömungskreisläufe

Aus den Kapillaren gehen die **Venolen** hervor. Sie führen das sauerstoffarme, kohlenstoffdioxidreiche Blut mit den Stoffwechselabbauprodukten aus dem Gewebe fort und münden in Venen.
Alle Venen des Körpers führen in die **Hohlvenen.** Hier wird unterschieden zwischen der V. cava superior (obere Hohlvene), die das Blut aus Armen, Kopf, Hals und Brust sammelt, und der V. cava inferior (untere Hohlvene), die das Blut aus dem Bauchraum, den Beckenorganen und Beinen sammelt. Die Beinvenen werden entsprechend ihrer Lage in tiefe und oberflächliche Beinvenen unterschieden. Beide Hohlvenen münden in das rechte Atrium des Herzens. Hier schließt sich der Körperkreislauf wieder und es beginnt der Lungenkreislauf.

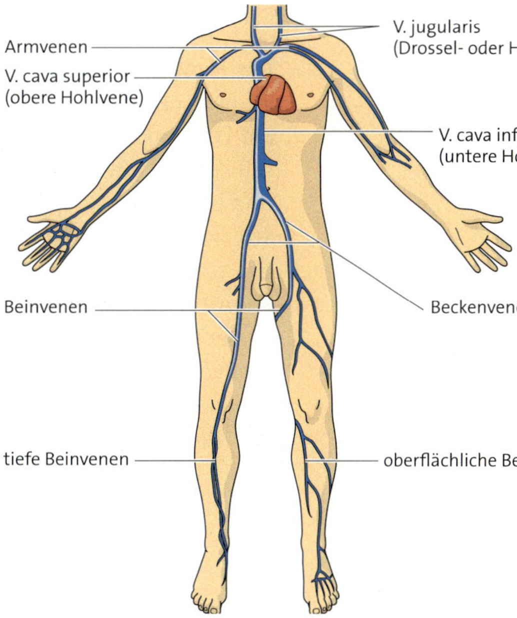

Abb. 4 Venöse Gefäße

Eine Besonderheit im Körperkreislauf ist das **Pfortadersystem** der Leber. Hier wird das ›desoxygenierte‹, venöse Blut aus den Bauchorganen in der V. portae (Pfortader) gesammelt und fließt nicht direkt zum Herzen zurück. In diesem Blut befinden sich die resorbierten Nährstoffe und Stoffwechselzwischenprodukte aus Magen und Darm sowie Abbaustoffe der Milz und Hormone der Bauchspeicheldrüse. Durch die Pfortader wird dieses nährstoffreiche Blut zur Leber transportiert, in der viele verschiedene Stoffwechselvorgänge erfolgen. Das sauerstoff- und nun auch nährstoffarme Blut gelangt wieder zur unteren Hohlvene und damit zum rechten Atrium des Herzens.

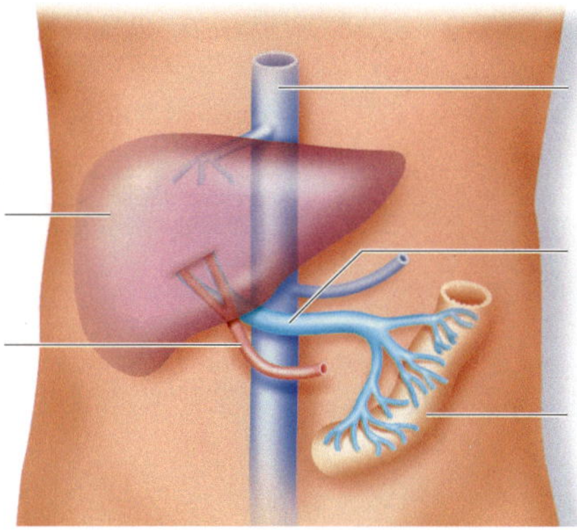

Abb. 5 Pfortader

Der **Lungenkreislauf** beginnt im rechten Ventrikel, von wo aus das Blut in die Lungenarterien gepumpt wird. Diese transportieren das sauerstoffarme Blut in die Lungen. Die Lungenarterien teilen sich erst in Lungenarteriolen, dann in immer feinere Kapillaräste auf, die das Blut an die ›Alveolen‹ heranführen. Hier findet der ›Gasaustausch‹ statt. Das dann sauerstoffreiche Blut wird über Lungenvenolen und vier Lungenvenen in das linke Atrium geführt und gelangt anschließend in den linken Ventrikel, von wo aus der Körperkreislauf wieder beginnt.

desoxygeniert
von Sauerstoff befreit

Alveolen → S. 115, 122

Gasaustausch → S. 122

> Alle Gefäße, die vom Herzen wegführen, heißen Arterien. In der Regel führen sie sauerstoffreiches Blut. Eine Ausnahme bildet die Lungenarterie, die sauerstoffarmes Blut vom Herzen wegführt, welches im Lungengewebe mit Sauerstoff angereichert wird. Analog hierzu führen die Lungenvenen sauerstoffreiches Blut zum Herzen hin.

3.3.2 Herz-Kreislauf-System vor der Geburt

Das Herzkreislaufsystem ist das erste funktionsfähige System des Embryos und beginnt in der dritten Embryonalwoche seine Arbeit aufzunehmen. Bis zur Geburt hat der Lungenkreislauf noch keine aktive Funktion, die Lungen werden nur als Organe selbst durchblutet. Die Nabelschnurvene führt sauerstoff- und nährstoffreiches Blut und die beiden Nabelschnurarterien transportieren das sauerstoffarme Blut und die Stoffwechselendprodukte zur Plazenta.
Um diesen Blutfluss zu ermöglichen, befindet sich in der Vorhofscheidewand ein Shunt: das **Foramen ovale** und ein weiterer Shunt zwischen Lungenarterie und Aorta: der **Ductus arteriosus botalli**. Nach der Geburt verschließen sich diese beiden Verbindungen, die Lungen werden vollständig durchblutet und übernehmen den Gasaustausch. Durch die Entfaltung der Lungen sinkt der Druck im Lungenkreislauf, das Blut fließt nun vom linken Vorhof in den rechten Vorhof. Da das Foramen ovale ein Ventil mit Gewebslappen im linken Vorhof ist, schließt es sich dabei. Sobald die Nabelschnur nicht mehr durchblutet wird, steigt der Druck im venösen Kreislauf des Kindes. Diese Drucksteigerung verschließt den Ductus arteriosus botalli.

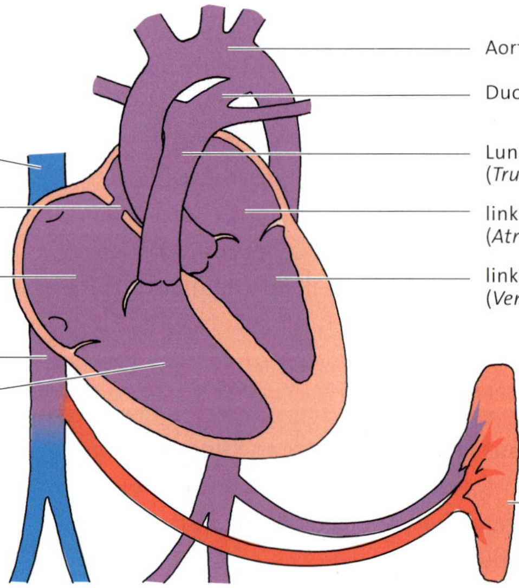

Abb. 1 Fetaler Blutkreislauf

3.3.3 Aufbau der Gefäßwände

Systole → S. 131

Die Blutgefäße transportieren das gesamte menschliche Blut. Damit kein Blut austreten kann, müssen die Gefäßwände sehr stabil und dicht sein. Arterien und Venen verfügen prinzipiell über einen ähnlichen dreischichtigen Gefäßwandaufbau:

- **Tunica intima** (innere Schicht) ist eine einschichtige Lage aus Endothel und Bindegewebe. Das Endothel bildet eine glatte Oberfläche, sodass das Blut ungehindert fließen kann.
- **Tunica media** (mittlere Schicht) besteht aus glatter Muskulatur und Bindegewebselementen. Sie kann auf Grund ihrer Elastizität dem Strömungsvolumen nachgeben und damit die plötzliche Druckerhöhung während der ›Systole‹ auffangen. Die Muskelzellen können kontrahieren und regulieren damit die Weite des Blutgefäßes. Bei Arterien ist sie die stärkste der drei Schichten.
- **Tunica externa** oder **adventitia** (äußere Schicht) besteht aus Bindegewebe und bildet die Verbindung des Blutgefäßes zur Umgebung.

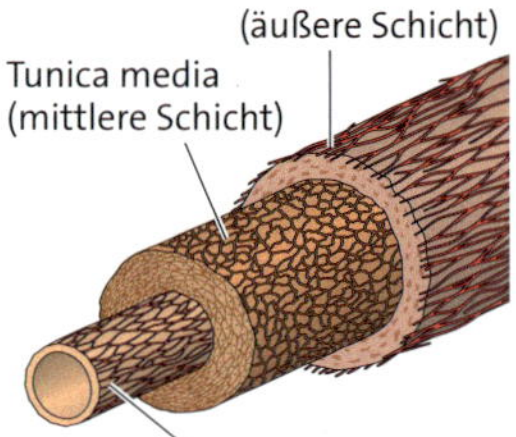

Abb. 2 Aufbau eines Blutgefäßes

In den **Arterien** sind die einzelnen Wandschichten stärker ausgeprägt als bei den Venen. Die mittlere Schicht der Arterienwand enthält entweder überwiegend elastische oder muskuläre Fasern. Demnach werden elastische und muskuläre Arterientypen unterschieden. Dabei sind die herznahen Gefäße, einschließlich der Aorta, Arterien vom elastischen Typ. Sie benötigen diese Eigenschaft für die ›Windkesselfunktion‹. Die herzfernen Arterien gehören zum muskulären Typ. Vor allem die Arteriolen weisen einen hohen Anteil an Muskelzellen auf. Durch Anspannung oder Entspannung dieser Muskeln steuern sie den Gefäßwiderstand und damit die Organdurchblutung.

Windkessel
Ein Windkessel ist ein Druckbehälter in einer Druckluftanlage, der u. a. der Speicherung der kinetischen Energie des Drucks dient.

Venen haben dünnere Wände und größere Durchmesser als Arterien. Vor allem auf den Beinvenen lastet ein hoher Druck, da sie das Blut gegen die Schwerkraft zum Herzen transportieren müssen. Zur Unterstützung dieses Aufwärtstransports dienen die Venenklappen der Beinvenen (Abb. 3). Durch sie wird ein Rückfluss des Blutes verhindert. Mit zunehmendem Alter verlieren die Venenwände an Elastizität und die Venenklappen verändern sich. Dadurch kommt es zu venösen Abflussstörungen, sogenannte Krampfadern (›Varizen‹). Die Gefäßwand der Kapillaren ist zum besseren Stoffaustausch einschichtig und heißt Endothel.

Varizen/ Varikosis → *S. 533, Band 2*

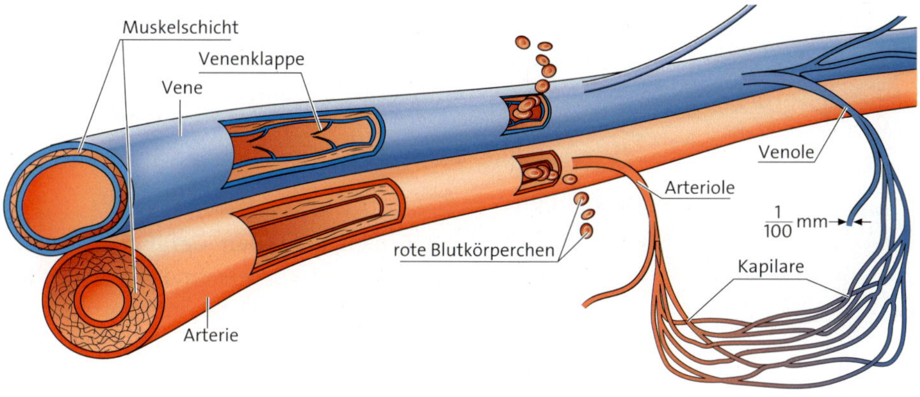

Abb. 3 Arterien, Venen und Kapillaren. Die Querschnitte zeigen den unterschiedlichen Aufbau. Im Ausschnitt ist eine Venenklappe zu sehen. Die Kapillaren sind so dünn, dass sich die roten Blutkörperchen gerade noch hindurchzwängen können.

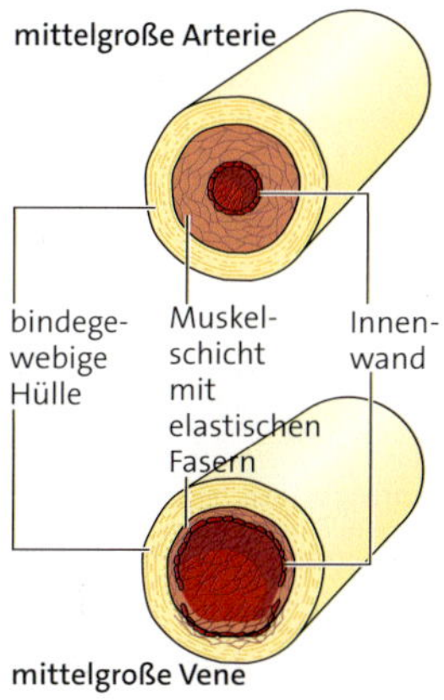

Abb. 4 Wandaufbau bei Venen und Arterien

3.3.4 Blutstrommechanismen des Gefäßsystems

Neben den Prinzipien der Hydrodynamik fungieren im menschlichen Körper weitere Mechanismen des Bluttransports. Sie werden unter dem Begriff **Hämodynamik** zusammengefasst:

- Pumpleistung des Herzens
- Windkesselfunktion
- Muskelpumpe
- arteriovenöse Kopplung
- Atmung
- Sogwirkung des Herzens

Ein wichtiger Faktor, der das Blut zum Fließen bringt, ist das **Herz** selbst. Es pumpt eine bestimmte Menge an Blut in die Arterien und baut dadurch einen Druck auf. Diese Druckwelle breitet sich in die Arterien aus und nimmt mit zunehmender Entfernung vom Herzen ab.

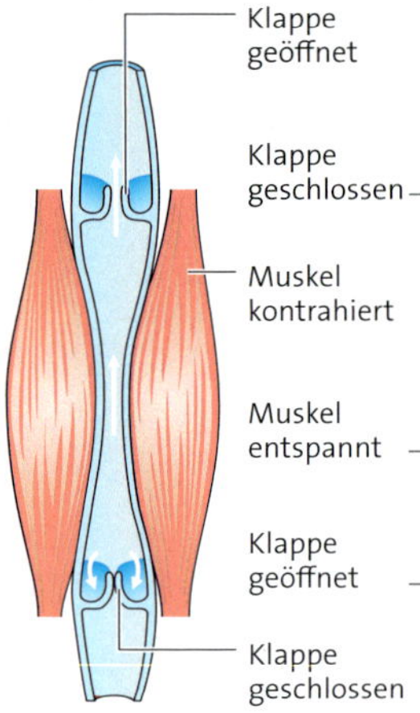

Abb. 1 Funktionsprinzip der Muskelpumpe

Durch die Windkesselfunktion wird das vom Herzen ausgepumpte Blut vorübergehend in den elastischen herznahen Arterien gespeichert, die sich dadurch ausdehnen. Während sich der Herzmuskel entspannt, zieht sich die ausgedehnte Gefäßwand der Arterien wieder zusammen und schiebt so das in ihr vorhandene Blut weiter. Die zeitliche Verzögerung zwischen Kontraktion des Herzmuskels und Verengung der herznahen Blutgefäße führt zu einem kontinuierlichen Blutstrom.

Ein weiterer Mechanismus der Gefäße ist die **Muskelpumpe**. Sie dient dem Rücktransport des Blutes zum Herzen. Die Venen werden durch benachbarte Skelettmuskeln unterstützt, indem diese die Venen komprimieren und dadurch den Blutfluss in Richtung Herz unterstützen.

Unter der **arteriovenösen Kopplung** versteht man die Verbindung von Arterien mit je zwei Begleitvenen. Jede Druckwelle (Puls), die zur Ausdehnung der Arterienwand führt, drückt gleichzeitig die angeschlossenen Venenwände zusammen.

Auch die **Atmung** unterstützt den Blutstrom, da das vergrößerte Volumen einen Unterdruck im Inneren hervorruft. Dadurch entsteht in den Venen im Brustkorb ein Sog, der das Blut zum Herzen zieht.

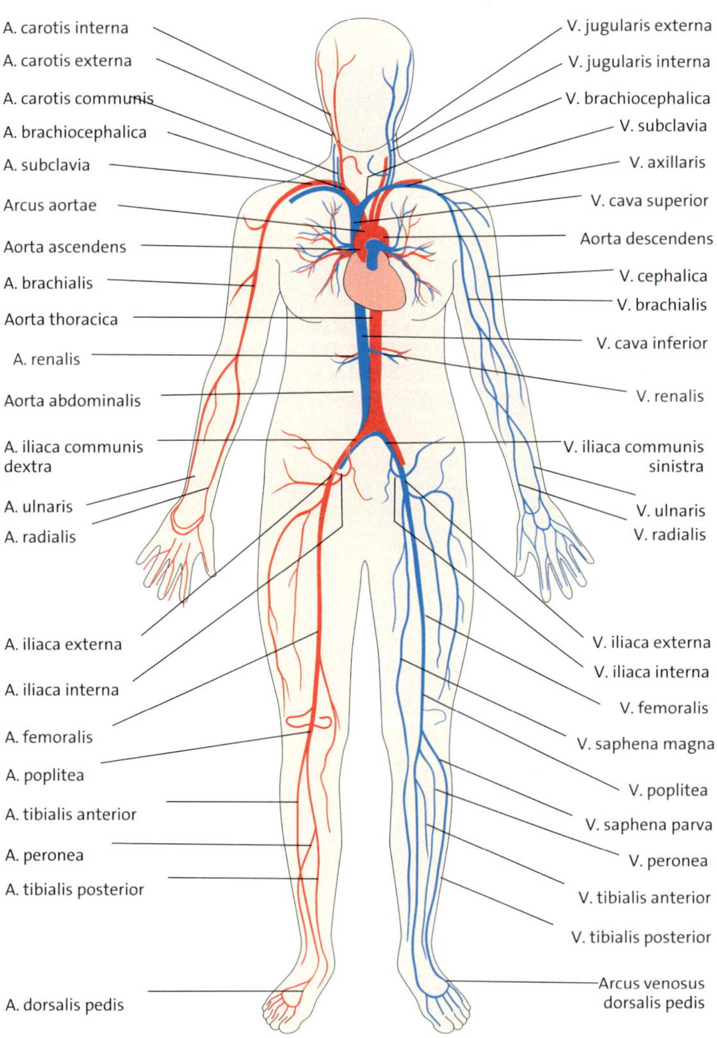

Abb. 2 Blutgefäße des arteriellen und venösen Systems

3.3.5 Zentrale Gefäßstämme und periphere Bahnen

Die beiden **zentralen Gefäßstämme** des menschlichen Körpers sind im arteriellen Gefäßsystem die **Aorta** und im venösen Gefäßsystem die **Hohlvenen (Vv. cava)**.

Aus der Aorta entspringen alle arteriellen Körpergefäßäste. Sie beginnt im linken Ventrikel und besteht aus der Aorta ascendens (aufsteigender Ast), dem Arcus aortae (Aortenbogen) und der Aorta descendens (absteigender Ast). Die Bezeichnung ist abschnittsabhängig: Im Brustbereich wird sie als Aorta thoracica (Brustaorta) bezeichnet, unterhalb des Diaphragmas wird sie Aorta abdominalis (Bauchaorta) genannt.

Auf Höhe des vierten Lendenwirbels teilt sich die Aorta abdominalis in die rechte Arteria iliaca communis dextra und in die linke Arteria iliaca communis sinistra (die Darmbeinarterien) auf.

Im menschlichen Körper gibt es zwei große Gefäße, die das Blut aus den Venen sammeln und zum Herzen transportieren: die V. cava superior (obere Hohlvene) und die V. cava inferior (untere Hohlvene).

Das venöse Blut aus Kopf und Gehirn wird von der V. jugularis interna (innere Drosselvene) abtransportiert. Sie verläuft vom Kopf über den Hals und mündet, genau wie die V. subclavia (Schlüsselbeinvene), an der Clavicula in die V. brachiocephalica (Kopf-Arm-Vene).

Die rechte und linke V. brachiocephalica laufen nach wenigen Zentimetern in die obere Hohlvene zusammen. Diese mündet in das rechte Atrium des Herzens.

Die untere Hohlvene hat ihren Ursprung in der Vena iliaca communis dextra et sinistra (rechte und linke Hüftvene) sowie in den aus den Beckeneingeweiden kommenden Vv. iliacae internae (innere Beckenvenen) und den beiden Vv. iliacae externae (äußere Beckenvenen).

Die **peripheren Gefäßbahnen** sind durch eine Vielzahl von Arteriolen, Venolen und Kapillaren gekennzeichnet. Die Kapillaren verbinden die Venolen und Arteriolen miteinander und bilden im gesamten menschlichen Körper ein verzweigtes Netz. Besonders reich an Kapillaren sind Gewebe mit einem hohen Sauerstoffbedarf, so z.B. Muskeln. Gewebe, die dagegen niedrige Stoffwechselaktivität verzeichnen, wie z.B. Sehnen, besitzen wenig Kapillaren.

Es gibt auch Stellen am Körper, die über keine Kapillaren verfügen. Dazu gehören Augenlinse, Hornhaut, Knorpel oder die Herzklappen. In den Kapillaren ist der Blutstrom besonders langsam, damit der Stoffaustausch gewährleistet werden kann.

3.4 Zusammenspiel von Herz- und Gefäßsystem

Damit das Herz alle Organe unseres Körpers mit Blut versorgen kann, ist ein relativ konstanter **Blutdruck** notwendig. Der Blutdruck wird durch ein komplexes ›humorales‹ System gesteuert. Er passt sich den äußeren Umständen unseres Körpers, wie z.B. körperlicher Belastung, an. Der Blutdruck ist als Steuergröße das Bindeglied zwischen Gefäßsystem und Herz. Der Blutdruck steigt, je höher der totale periphere Widerstand der Gefäße (Vasokonstriktion der peripheren Gefäße) und je höher das ausgeworfene Blutvolumen ist. Er sinkt bei Abnahme des totalen peripheren Widerstands der Gefäße (Vasodilatation der peripheren Gefäße) und je niedriger das ausgeworfene Blutvolumen ist.

humoral
die Körperflüssigkeiten betreffend

Beim Übergang vom Liegen zum Stehen kann es passieren, dass einem schwindelig wird. Dies ist durch die hydrostatischen Druckveränderungen bedingt, das Blut „sackt in die Beine", der totale periphere Widerstand sinkt und damit auch der Blutdruck. Der Körper reagiert jedoch mit einer Gegenregulation, bei welcher sich die Arteriolen und Venolen verengen, die Herzfrequenz steigt und damit auch der Blutdruck. Bei körperlicher Belastung benötigen die Muskeln mehr Sauerstoff und damit eine stärkere Sauerstoffversorgung. Die Gefäße der Skelettmuskulatur werden weit gestellt, die Gefäße der in diesem Moment nicht benötigten Organe (z.B. Magen) eng gestellt, gleichzeitig nimmt die Herzschlagkraft zu und ein größeres Blutvolumen führt zu einem höheren Blutdruck. Die Lunge ist das einzige Organ, dessen Gefäßdurchmesser immer gleichbleibt.

Bei bestimmten Herz-Kreislauf-Erkrankungen sind diese Mechanismen teilweise außer Kraft gesetzt. So kann ein Herz mit fehlender Schlagkraft (z.B. bei Herzinsuffizienz) nicht mehr eine ausreichende Menge Blut auswerfen. Der Blutdruck würde kontinuierlich sinken. Daher steuert der Körper gegen. Die peripheren Gefäße kontrahieren. Dadurch muss das Herz gegen einen größeren Widerstand pumpen, wozu es nicht in der Lage ist. Es kommt zu einem Teufelskreis. Ähnlich ist es bei der krankhaften ›arteriellen Hypertonie‹.

arterielle Hypertonie
Bluthochdruck

3.5 Veränderungen über die Lebensspanne

		Puls (Schläge/min)	Blutdruck (mmHg)	Alterstypische Erkrankungen
Neugeborene und Säuglinge	Frühgeborenes	ca. 150	55–70/ 25–35	– angeborene Fehlbildungen: Transposition der großen Arterien – Scheidewanddefekte – Anpassungsstörungen
	Neugeborenes	ca. 140	60–80/ 35–50	
	Säugling	ca. 110	90/60	in diesen Altersgruppen treten typischerweise keine neuen Erkrankungen des Herz-Kreislauf-Systems auf; die angeborenen Erkrankungen werden therapiert
Kleinkinder		ca. 95	95/60	
Pubertierende	Schulkinder	ca. 85	100/60	
	Jugendliche	ca. 75	110/70	
Erwachsene		60–80	120/80	– degenerative Gefäßerkrankungen – Herzinfarkt – AVK – Hypertonie
Alte und Hochbetagte		60 – 80	120/80	Erkrankungen: degenerative Gefäßerkrankungen, insbesondere Arteriosklerose und ihre Folgen; das Alter ist keine prinzipielle Grenze für Herz-Operationen

Wiederholungsfragen

1. Nennen sie die vier Herzklappen mit ihrer Fachbezeichnung.
2. Wodurch entsteht die Pulswelle?
3. Über welche Mechanismen werden die verschiedenen Schichten des Herzens ernährt?
4. Beschreiben Sie den Weg des Blutes durch den Körper- und den Lungenkreislauf, beginnen Sie im rechten Vorhof.
5. Was versteht man unter dem Pfortadersystem?
6. Begründen Sie, warum sich Foramen ovale und Ductus arteriosus botalli nach der Geburt verschließen müssen.
7. Vergleichen Sie den Wandaufbau von Arterien und Venen miteinander.

3.6 Ausgewählte Erkrankungen

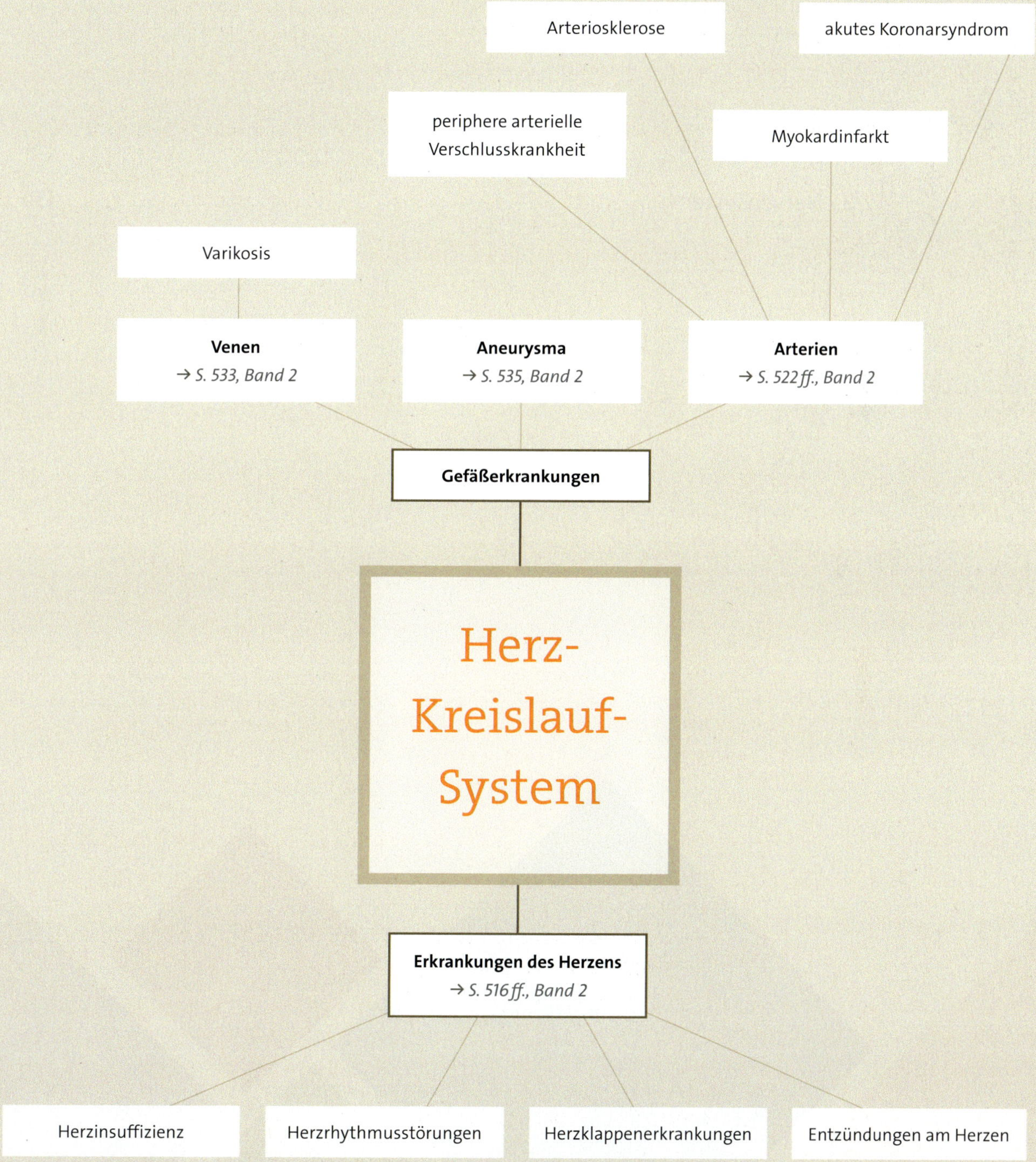

D Kognition und Wahrnehmung

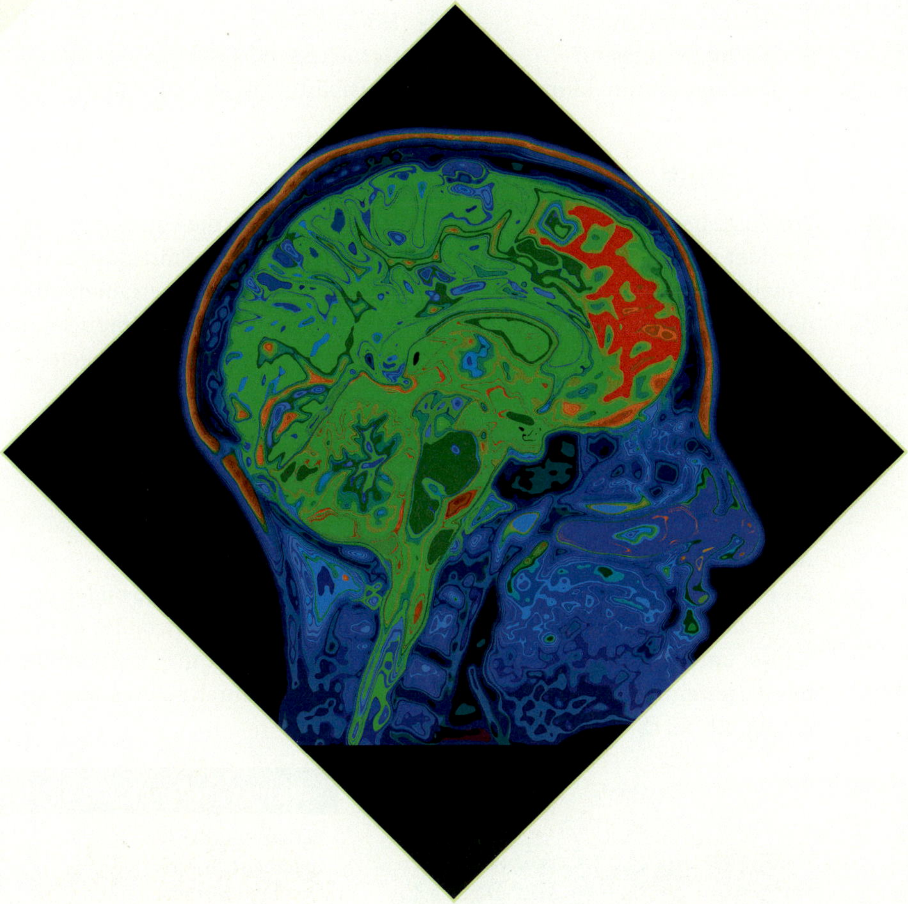

1 Sinnesorgane

Sinnesreize sind Reize aus der Außenwelt, die vom Körper in unterschiedlichen Formen und Qualitäten wahrgenommen und verarbeitet werden können. Damit schafft sich der Körper ein vielseitiges Abbild der Außenwelt, auf das er zur Auseinandersetzung mit der Umwelt und zur Befriedigung seiner Bedürfnisse angewiesen ist. Für die erste Reaktion, die ein Außenreiz hervorruft, sind besondere „Empfangseinrichtungen" des Körpers zuständig, die als ›Rezeptoren‹ bezeichnet werden. Rezeptoren sind spezialisierte Nervenzellen, die Reize unterschiedlicher Qualitäten wahrnehmen und in eine elektrische Erregung umwandeln, die an das Gehirn weitergeleitet wird. Diese spezifischen Rezeptoren sind in so genannten Sinnesorganen lokalisiert.

Rezeptoren → S. 37

Zu den Sinnesorganen zählen:

- Gesichtssinn (Auge)
- Gleichgewichtssinn
- Geschmackssinn (›Zunge‹)
- Hörsinn (Ohr)
- Geruchssinn (Nase)
- Sensibilitätsorgane der ›Haut‹

Zunge → S. 48
Haut → S. 34

1.1 Auge

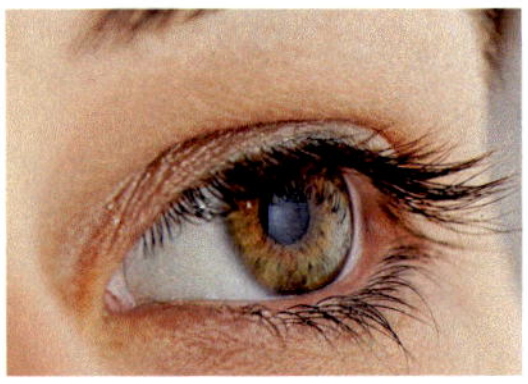

Abb. 1 Auge

Das Auge liegt in der knöchernen Augenhöhle (Orbita), die von dem Schädelknochen gebildet wird. Der Augapfel, die Augenmuskeln und der Tränenapparat werden als „Auge" zusammengefasst. Das Auge hat die Funktion, Lichtstrahlen aufzunehmen, das Licht zu brechen und in der Netzhaut (Retina) in Nervenimpulse umzusetzen. Diese Nervenimpulse werden über den Sehnerv zum Gehirn weitergeleitet, wo sie in der Sehrinde und anderen Zentren weiterverarbeitet werden.

1.1.1 Aufbau des Augapfels

Der Augapfel besteht aus drei Schichten.

Äußere Schicht

Sie besteht aus der Lederhaut, die das sichtbare Weiße im Auge bildet, und nach vorne in die durchsichtige Hornhaut übergeht. Die Lederhaut bildet eine schützende Kapsel um das Auge herum. Die Hornhaut ist wie ein Uhrglas in die vordere Öffnung des Auges eingefügt. Sie ist gekrümmt und führt dadurch zu einer eigenen Lichtbrechung, die bei ca. 40 ›Dioptrien‹ liegt.

Dioptrien
Einheit zur Messung der Sehkraft des Auges

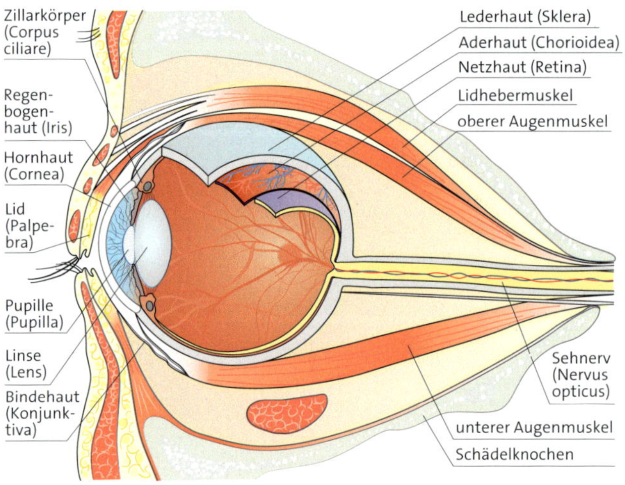

Schichtengliederung des Augapfels
äußere Schicht Lederhaut (Sklera) Hornhaut (Cornea)
mittlere Schicht Aderhaut (Chorioidea) Ziliarkörper Regenbogenhaut (Iris)
innere Schicht Pigmentschicht Netzhaut (Retina)

Abb. 2 Schematischer Augenaufbau

Mittlere Schicht
Die mittlere Schicht besteht aus der gefäßreichen Aderhaut (Chorioidea), die der Blutversorgung der Netzhaut dient. Zusätzlich gehört zur mittleren Schicht der Ziliarkörper (Corpus ciliare), der rings um die Augenlinse verläuft und Muskeln sowie Bindegewebe zur Verformung der Linse enthält. Dies ist eine Voraussetzung für die scharfe Abbildung auf der Netzhaut. Die Regenbogenhaut (Iris) ist der von außen sichtbare farbige Ring um die Pupille.

Innere Schicht
In der inneren Schicht liegen die Pigmentschicht, die die Netzhaut umkleidet, und die Netzhaut (Retina) selbst. Hier werden Lichtstrahlen in Nervenimpulse umgewandelt und über den Sehnerven an das Gehirn weitergeleitet.
Das Innere des Auges wird vom Glaskörper ausgefüllt, der aus einer gallertartigen Masse besteht. Dem vorderen Teil des Augapfels liegt die Bindehaut an, die der Hornhaut seitlich fest angeheftet ist. Die Bindehaut (Konjunktiva) zwischen Augapfel und Augenlidern bildet kleine Taschen.

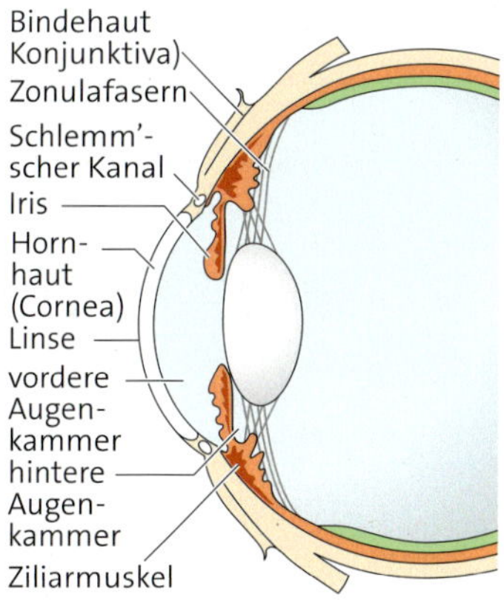

Abb. 3 Linse, Iris, Augenkammern

1.1.2 Augenlinse

Die Augenlinse dient der Brechung der Lichtstrahlen. Sie hat eine sehr weiche, bikonvexe (beide Außenflächen sind nach außen gekrümmt) Struktur (Abb. 3). Ihre Brechungskraft beträgt im Normalfall 18 Dioptrien. Die Linse ist an den Seiten zwischen den Ziliarmuskeln aufgehängt. Diese können sich anspannen und wieder entspannen. Hierdurch wird die Linse verformt und ihre Eigenschaft, das Licht zu brechen, verändert. Dadurch gewährleistet die Augenlinse, dass Gegenstände unterschiedlicher Entfernung immer scharf auf der Netzhaut abgebildet werden. Dieser Vorgang wird als **Akkommodation** bezeichnet (Abb. 4).
Beim Betrachten entfernter Gegenstände ist der Ziliarmuskel entspannt. Die Linse ist dadurch weniger gewölbt, und das Objekt wird auf der Netzhaut scharf abgebildet. Beim Betrachten nahe gelegener Gegenstände spannen sich die Ziliarmuskeln an.
Das Licht wird durch die jetzt stärker gewölbte Linse stärker gebrochen und hierdurch eine ebenfalls scharfe Abbildung auf der Netzhaut erreicht.

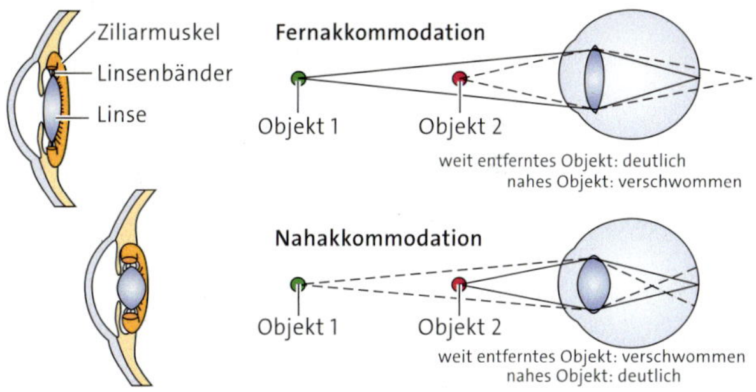

Abb. 4 Akkommodation

1.1.3 Regenbogenhaut (Iris)

Die Regenbogenhaut enthält Farbstoffe, die genetisch determiniert sind. Durch sie erhält der Mensch seine individuelle Augenfarbe. Die Regenbogenhaut reguliert durch eingelagerte Muskelschichten die Weite der Pupille und erreicht damit je nach Lichtintensität eine optimale Sehschärfe. Die Veränderung der Pupillenweite je nach Lichteinfall wird **Adaptation** genannt. Bei starkem Lichteinfall verengt sich die Pupille, sodass weniger Licht auf die Netzhaut fällt. Die Verengung der Pupille bezeichnet man als Miosis.
Bei geringem Lichteinfall erweitert sich die Pupille, und es fällt mehr Licht auf die Netzhaut. Die Pupillenerweiterung wird Mydriasis genannt. Neben der Stärke des Lichteinfalls haben noch andere Faktoren Einfluss auf die Pupillenweite. Der Sympathikus des vegetativen Nervensystems erweitert die Pupille, z. B. in Schrecksituationen oder bei körperlicher Anspannung („schreckensweite Augen"), der Parasympathikus verengt die Pupille.

1.1.4 Augenkammern

In den Ziliarkörpern wird eine Flüssigkeit produziert, die sich als Kammerwasser in den zwei Augenkammern sammelt (Abb. 2, S. 142).
Die vordere Augenkammer liegt zwischen Hornhaut und Regenbogenhaut, und die hintere Kammer zwischen der Rückseite der Regenbogenhaut und dem Glaskörper. Zwischen Regenbogenhaut und Hornhaut sorgt ein kleiner Kanal (Schlemm'scher Kanal) für den Abfluss des Kammerwassers. Wenn der Abfluss des Kammerwassers verstopft ist, kann eine Erhöhung des Augeninnendrucks entstehen.

1.1.5 Netzhaut und Verarbeitung der Sehinformationen

In der Netzhaut liegen spezialisierte Rezeptoren, die als Stäbchen und Zapfen bezeichnet werden (Abb. 1).
Stäbchen sind sehr lichtempfindlich und nehmen hell-dunkel-Töne wahr. Sie erlauben die Lichtwahrnehmung auch bei geringem Lichteinfall, können aber keine Farbinformationen vermitteln („in der Nacht sind alle Katzen grau").
Zapfen ermöglichen das Farbsehen, benötigen zur Erregung aber eine höhere Lichtintensität als die Stäbchen.
Die Signale mehrerer Rezeptoren werden über Schaltzellen zusammengefasst und dann an Nervenfasern übermittelt, die gebündelt als Sehnerv zum Gehirn ziehen.
Im Zentrum der Netzhaut treffen die Lichtstrahlen dicht gebündelt auf. Die Stelle, die das Zentrum des schärfsten Sehens ist, wird als gelber Fleck bezeichnet. Die Austrittsstelle der Nervenfasern, die den Sehnerv bilden, wird als blinder Fleck bezeichnet.

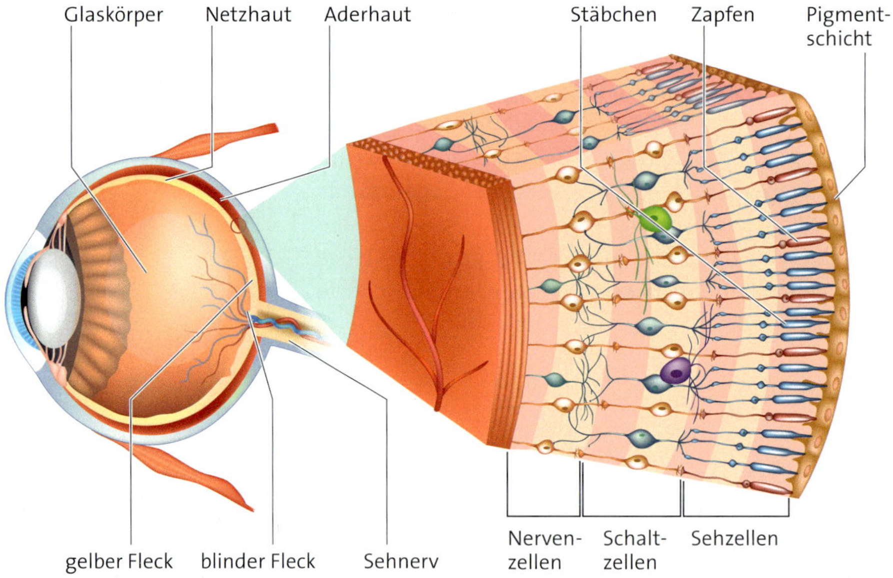

Abb. 1 Aufbau der Netzhaut. Stäbchen und Zapfen empfangen die Lichtreize. Schaltzellen fassen die Meldungen ans Gehirn zusammen.

Für das räumliche Sehen ist eine exakte Abstimmung der Bilder, die in der Netzhaut beider Augen entstehen, von großer Bedeutung.
Da sich die Gesichtsfelder jedes einzelnen Auges überlappen, ist eine Durchmischung der visuellen Signale beider Augen erforderlich (Abb.2). Hierfür kreuzen die Nervenfasern der nasenseitigen Netzhauthälfte auf die Gegenseite und ziehen mit den Fasern der Außenseite des anderen Auges weiter ins Gehirn, wo sie nach mehreren Umschaltstationen das Sehfeld im Hinterhauptslappen erreichen.

Damit erhält jede Hirnhälfte Informationen aus beiden Augen und kann aus diesen Bildern ein räumliches Abbild der Umgebung erstellen.

1.1.6 Augenlider und Tränenapparat

Die Oberfläche der Hornhaut wird von der Tränenflüssigkeit überzogen, die von der seitlich oberhalb des Augapfels gelegenen Tränendrüse produziert wird. Die Tränenflüssigkeit (Abb. 3) schützt die Hornhaut vor der Austrocknung, wirkt als „Gleitmittel" zwischen Augenlidern und Hornhaut und verbessert die optischen Eigenschaften der Hornhaut.
Sie enthält außerdem ein Enzym, das einen Schutz des Auges vor eindringenden Krankheitserregern bietet. Über den Tränen-Nasen-Gang, der im inneren unteren Augenwinkel beginnt, wird die Tränenflüssigkeit in die Nase abgeleitet.
Die Augenlider dienen dem Schutz des Auges vor Fremdkörpern und Austrocknung. Sie sind am Rand mit den Wimperhaaren besetzt, die ein mechanisches Hindernis gegen Fremdkörper darstellen. Durch den regelmäßigen, weitestgehend unbewussten Lidschlag wird die Tränenflüssigkeit über der Hornhaut verteilt und damit der Austrocknung des Auges vorgebeugt.

1.1.7 Augenbewegung

Die Bewegungen der Augen werden durch die Augenmuskeln ermöglicht. Jedes Auge hat je sechs Muskeln, diese gehören zur quergestreiften Muskulatur und werden vom III., IV. und VI. Hirnnerv motorisch innerviert. Die Augenlider werden vom VII. Hirnnerv innerviert. Er sorgt für das Öffnen und Schließen der Augenlider.

1.1.8 Blutversorgung

Das Auge wird durch die Augenarterie (A. ophthalmica) mit Blut versorgt. Diese entspringt der inneren Halsschlagader (A. carotis interna) und versorgt am Auge die Netzhaut, die Tränendrüse, die Aderhaut, Iris und Ziliarkörper, den Augenwinkel und die Augenlider. Das venöse Blut fließt über die Augenvene (V. ophthalmica) und Gesichtsvene (V. facialis) in die innere Drosselvene (V. jugularis interna).

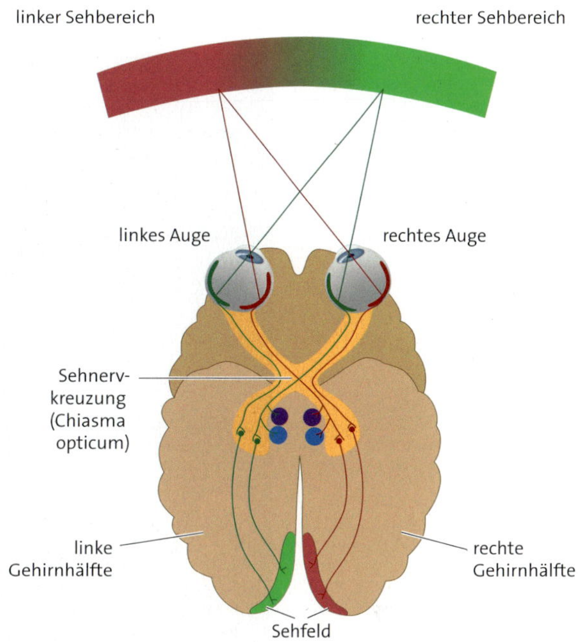

Abb. 2 Verlauf der Nervenfasern der Netzhaut mit Sehnervkreuzung und Sehfeld

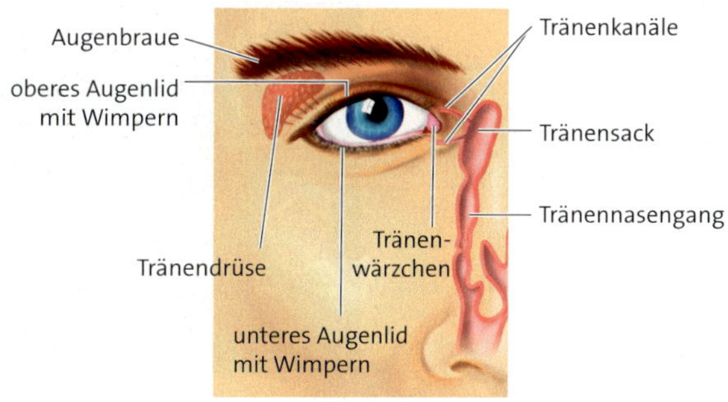

Abb. 3 Schutzeinrichtungen des Auges

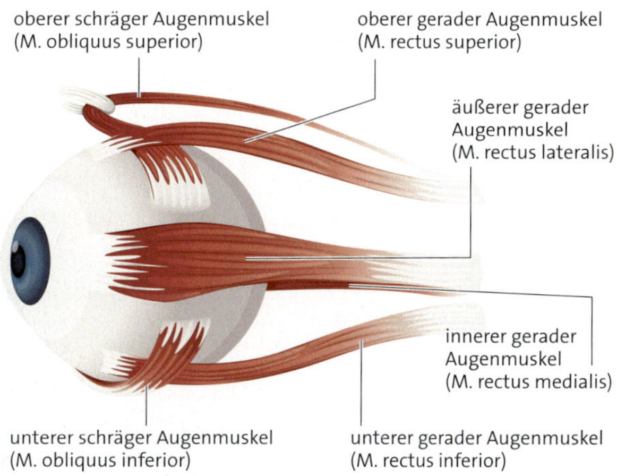

Abb. 4 Augenmuskeln

1.1.9 Veränderungen über die Lebensspanne

Neugeborene und Säuglinge	In den ersten zwei Lebensmonaten werden Dinge, die sich im Gesichtsfeld befinden, fixiert und das Kind wendet den Kopf zu Lichtreizen hin. Scharfes Sehen ist im Bereich von 20–30 cm möglich. Ab dem dritten Lebensmonat werden mimische Äußerungen, wie das Lächeln, nachgeahmt bzw. beantwortet. Ebenso erfolgt erst ab dem Alter von drei Monaten die Entwicklung des beidäugigen Sehens, sodass das sogenannte Babyschielen bis dahin auftritt. Ab dem vierten Lebensmonat werden vorgehaltene Gegenstände fixiert und das Kind greift danach, das Farbsehen entwickelt sich. Das scharfe Sehen in der Ferne ist nun zunehmend immer sicherer möglich. Ab dem siebenten Lebensmonat beobachtet das Kind seine Umgebung sehr intensiv und greift nach Gegenständen, die es sieht. Ab dem achten bis zwölften Monat entwickelt sich das sogenannte Tiefensehen
Kleinkinder	Im Kleinkindalter wird das räumliche Sehen und insbesondere das Abschätzen von Entfernungen trainiert. Fehlsichtigkeit wird diagnostiziert und therapiert.
Pubertierende	Im Schulalter ist das Sehen soweit entwickelt, dass optische Eindrücke in die richtigen Perspektiven eingeordnet werden können und dadurch die Teilnahme am Straßenverkehr sicher möglich wird.
Erwachsene	Die Sehfähigkeit wird im Erwachsenenalter oft stark durch Bildschirmarbeit belastet, dieser Punkt muss im Rahmen des Gesundheitsschutzes von Arbeitgebern beachtet werden.
Alte und Hochbetagte	Im Alter nimmt die Sehfähigkeit ab. Begründet ist dies durch die Abnahme der Elastizität der Linse. Diese verliert ihre Fähigkeit zur Nahakkommodation, so dass es zur Altersweitsichtigkeit (Presbyopie) kommt. Sie wird mittels einer Brille mit Sammellinsen korrigiert. Weitere Erkrankungen des Auges im Alter sind: Glaukom und Katarakt.

Wiederholungsfragen

1. Nennen sie die sechs Sinne, die im Kapitel beschrieben wurden, und ordnen Sie ihnen die entsprechenden Organe zu.

2. Was versteht man unter der Akkommodation des Auges? Beschreiben Sie den Vorgang der Nahakkommodation.

3. Wozu dient der Schlemm'sche Kanal?

1.2 Ohr

Das Ohr beinhaltet zwei Sinnesorgane: Das Hörorgan und das Gleichgewichtsorgan.

1.2.1 Aufbau des Ohres

Das Ohr wird in das äußere Ohr, das Mittelohr und das Innenohr unterteilt.

Äußeres Ohr
Zum äußeren Ohr gehören die von außen sichtbare Ohrmuschel und der Gehörgang, der bis zum Trommelfell reicht. Das äußere Ohr hat die Funktion eines Schallempfängers, der den Schall aufnimmt, weiterleitet und somit das Trommelfell zum Schwingen bringt. In den Drüsen des Gehörganges wird Ohrenschmalz (Cerumen) produziert.

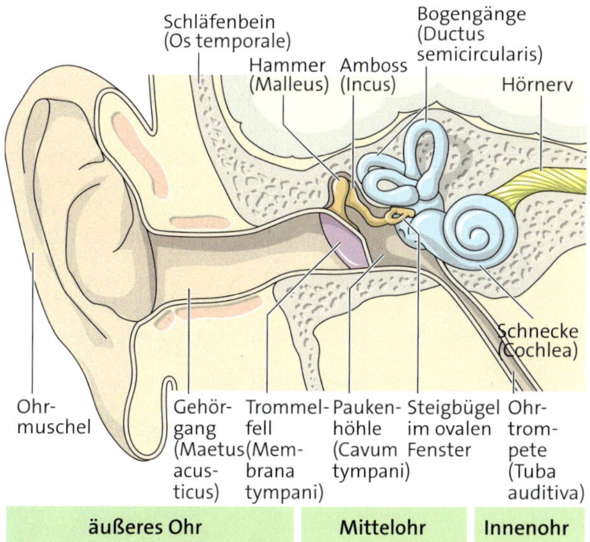

Abb. 1 Schematischer Schnitt durch das Ohr

Mittelohr
Die Grenze zwischen dem äußeren Ohr und dem Mittelohr wird durch das Trommelfell gebildet. Dies ist eine zarte bindegewebige und verletzliche Platte, die von Epithel überzogen ist (Abb. 2).
Im Mittelohr befinden sich die Gehörknöchelchen. Sie werden als Hammer, Amboss und Steigbügel bezeichnet. Der lufthaltige Raum des Mittelohres, in dem sie liegen, wird als Paukenhöhle bezeichnet. Die Gehörknöchelchen dienen der Schallleitung und wandeln die Schwingungen des Trommelfells in eigene Bewegungen um. Das Ausmaß der Schwingungen wird durch die Überleitung auf die Gehörknöchelchen um das ca. 20fache erhöht. Am Ende der Knöchelchenreihe liegt der Steigbügel, der mit der elastischen Membran des ovalen Fensters verbunden ist. Sämtliche Schallwellen werden hier vom luftgefüllten Mittelohr auf das flüssigkeitsgefüllte Innenohr übertragen. Für die Funktion der Gehörknöchelchen ist ein stetiger Druckausgleich der Paukenhöhle mit der Außenluft erforderlich. Dieser Ausgleich wird durch die Ohrtrompete (Tuba auditiva) gewährleistet, die die Paukenhöhle mit dem Rachenraum verbindet. Durch Schlucken wird die Ohrtrompete geöffnet, und ein Druckausgleich entsteht. Wenn z. B. im Rahmen einer Erkältung die Ohrtrompete zuschwillt, kann die Hörfunktion beeinträchtigt werden.

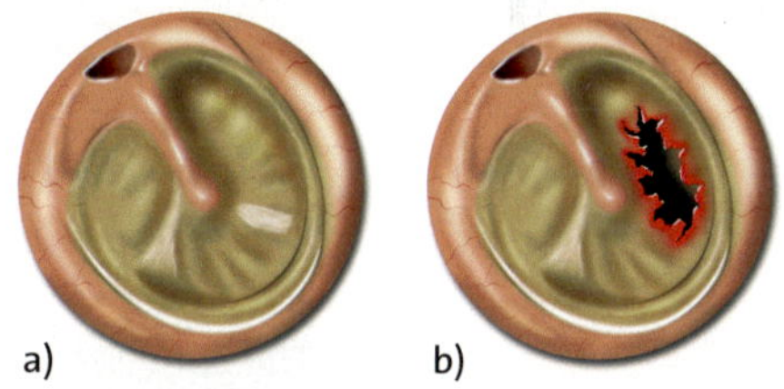

Abb. 2 a) Aufsicht auf intaktes Trommelfell; b) gerissenes Trommelfell

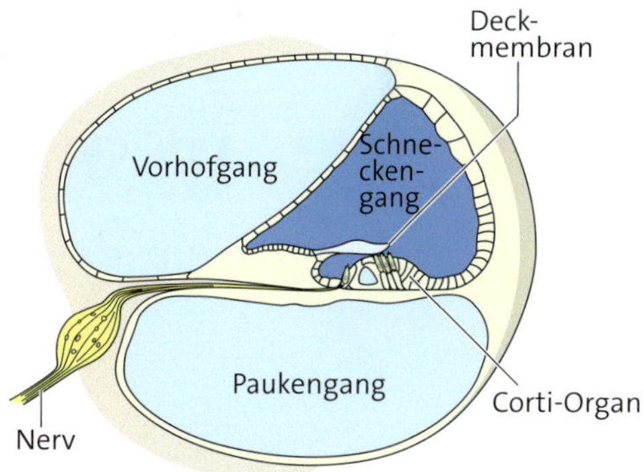

Abb. 3 Schnitt durch eine Windung der Schnecke und das Hörorgan

Innenohr
Das Innenohr liegt in einem Hohlraumsystem des knöchernen Schläfenbeins und wird wegen seiner komplizierten Struktur auch als **Labyrinth** bezeichnet. Innerhalb dieses Hohlraums liegt ein flüssigkeitsgefüllter Schlauch, der das Hörorgan, **Schnecke** (Cochlea) genannt, und das Gleichgewichtsorgan beinhaltet. Die Schnecke entspricht vereinfacht einem aufgerollten Schlauch mit drei Gängen, der bei dem ovalen Fenster beginnt (Abb. 3). Ein **Vorhofgang** führt vom ovalen Fenster die Schneckenwindung bis zur Spitze hoch. In dem mittleren Schneckengang liegt das Hörorgan (Corti-Organ), und ein gegenläufiger **Paukengang** führt von der Spitze wieder zurück.

1.2.2 Ablauf des Hörvorgangs

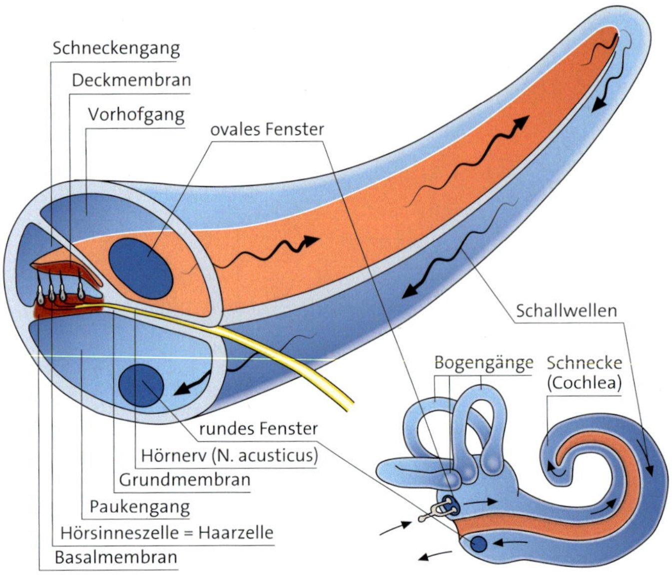

Abb. 1 Aufbau des häutigen Labyrinths im Innenohr (oben) Schnecke, abgerollt (unten)

Zum ovalen Fenster gelangen die Schallwellen aus dem Mittelohr und bringen es zum Schwingen. Diese Schwingungen führen zu einer Druckwelle, die sich im Vorhofgang fortpflanzt und bis zum Schneckengang gelangt (Abb. 1) Hier liegen die Hörsinneszellen, die an einer Membran (Basilarmembran) befestigt sind und mit sehr feinen Härchen in den Schneckengang hineinreichen. Dort stehen sie mit einer gallertartigen Membran (Deckmembran) in Verbindung. Die Härchen werden durch die Druckschwankungen zum Schwingen gebracht und reizen damit die Sinneszellen des Hörorgans: Ein Hörimpuls entsteht. Unterschiedliche Tonhöhen reizen dabei sehr spezifisch bestimmte Regionen des Schneckengangs, worüber in der Wahrnehmung eine Differenzierung der Tonhöhe stattfinden kann. Tiefe Töne dringen bis ins Innerste der Schnecke durch.
Die Druckwelle, die sich innerhalb der Schnecke fortgepflanzt hatte, wird nun durch den Paukengang wieder abgeleitet. Der Paukengang endet bei dem runden Fenster, das mit der Paukenhöhle in Verbindung steht und sich dort hinein vorwölben kann. Die Sinneszellen des Hörorgans werden durch eine Schwingung erregt. Der hierdurch entstandene Impuls wird durch die Nervenfasern der Sinneszellen weitergeleitet, die zusammen den Hörnerv bilden (Abb. 2). Der Hörnerv übermittelt den Ton über mehrere Schaltstationen an das Hörzentrum im Gehirn, wo das Gehörte weiterverarbeitet wird.

1.2.3 Gleichgewichtssinn

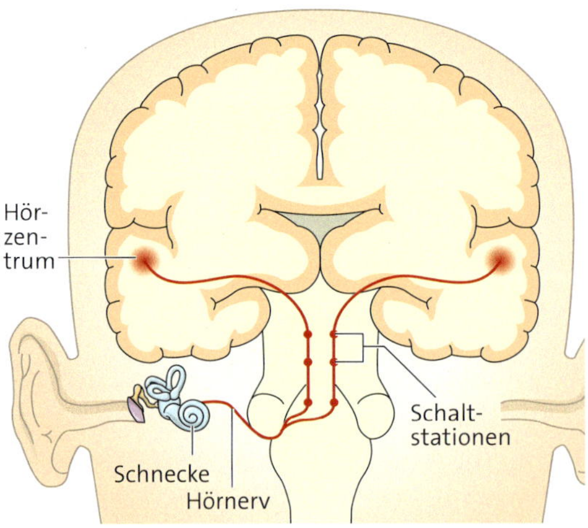

Abb. 2 Verlauf der Hörbahn im Gehirn bis zum Hörzentrum (Frontalansicht)

Das Gleichgewichtsorgan liegt gemeinsam mit dem Hörorgan (Schnecke) in dem knöchernen Labyrinth des Schläfenbeins. Es vermittelt Informationen über Lageveränderungen im Raum und über Drehbewegungen. Es besteht aus den **Bogengängen**, die Drehsinnesorgane sind, und den **Vorhofsäckchen**, die den Lagesinn vermitteln.

Bogengänge (Ductus semicirculares)

Die flüssigkeitsgefüllten Bogengänge stehen jeweils in einem rechten Winkel zueinander und sind damit in alle drei Ebenen des Raumes ausgerichtet (Abb. 3). An ihrer Basis befinden sich Auftreibungen, in deren Wand spezialisierte Sinneszellen liegen. Diese Haare sind von einer Gallertkappe umgeben. Bei Drehbewegungen des Kopfes setzt sich die Flüssigkeit mit den Gallertkappen in Bewegung und kommt aufgrund ihrer Trägheit erst nach Ende der Bewegung wieder zum Stillstand. Durch die Mitbewegung der Gallertkappen werden die Sinneshärchen gereizt und übermitteln einen Drehimpuls.

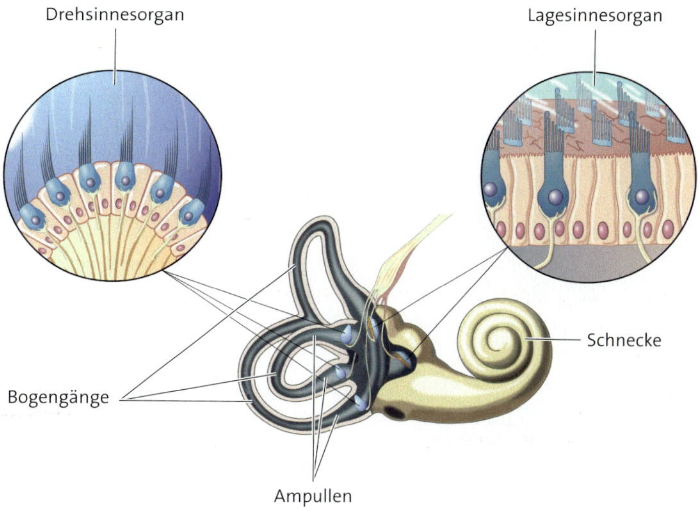

Abb. 3 Lage der Drehsinnes- und der Lagesinnesorgane

Vorhofsäckchen (Utriculus und Sacculus)

Die Vorhofsäckchen liegen im Labyrinth zwischen Schnecke und Bogengängen. Sie enthalten ebenfalls Sinneszellen, deren Haare in einer Gallertmasse liegen. Die Gallertmasse hat hier kleine eingelagerte Kalkkristalle, deren Eigengewicht der Schwerkraft folgt und dabei je nach Kopflage die Sinneshärchen unterschiedlich erregt. Somit erhält das Gehirn eine Information über die Lage des Kopfes. Die Nervenfasern aus den Sinneszellen der Bogengänge und Vorhofsäckchen verlaufen weiter im Gleichgewichtsnerv, der sich mit dem Hörnerv zum ›N. vestibulocochlearis‹, dem IX. Hirnnerven, zusammenschließt. Über diesen Nerven gelangen die Gleichgewichtsinformationen in das Gehirn, wo sie mit vielen Zentren verschaltet werden.

N. vestibulocochlearis
→ *S. 165*

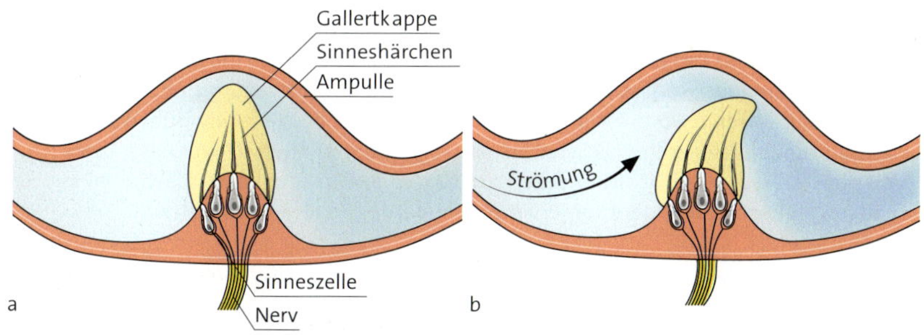

Abb. 4 Drehsinn. Die Gallertkappe in der Ampulle eines Bogengangs wird durch die Strömung der Ohrlymphe nach rechts oder links gedrückt. Die Sinneszellen am Grund der Gallertkappe werden gereizt. a) in Ruhe, b) unmittelbar nach Ende einer Drehung des Kopfes

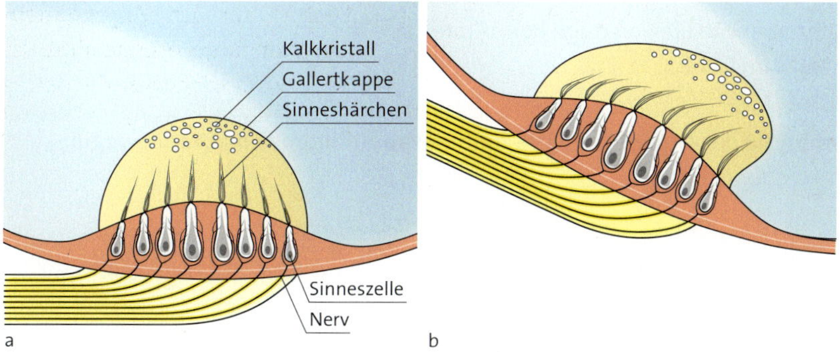

Abb. 5 Arbeitsweise der Lagesinnesorgane. Bei Neigung des Kopfes werden die Sinneshärchen verbogen und damit die Sinneszellen erregt. a) in Ruhe, b) bei Neigung des Kopfes nach rechts

1.2.4 Veränderungen über die Lebensspanne

Neugeborene und Säuglinge	Der **Hörsinn** ist bereits zur Geburt voll entwickelt. Das Neugeborene kann vertraute Stimmen unterscheiden und erkennt die Mutter an der Stimme. Das Kind folgt akustischen Reizen und wendet den Kopf zur Schallquelle hin. Der **Gleichgewichtsinn** entwickelt und verändert sich im Lauf des Lebens. Säuglinge und Kleinkinder besitzen einen sehr flexiblen Gleichgewichtssinn, sie reagieren nicht mit Schwindel auf schnelle Lageveränderungen.
Kleinkinder	Im Kleinkindalter wird das Gehör geschult, eine Methode dafür kann es sein, dass das Kind ein Musikinstrument erlernt. Andere Möglichkeiten sind, dass Kinder aufgefordert werden, genau hinzuhören: „Hörst du den Specht klopfen?“
Pubertierende	Der Schutz des Gehörs kann eine schwierige Aufgabe in der Pubertät sein, wenn die Jugendlichen sich abgrenzen wollen, ihre eigene Musik hören und dabei evtl. zu lange und zu laut mit Kopfhörern Musik hören.
Erwachsene	Je älter ein Mensch wird, umso weniger flexibel reagiert das Gleichgewichtsorgan; ältere Menschen vermeiden schnelle Lagewechsel, wie sie beim Karussellfahren vorkommen.
Alte und Hochbetagte	Mit zunehmendem Alter lässt die Leistungsfähigkeit des **Gehörs** nach. Nach dem 50. Lebensjahr kommt es zu einem zunehmenden Hörverlust vor allem für hohe Tonfrequenzen (Presbyakusis). Alte Menschen verstehen Gesprächspartner mit tiefer Stimme daher besser als Menschen mit hoher Sprechstimme in gleicher Lautstärke. Das Trommelfell verdickt sich und verliert an Elastizität, wodurch die Schallwellen schlechter übertragen werden können. Die Empfindlichkeit des Hörorgans nimmt ab, weil sich die Basilarmembran verdickt und die Sinneszellen im Hörorgan zurückbilden. Offensichtlich kommt es bei vielen alten Menschen auch zum Untergang von Nervenzellen der Hörbahn, sodass der zunehmende Hörverlust im Alter häufig sowohl auf Veränderungen im Ohr als auch im Gehirn beruht. Insbesondere das Richtungshören und das Sprachverständnis sind von diesen Veränderungen betroffen. Das **Gleichgewichtsorgan** unterliegt ebenso wie das Hörorgan im Alter Abbauprozessen, denen nicht immer eine krankhafte Bedeutung zukommt. So lässt wahrscheinlich die Empfindlichkeit der Sinneszellen im Alter nach, sodass Lageveränderungen und Drehbewegungen mit Verzögerung wahrgenommen werden, worauf manche alten Menschen mit Schwindelgefühl und Gleichgewichtsstörungen reagieren. Das Syndrom des sogenannten Altersschwindels ist sehr komplex, und häufig lässt sich nicht sicher differenzieren, ob die Ursache der Beschwerden im Gleichgewichtsorgan liegt oder andere körperliche Veränderungen verantwortlich sind.

Wiederholungsfragen

1. Beschreiben Sie die Vorgänge beim Hören von der Ohrmuschel bis zum Hörzentrum im Gehirn.

2. Nennen Sie das Organe, welches für die Wahrnehmung von Drehbewegungen verantwortlich ist.

1.3 Geruchssinn und Geschmackssinn

1.3.1 Nase

Die für die Geruchswahrnehmung verantwortliche Riechregion liegt in der oberen Nasenmuschel. Hier liegen die Duftrezeptoren (Abb. 1). Dabei handelt es sich um Nervenzellen, die für die Geruchswahrnehmung spezialisiert sind. Jeder Rezeptor ist auf ein bestimmtes Aroma spezialisiert. Die Geruchsstoffe können in die Schleimhaut eindringen und verbinden sich hier mit den Rezeptorzellen, die daraufhin einen Geruchsimpuls erzeugen.

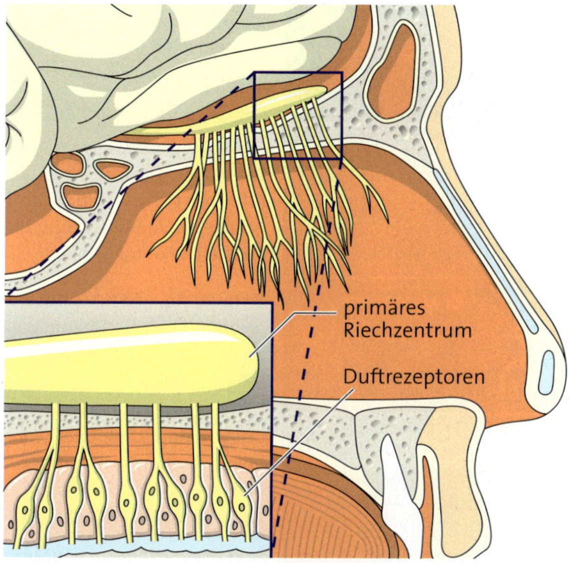

Abb. 1 Riechregion in der oberen Nasenmuschel mit den Duftrezeptoren

Die Fortsätze der Riechzellen ziehen durch feine Löcher in der Schädelbasis zur Gehirnbasis und bilden zusammen den Riechnerv (N. olfactorius), der auch als I. Hirnnerv bezeichnet wird. Die Fasern des Riechnerven ziehen zum primären Riechzentrum (Bulbus olfactorius), in dem die Impulse auf andere Nervenzellen umgeschaltet werden. Die Fortsätze dieser Zellen ziehen zu unterschiedlichen Gehirnregionen. Der Geruchssinn hat enge Verbindungen mit vielen Zentren des Gehirns. So können Gerüche unbewusst Appetit auslösen, die Speichelproduktion anregen oder auch Ekel verursachen. Gerüche können aufgrund der engen Verbindung der Geruchsbahn mit vielen unbewussten Gehirnzentren, wie dem Limbischen System, auch Erinnerungsbilder oder Emotionen wachrufen.

Die Geschmackswahrnehmung ist eng an einen intakten Geruchssinn gebunden. Das Aroma einer Speise erregt sowohl Geschmacks- als auch Geruchsrezeptoren, und die Kombination beider Sinneseindrücke bildet den Geschmackseindruck. Daher können Erkrankungen der Nase oder des Riechepithels auch das Geschmacksempfinden erheblich beeinträchtigen.

1.3.2 Zunge

Die Geschmackswahrnehmung erfolgt in erster Linie mit der Zunge. In die ›Zunge‹ sind Geschmacksrezeptoren eingebettet, die in größere Einheiten zu Geschmacksknospen zusammengefasst sind, die ihrerseits kleine, unterschiedlich geformte Erhebungen auf dem Zungenrücken bilden, die Papillen genannt werden.

Zunge → *S. 48*

1.3.3 Veränderungen über die Lebensspanne

Bonding → S. 727, Band 2

Neugeborene und Säuglinge	Geschmacks-und Geruchssinn sind bereits zur Geburt ausgebildet und sind wichtig für das ›Bonding‹ zwischen Mutter und Kind. Der Gesichtssinn ist erst mit ca. einem Jahr vollständig ausgebildet. Der Geschmackssinn wird bereits im Mutterleib geprägt. Das Ungeborene schluckt regelmäßig Fruchtwasser und nimmt so bereits Geschmacksnuancen wahr, die durch die Ernährung der Mutter beeinflusst werden.
Kleinkinder	Kinder bevorzugen zunächst nur leichte Geschmacksintensitäten und süße Speisen.
Pubertierende	Der individuelle Geschmack bildet sich heraus. Die perspektivische Einschätzung der Umgebung ist erst im Alter von sechs – sieben Jahren korrekt möglich und dadurch ist erst die Voraussetzung für die sichere Teilnahme am Straßenverkehr gegeben.
Erwachsene	Bitterstoffe, wie sie in Käse, Kaffee, Wein und scharfen alkoholischen Getränken vorkommen, werden mit zunehmendem Alter als angenehm eingestuft. Man gewöhnt sich an scharfe Speisen.
Alte und Hochbetagte	Die Empfindlichkeit der Sinnesorgane lässt nach. Insbesondere beim Geschmacks- und Geruchssinn kann dies zur Folge haben, dass der Genuss am Essen nachlässt und weniger gegessen wird. Dies kann eine Mangelernährung begünstigen. Auch das Geschmacksempfinden, v. a. „salzig“, lässt aufgrund von Veränderungen der Empfindlichkeit der Rezeptoren im Alter nach. Dies kann erheblich zu einer Mangelernährung beitragen, weil Speisen als geschmacksarm empfunden werden und der Appetit nicht ausreichend angeregt wird.

Wiederholungsfragen

1. Was versteht man unter Duftrezeptoren?

2. Erläutern Sie, warum bei einer „verstopften“ Nase der Geschmack beeinträchtigt ist und Speisen fad schmecken.

1.4 Ausgewählte Erkrankungen

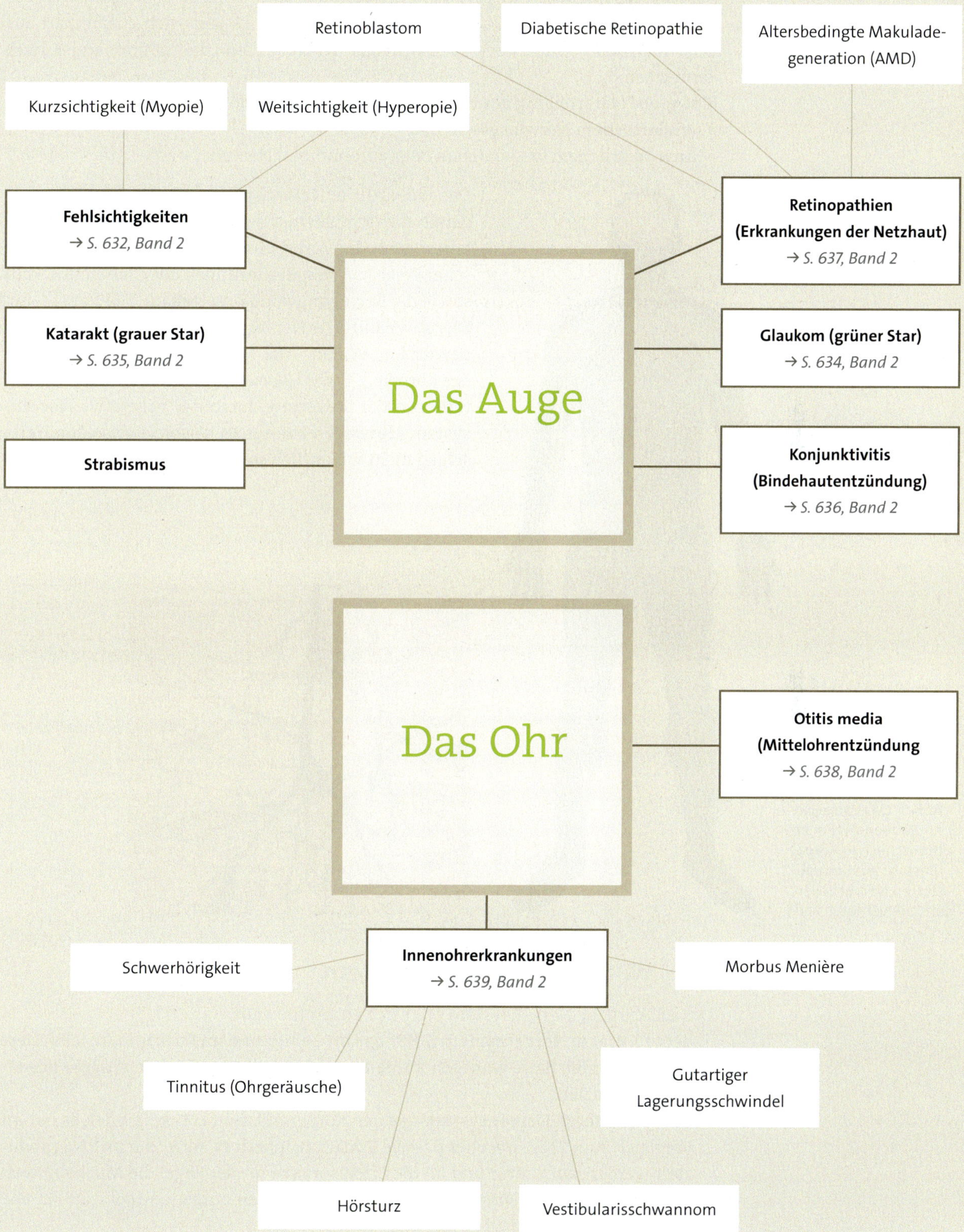

2 Nervensystem

Nervenzellen → S. 168

Das Nervensystem des Körpers dient der Verarbeitung von äußeren Reizen sowie der Steuerung der Körperfunktionen und des Verhaltens. Es setzt sich zusammen aus verschiedenen Formen hoch spezialisierter ›Nervenzellen‹, die untereinander stark vernetzt sind.

Eine grobe Unterteilung des Nervensystems unterscheidet zwischen

- **willkürlichem** Nervensystem und
- **unwillkürlichem** (vegetativem oder autonomem) Nervensystem.

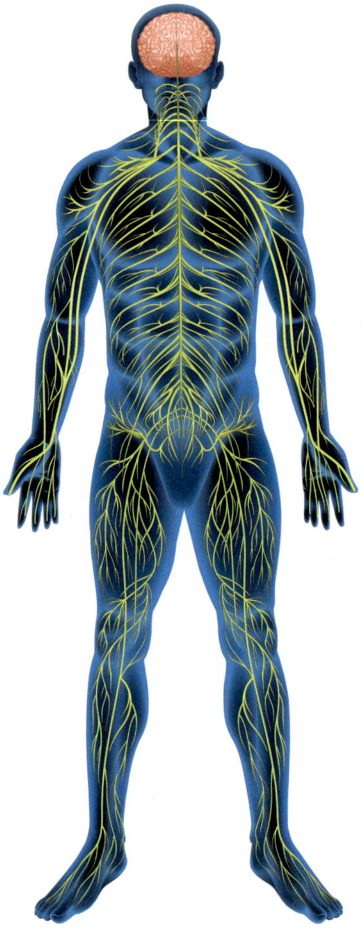

Das willkürliche Nervensystem steuert die Körpervorgänge, die dem Bewusstsein zugänglich sind. Dazu gehören auch die Wahrnehmung sensibler und sensorischer Reize (z. B. von Berührungen oder Seheindrücken) sowie die Bewegung von Körperteilen.

Das unwillkürliche Nervensystem unterliegt nicht dem bewussten Willen. Alle lebenswichtigen Funktionen des Körpers, z. B. der Herzschlag oder die Verdauung, unterliegen der Steuerung durch das vegetative Nervensystem (deswegen kann man beispielsweise den Herzschlag nicht willentlich steuern).

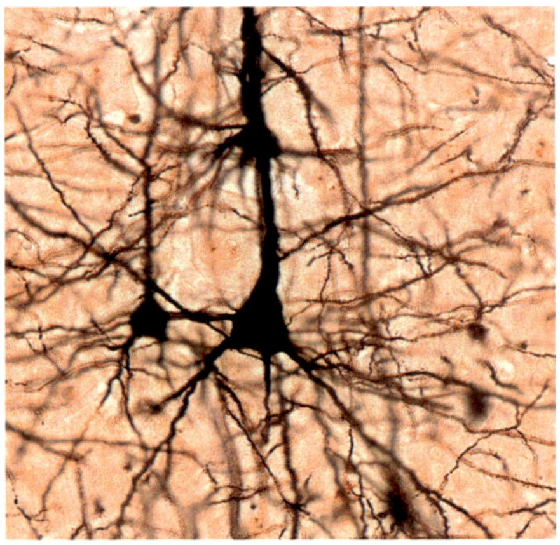

Abb. 1 Das komplexe Nervensystem im menschlichen Körper besteht aus spezialisierten Nervenzellen, die stark vernetzt sind.

2.1 Willkürliches Nervensystem

Das willkürliche Nervensystem setzt sich zusammen aus

- dem **zentralen Nervensystem (ZNS)**, das im Gehirn und im Rückenmark lokalisiert ist. Hier werden Reize wahrgenommen und verarbeitet, außerdem ausgehende Signale produziert.
- dem **peripheren Nervensystem**, das den Körper mit dem ZNS verbindet. Es hat im Vergleich zum ZNS eine eher passive Funktion, indem es Reize, die im ZNS produziert werden, aufnimmt und an die Erfolgsorgane (in der Regel die Muskeln) weiterleitet. Umgekehrt werden Sinneswahrnehmungen aufgenommen und an das ZNS zur Verarbeitung weitergeleitet.

Man unterscheidet ›motorische Nerven‹, die Reize vom ZNS an die Muskeln weiterleiten (Efferenzen), und ›sensible Nerven‹, die Reize aus der Peripherie aufnehmen und an das ZNS weiterleiten (Afferenzen). Die motorischen und sensiblen Nervenanteile werden meist in einem gemeinsamen Nerven vereint. Diese Nerven nennt man gemischte Nerven.

motorisch
den Bewegungsablauf betreffend

sensibel
den empfindenden Teil des NS betreffend

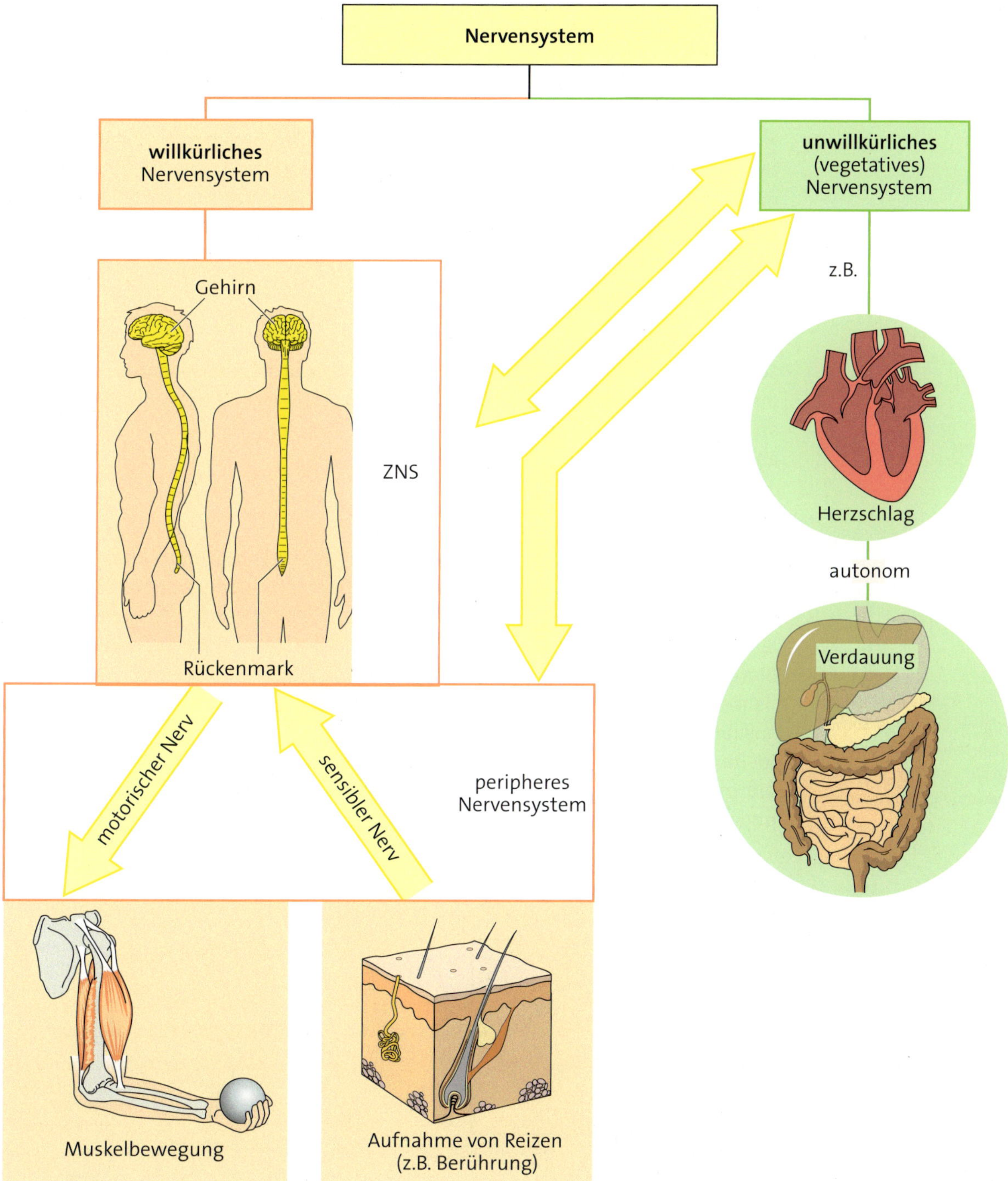

Abb. 2 Motorische und sensible Nerven

2.1.1 Zentrales Nervensystem (ZNS)

Das zentrale Nervensystem setzt sich aus **Gehirn** und **Rückenmark** zusammen.

Gehirn

Das Gehirn (Encephalon) liegt in dem knöchernen Schädel, der es von allen Seiten umgibt und schützt. Nach unten hin setzt es sich in den Hirnstamm fort, der in das verlängerte Rückenmark übergeht. Dieses tritt durch das ›Foramen magnum‹ an der Unterseite des Schädels aus und geht in das Rückenmark über (Abb. 2).

Foramen magnum → S. 100

Das menschliche Gehirn ist ein hoch differenziertes und spezialisiertes Organ, das sich bis in das hohe Alter hinein eine große Flexibilität und Erholungsfähigkeit bewahrt. Entgegen früheren Vorstellungen, dass Gehirnfunktionen bei Zerstörung einzelner Areale irreversibel verloren gehen, weiß man heute, dass auch das alte Gehirn noch vielfältige Erholungspotenziale hat, und dass Lernen bis in das hohe Alter hinein möglich ist.

Im Gehirn werden Wahrnehmungen der Außenwelt dem Bewusstsein zugänglich gemacht und in differenzierte Reaktionen verarbeitet. Das menschliche Gehirn ist Sitz spezialisierter neuropsychologischer Funktionen, wie z. B. der Sprache, und bildet die organische Grundlage für unsere Persönlichkeit.

Seit Jahrhunderten beschäftigen sich Menschen mit der Erforschung des Gehirns. Insbesondere die Erkenntnis, dass Körperfunktionen und Persönlichkeitsmerkmale an die Existenz spezialisierter Gehirnzentren gebunden sind, war vor Jahrhunderten ebenso wie heute Gegenstand der Forschung.

An der Oberfläche ist das Gehirn von den drei Hirnhäuten (Meningen) umgeben (Abb. 1). Die harte Hirnhaut (Dura mater) liegt dem Knochen an. Darunter liegt die Spinngewebshaut (Arachnoidea), die sehr zart und durchsichtig ist. Zwischen der harten Hirnhaut und der Spinngewebshaut liegt der Subduralraum. Die unterste weiche Hirnhaut (Pia mater) liegt der Gehirnoberfläche direkt an. Zwischen der mittleren und der unteren Hirnhaut liegt ein Hohlraum (Subarachnoidalraum), der von Blutgefäßen durchzogen wird. Dieser Raum ist mit Nervenwasser ›Liquor cerebrospinalis‹) gefüllt, das eine Pufferfunktion für das Gehirn gegen äußere Einwirkungen ausübt.

Liquor
ist eine wasserklare Flüssigkeit, von der ca. 500 ml täglich in den Hohlräumen des Gehirns gebildet und auch wieder resorbiert werden

Im Inneren des Gehirns befinden sich mehrere liquorgefüllte Hohlräume (Ventrikel), die untereinander in Verbindung stehen (Abb. 2). In ihnen wird der Liquor produziert und wieder aufgenommen.

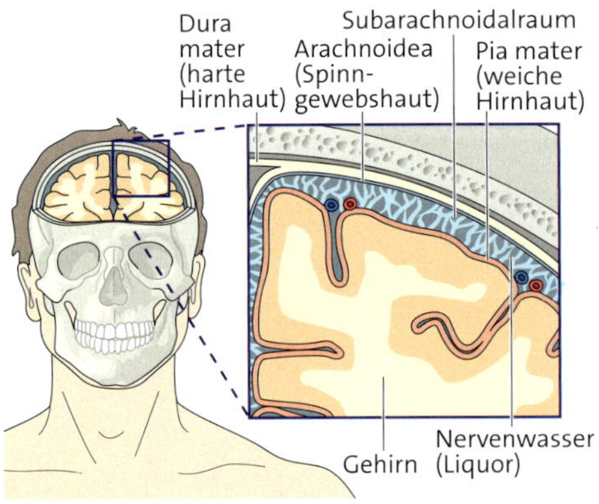

Abb. 1 Hirnhäute

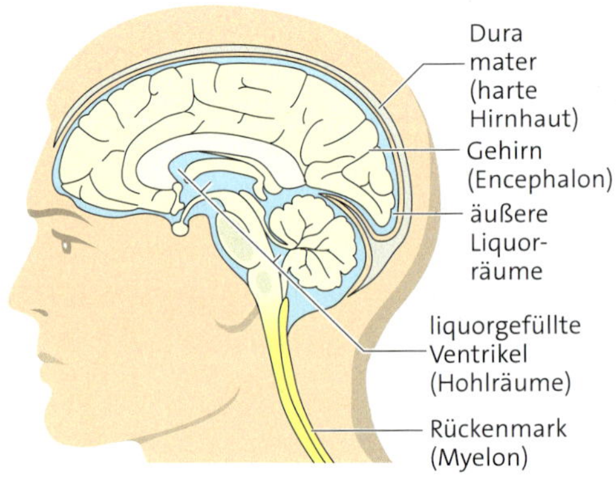

Abb. 2 Verteilung des Nervenwassers (Liquor)

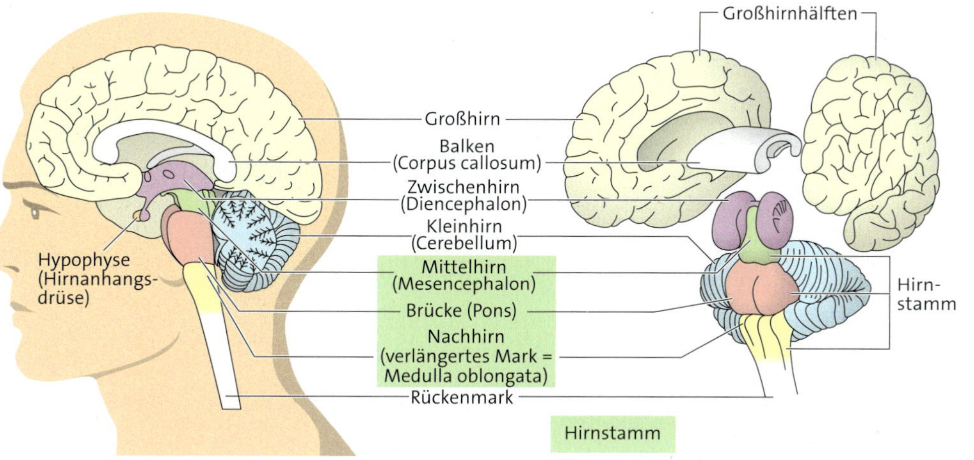

Abb. 3 Aufbau des Gehirns

Das Gehirn wird in unterschiedliche Abschnitte unterteilt, die entwicklungsgeschichtlich eine jeweils eigene Bedeutung haben. Je nach Festlegung der anatomischen und funktionellen Kategorien existieren unterschiedliche Klassifikationen. Am gebräuchlichsten ist folgende Einteilung in

- Großhirn (Cerebrum oder Telencephalon)
- Zwischenhirn (Diencephalon)
- Hirnstamm (Mittelhirn, Brücke und verlängertes Mark)
- Kleinhirn (Cerebellum).

Großhirn

Das Großhirn (Cerebrum oder Telencephalon) nimmt mit ca. 80 % den größten Gewichtsanteil am Gesamtgehirn ein. Entwicklungsgeschichtlich ist es der jüngste Teil unseres Gehirns. Es ist Sitz höherer geistiger Funktionen, wie Bewusstsein, Sprache, logisches Denken und Abstraktionsvermögen. Die Zahl der im Großhirn gelegenen Nervenzellen macht ca. ein Drittel des gesamten Nervensystems aus. Im Großhirn existiert eine hohe Vernetzung der Nervenzellen untereinander mit einer enormen Dichte an ›Synapsen‹, über die nahezu jede Nervenzelle mit sämtlichen anderen Zellen verbunden ist. Vor allem diese intensive Vernetzung erklärt die Leistungsfähigkeit und Flexibilität unseres Gehirns.

Synapse
Kontaktstelle zwischen einem Neuron und einer Muskelzelle

Das Großhirn wird durch eine Längsfurche in zwei Hälften (Hemisphären) geteilt, die sich spiegelbildlich gleichen. Eine feste „Nervenstraße“ aus Millionen von ›Axonen‹, Balken genannt, verbindet die beiden Großhirnhälften miteinander.

Axonen → *S. 168*

Jede Großhirnhälfte besteht von außen sichtbar aus vier verschiedenen Lappen.

Jeder Lappen (Lobus) hat spezifische Funktionen, über die die moderne Hirnforschung zunehmend Erkenntnisse gewinnt:

- Stirnlappen (Lobus frontalis)
- Scheitellappen (Lobus parietalis)
- Hinterhauptslappen (Lobus occipitalis)
- Schläfenlappen (Lobus temporalis)

Die Insel (Insula) ist ein weiterer Lappen des Großhirns, der durch die übrigen Lappen verdeckt in der Tiefe liegt.

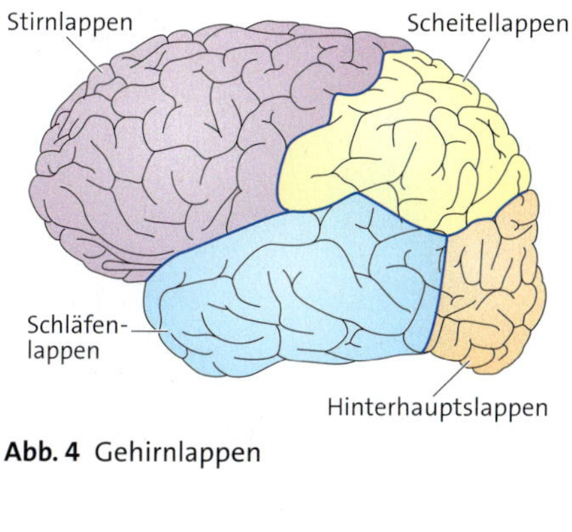

Abb. 4 Gehirnlappen

Die von außen sichtbare Oberfläche des Gehirns wird als Hirnrinde (Cortex) bezeichnet. Ihre Dicke beträgt ca. 2–5 mm. Die Großhirnrinde ist stark gefurcht, und jede Furche ist mehrfach gewunden. Hierdurch hat sich im Laufe der Menschheitsentwicklung die Oberfläche des Gehirns stark vergrößert. In der Rinde liegen die Zellkörper der Nervenzellen. Da sie der Rinde eine graue Färbung geben, wird die Rinde auch als graue Substanz (Abb. 3) bezeichnet. Die Axone dieser Zellkörper bilden die weiße Substanz unterhalb der Großhirnrinde.

Zellverbände der Hirnrinde mit ähnlichen Funktionen bilden spezialisierte Rindenfelder (Abb. 1). Hierzu gehören u. a.:

- **das Broca-Areal:** Es liegt im unteren Stirnhirn und dient der Sprachproduktion. Bei den meisten Menschen liegt dieses Areal in der linken Gehirnhälfte. Dies ist meist gekoppelt mit einer stärkeren Kraft und Geschicklichkeit der durch die linke Hemisphäre gesteuerten rechten Körperhälfte („Rechtshänder"). Die linke Hemisphäre wird somit als die dominante Hemisphäre bezeichnet. Bei einer Störung des Broca-Areals leidet der Erkrankte an einer ›motorischen Broca-Aphasie‹.

Broca-Aphasie → *S. 572, Band 2*

- **das Wernicke-Areal:** Es liegt im oberen Schläfenlappen und steuert das Sprachverständnis. Es ist meist in der linken Gehirnhälfte lokalisiert. Bei einer Störung dieses Areals kann eine ›Wernicke-Aphasie‹ entstehen.

Wernicke-Aphasie → *S. 572, Band 2*

- **die Sehrinde**, in der die Sehinformationen verarbeitet werden.
- **Bewegungsfelder** (motorische Rinde): Sie steuern die Bewegungen der Muskulatur und sind Ausgangspunkt der Pyramidenbahn (Abb. 4). Jedes Körperteil ist einem eigenen Abschnitt des motorischen Rindenfeldes zugeordnet (Abb. 2). Die Axone dieser Nervenzellen ziehen in der weißen Substanz mit der Pyramidenbahn zum Körper. In Höhe des Hirnstamms kreuzen die meisten Fasern auf die Gegenseite und ziehen dann mit dem Rückenmark bis zur entsprechenden Höhe. Hier wird der Impuls meist auf eine andere Nervenzelle, die ihren Sitz im Rückenmark hat, umgeschaltet und zieht dann mit dem peripheren Nervensystem in den betreffenden Muskel. So kommt es, dass die linke Gehirnhälfte die rechte Körperhälfte steuert und umgekehrt.
- **Wahrnehmungsfelder** (somatosensorische Felder): Sie empfangen die Wahrnehmungen aus der Körperperipherie. Auch hier ist jedem Körperteil ein eigenes Areal im Wahrnehmungsfeld zugeordnet. Die Nervenfasern aus den sensiblen Nerven kreuzen in Höhe des Rückenmarks auf die Gegenseite. Daher ist bei der Wahrnehmung sowohl von Hautreizen als auch von Sinneseindrücken aus dem Auge die andere Gehirnhälfte für die Reizverarbeitung zuständig.

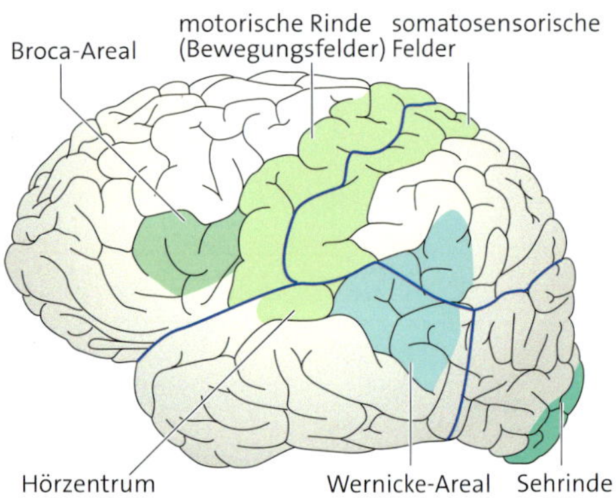

Abb. 1 Großhirnfelder

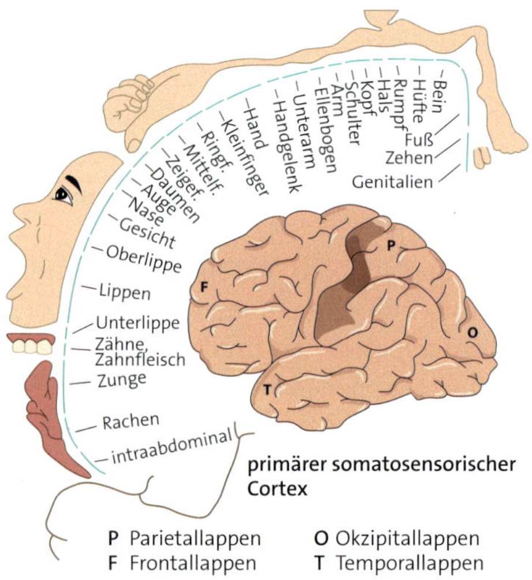

Abb. 2 Homunculus: Körperfühlsphäre (links) und primäres motorisches Rindenfeld (rechts) mit den dort repräsentierten Körperteilen (Darstellung nur jeweils einer Hirnhälfte)

- **Assoziationsfelder:** In ihnen werden Sinneseindrücke verarbeitet und zu komplexen Informationen zusammengefügt. Handlungsmuster werden entworfen und mit Erinnerungen abgeglichen. Diese Verarbeitung ist Grundlage unseres Bewusstseins und des logischen Denkens.

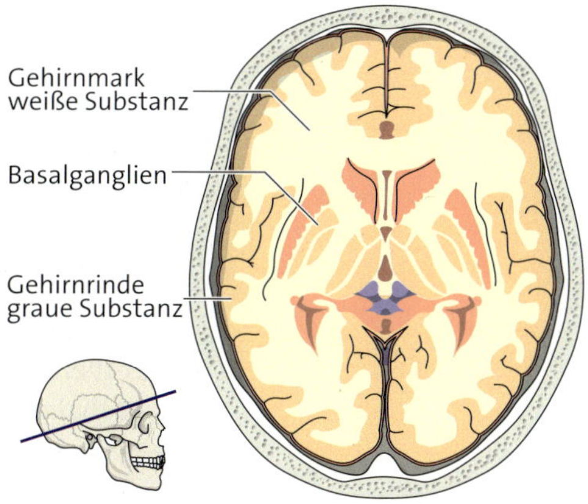

Abb. 3 Graue und weiße Substanz des Großhirns

In der Tiefe des Großhirns liegen zusätzlich kleinere Kerngebiete mit grauer Substanz. Gemeinsam mit anderen Kerngebieten aus dem Zwischenhirn werden sie als Basalganglien bezeichnet. Die Basalganglien sind Bestandteil des extrapyramidalen Systems. Hierin werden die Bewegungsmuster der Großhirnrinde unbewusst den Bedingungen der Außenwelt angeglichen und an wichtige Faktoren, wie z.B. die Stellung des Körpers im Raum, angepasst. Darunter liegt das Gehirnmark mit den Nervenfasern, die die Verbindung mit anderen Nervenzellen und dem Körper herstellen. Sie geben dieser Schicht eine weißliche Färbung, weswegen diese Schicht auch als weiße Substanz (Abb. 3) bezeichnet wird.

In der weißen Substanz liegt die innere Kapsel (Capsula interna) mit der Pyramidenbahn (Abb. 4). In der Pyramidenbahn verlaufen die Axone der Nervenzellen aus den Bewegungsfeldern nach unten. Sie vermittelt somit die bewussten Bewegungen, die willentlich gesteuert werden können. Ein Großteil der Nervenfasern aus den Bewegungsfeldern des Gehirns kreuzt in Höhe des Hirnstamms auf die Gegenseite. Die Nervenfasern ziehen in der weißen Substanz des Rückenmarks weiter nach unten. Auf der entsprechenden Höhe im Rückenmark wird der Impuls auf eine andere Nervenzelle umgeschaltet, deren Nervenfaser dann als motorische Wurzel das Rückenmark verlässt. Bei einer Schädigung der Pyramidenbahn oberhalb der Pyramidenbahnkreuzung tritt eine ›spastische Lähmung‹ der gegenseitigen Körperhälfte auf.

spastische Lähmung → *S. 320, Band 2*

Die Fasern des ›extrapyramidalen Systems‹ verlaufen ebenfalls in der weißen Substanz. Das extrapyramidale System unterstützt das Pyramidenbahnsystem bei der Steuerung von Bewegungen und durch die unbewusste Aufrechterhaltung von Muskelspannung und Muskelbeweglichkeit. Das extrapyramidale System spielt eine wichtige Rolle bei verschiedenen neurologischen Erkrankungen, z.B. dem ›M. Parkinson‹.

extrapyramidales System
Nervenverbindungen, die außerhalb der Pyramidenbahn verlaufen und einen hemmenden oder verstärkenden Einfluss auf Bewegungen haben

M. Parkinson → *S. 541, Band 2*

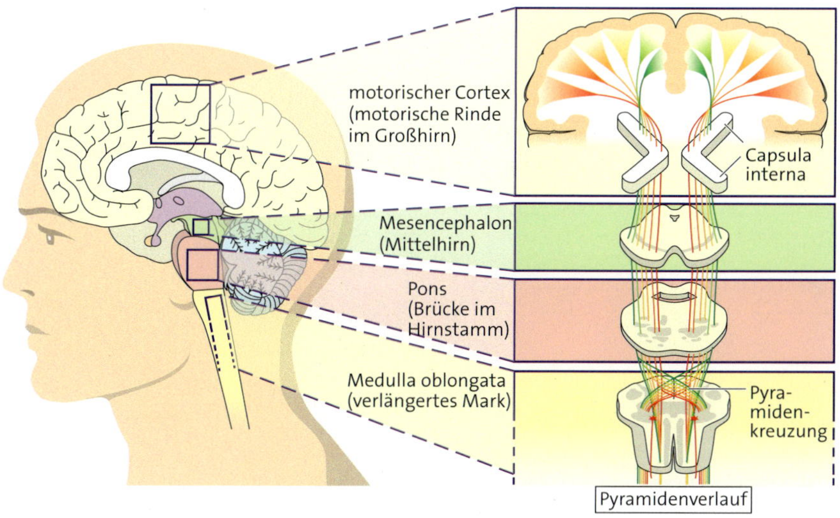

Abb. 4 Pyramidenbahn

Zwischenhirn

Das Zwischenhirn (Diencephalon) liegt zwischen den Großhirnhälften (Abb. 1). Es ist eine unbewusste Schaltstelle zwischen Großhirn und Hirnstamm, in der alle ein- und ausgehenden Impulse gefiltert und mit Erinnerungsmustern abgeglichen werden. Hier ist auch der Sitz wichtiger Kreislaufunktionen und der Emotionen.

Das Zwischenhirn besteht aus:
- **Thalamus:** Hier werden alle Informationen (außer Geruchsempfindungen) aus dem Körper gesammelt, verarbeitet und mit Erinnerungen verglichen, bevor sie über spezielle Zellverbände an das Großhirn weitergeleitet werden.
- **Hypothalamus:** Der Hypothalamus ist das Steuerzentrum für die Aufrechterhaltung wichtiger Steuerfunktionen, z.B. der Temperatur, Wasserhaushalt und Blutdruck. Der Hypothalamus produziert wichtige Hormone, über die Körperfunktionen gesteuert werden. Außerdem ist er an der Entstehung von Emotionen beteiligt.
- **›Hirnanhangsdrüse‹** (Hypophyse): Im hinteren Teil der Hypophyse, auch Neurohypophyse genannt, werden Hormone gespeichert, die dem Hypothalamus entstammen und der Regulation des Wasserhaushaltes dienen (ADH). Die Neurohypophyse gehört zum Zwischenhirn. Im vorderen und auch größeren Vorderteil, der mit dem Hypothalamus nicht in Verbindung steht, werden Hormone produziert, die andere Organsysteme steuern. Hier entstammen die Steuerhormone für Schilddrüse (TSH), Geschlechtsorgane (FSH, LH), Nebennierenrinden (ACTH) sowie das Wachstum (STH).

Hirnanhangsdrüse (Hypophyse) → S. 208

Hirnstamm

Der Hirnstamm (Truncus cerebri) beinhaltet das verlängerte Mark (Medulla oblongata), die Brücke (Pons) und das Mittelhirn (Mesencephalon). Verlängertes Mark und Brücke werden auch als Rautenhirn (Rhombencephalon) zusammengefasst.

Das verlängerte Mark und das Mittelhirn werden von einem lockeren, netzartigen Zellverband, der Formatio reticularis, durchzogen, die den Schlafrhythmus und die Bewusstseinslage steuern. Menschen mit einer schweren Schädigung der Formatio reticularis verlieren das Bewusstsein und werden komatös.
Hier befinden sich auch wichtige Steuerzentralen für den Kreislauf, die Herzfunktion und die Atmung. Eine völlige Zerstörung des Hirnstamms ist mit dem Leben daher nicht vereinbar.

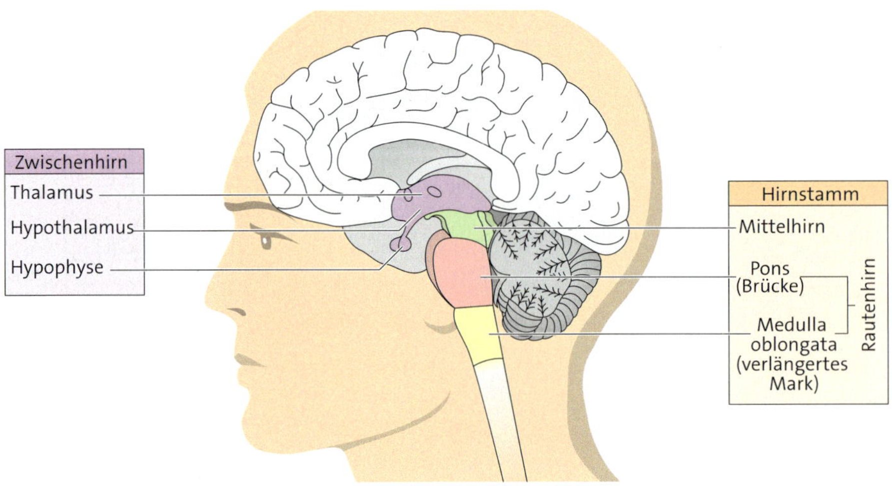

Abb. 1 Zwischenhirn und Hirnstamm

Im Mittelhirn liegt das Kerngebiet der ›Substantia nigra‹. Die schwarze Färbung entsteht durch den hohen Melanin- und Eisengehalt. Sie wird zu den Basalganglien gerechnet und gehört zum ›extrapyramidalen System‹.
Ihre Zellen stehen mit dem Rückenmark in Verbindung und regulieren hier die Muskelspannung. Eine Schädigung der Substantia nigra ist Bestandteil des ›M. Parkinson‹ (Abb. 2).
Sämtliche Nervenverbindungen mit dem Körper durchlaufen den Hirnstamm. Im verlängerten Mark kreuzen die Fasern der Pyramidenbahn auf die Gegenseite in die andere Körperhälfte. Die Zellverbände des 3. bis 12. ›Hirnnerven‹ entspringen dem Hirnstamm und ziehen von hier in die entsprechenden Organe. Vom Hirnstamm gehen die Verbindungen zum Kleinhirn ab.

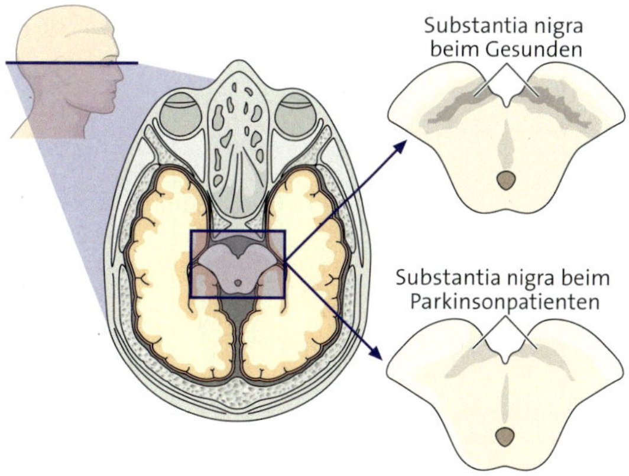

Abb. 2 Substantia nigra beim Gesunden und beim Parkinsonpatienten

extrapyramidales System
→ *S. 159*

Substantia nigra
schwarze Substanz, nigra lat. = schwarz

M. Parkinson → *S. 541, Band 2*

Hirnnerven → *S. 165*

Kleinhirn

Das Kleinhirn (Cerebellum) liegt in der hinteren Schädelgrube. Es hat eine wesentliche Funktion in der Aufrechterhaltung des Körpergleichgewichts, der Bewegungskoordination und der Einbeziehung von äußeren Körperreizen in die Gleichgewichtsfunktionen.
Das Kleinhirn ist besonders empfindlich gegen Alkohol. Die Gleichgewichtsstörungen eines alkoholisierten Menschen kommen zum Großteil durch die Kleinhirnschädigung zustande (unsicherer, breitbeiniger Gang; Unsicherheit beim Greifen und Zeigen).

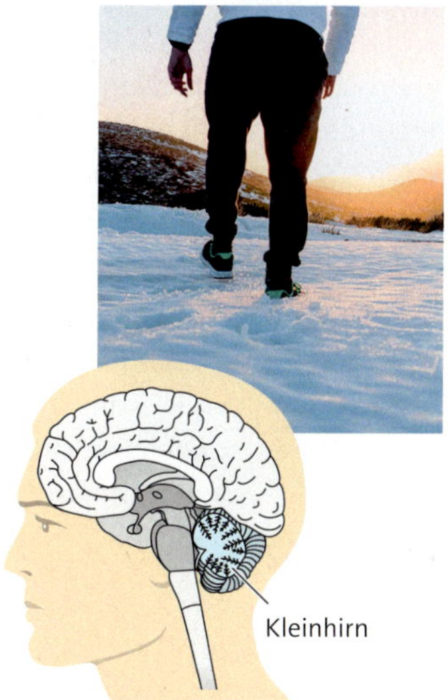

Abb. 3 Das Kleinhirn ermöglicht die Gleichgewichtskontrolle bei allen Körperbewegungen.

Blutversorgung des Gehirns

Das Gehirn hat eine seiner Bedeutung entsprechende Blutversorgung durch zwei unterschiedliche Systeme, die miteinander in Verbindung stehen und dadurch bei Ausfall eines Systems einen Teil der unterbrochenen Blutversorgung übernehmen können. Diese Systeme sind:

- Der vordere Kreislauf: Die Halsschlagadern (Aa. carotides) gehen aus der Aorta hervor und verzweigen sich weiter. Sie versorgen schwerpunktmäßig den Scheitel-, Schläfen- und Stirnlappen.
- Der hintere Kreislauf: Die Vertebralarterien ziehen entlang der Halswirbelsäule in den Schädel und versorgen dort weite Teile des Hirnstamms, des Klein- und Zwischenhirns sowie des Hinterhauptslappens.

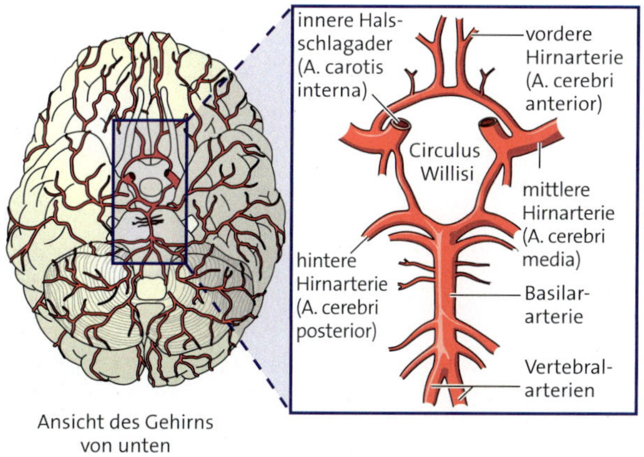

Abb. 4 Blutzufuhr des Gehirns

Vorderer und hinterer Kreislauf sind in einer ringförmigen Struktur, dem so genannten Circulus Willisi, an der Hirnbasis miteinander verbunden (Abb. 4).

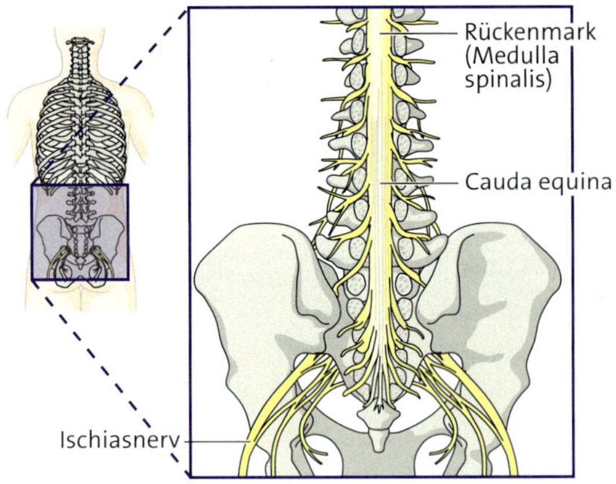

Abb. 1 Cauda equina (Pferdeschwanz)

Rückenmark

Das Rückenmark (Medulla spinalis) entsteht als Verlängerung des Gehirns nach unten und erstreckt sich innerhalb der Wirbelsäule von dem Foramen magnum bis in Höhe des 1. bis 2. Lendenwirbelkörpers. Es ist kleinfingerdick und dabei etwa 45 cm lang. Unterhalb des 2. Lendenwirbelkörpers ziehen im Wirbelsäulenkanal die Nervenfasern für die Beine und den Urogenitalbereich weiter, die in unterschiedlichen Höhen die Wirbelsäule verlassen. Dieses pferdeschwanzähnliche Bündel wird Cauda equina (Pferdeschwanz) genannt (Abb. 1).

Das Rückenmark wird unterteilt in insgesamt 31 Segmente (Teilabschnitte), die jeweils aus den auf einer Höhe austretenden Nervenwurzeln sowie der zugehörigen grauen Substanz bestehen.

Man unterscheidet folgende Abschnitte:

- Halsmark (Pars cervicalis): 8 Segmente, C1–C8
- Brustmark (Pars thoracica): 12 Segmente, Th1–Th12
- Lendenmark (Pars lumbalis): 5 Segmente, L1–L5
- Kreuz- und Steißmark (Pars sacralis und coccygis): 5–6 Segmente, S1–S5

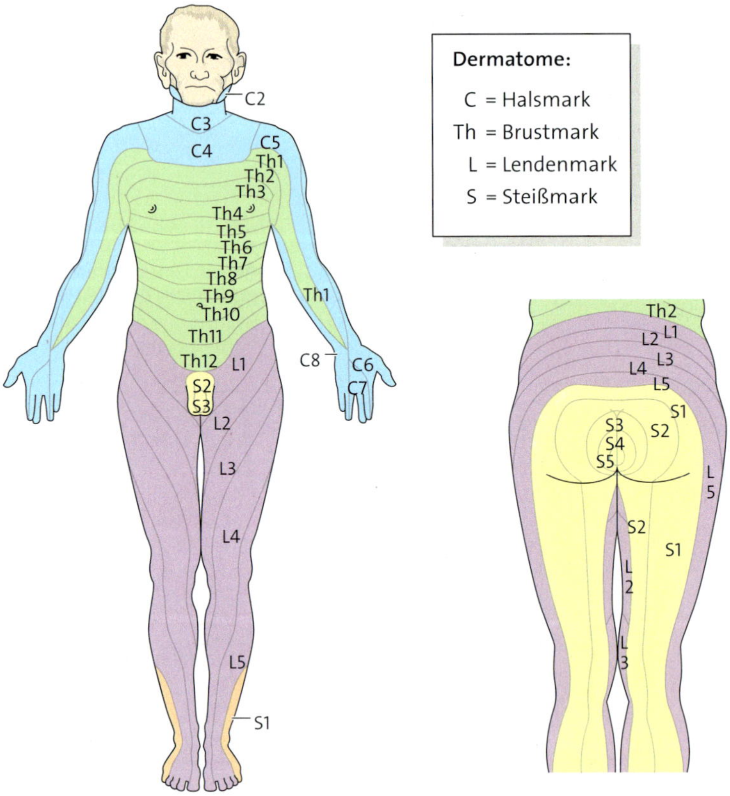

Abb. 2 Dermatome

Jedem Rückenmarkssegment entspricht ein Segment auf der Rumpfhaut (Dermatom) (die Berührungsempfindung der Kopfhaut wird über die Hirnnerven weitergeleitet). Bei einer Schädigung des Rückenmarks oder der austretenden Wurzeln kann daher über eine Untersuchung der Berührungsempfinden (Sensibilität) die geschädigte Höhe meist sehr genau bestimmt werden (Abb. 2).

Beispielsweise ist bei einer Querschnittsschädigung des Rückenmarks in Höhe des Dermatoms Th10 (10. Brustsegment) das Berührungsempfinden unterhalb des Bauchnabels erloschen.

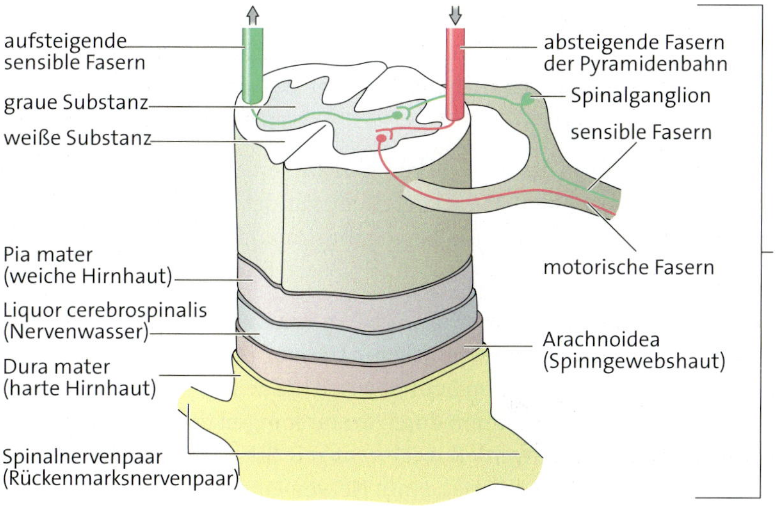

Abb. 3 Rückenmark und Rückenmarkshäute

Rückenmarkshäute

Die ›Hirnhäute‹ setzen sich nach unten hin in die Rückenmarkshäute fort. Auch das Rückenmark wird vom Liquor, der in ständiger Verbindung mit dem Liquor des Gehirns steht, geschützt. Die Rückenmarkshäute ziehen sich entlang der Wirbelsäule bis in den Steißbereich.

Hirnhäute → S. 156

Zwischen dem 3. und 4. oder 4. und 5. Lendenwirbelkörper kann eine Liquorentnahme durchgeführt werden (Lumbalpunktion). In dieser Höhe kann das Rückenmark nicht verletzt werden, da es sich nur bis zum 1. bis 2. Lendenwirbelkörper erstreckt. Daher ist der häufig verwandte Ausdruck „Rückenmarkspunktion" falsch, denn die Verletzung des Rückenmarks soll gerade vermieden werden. Die Untersuchung des Liquors gibt wichtige Aufschlüsse über Erkrankungen des Gehirns, z. B. eine ›Meningitis‹ oder ›Enzephalitis‹.

Meningitis → S. 543, Band 2

Enzephalitis → S. 874, Band 2

Ähnlich wie das Gehirn enthält auch das Rückenmark graue und weiße Substanz (Abb. 3):

- Im Rückenmark liegt die weiße Substanz mit den Nervenfasern außen. In der weißen Substanz ziehen motorische Fasern der Pyramidenbahn sowie die sensiblen Fasern in der Gegenrichtung.
- Im Inneren des Rückenmarks liegt die schmetterlingsförmige graue Substanz mit den Zellkörpern der Rückenmarkszellen.

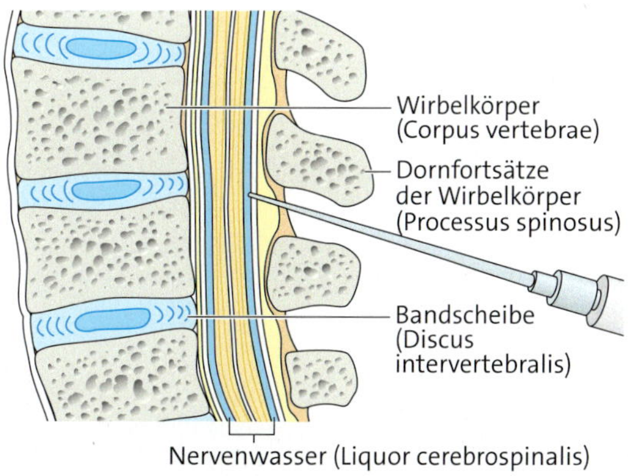

Abb. 4 Lumbalpunktion. Die Nadel wird zwischen dem 3. und 4. Lendenwirbelkörper eingeführt.

Die für die Bewegung zuständigen Zellen empfangen über die Pyramidenbahn und das extrapyramidale System Bewegungsimpulse für die Muskeln, die sie in ein eigenes Potenzial umsetzen. Bei einer Schädigung der Pyramidenbahn gehen die Bewegungsimpulse vom Gehirn verloren. In diesem Fall können die Rückenmarkszellen selbstständig gewisse Stell- und Haltefunktionen übernehmen. Hierdurch kommt z. B. die Streckspastik des Beines nach einem Schlaganfall zustande, die trotz einer bestehenden Lähmung eine wichtige Voraussetzung für die Gehfähigkeit sein kann.

In der grauen Substanz liegen ebenfalls Zellen, die einfache Reflexe der Harn- und Stuhlentleerung steuern. Daher können Menschen mit einer hohen Querschnittslähmung auch wieder Kontrolle über die Urin- und Stuhlentleerung gewinnen.

Nervenwurzeln

Die motorischen Nervenfasern, die den Rückenmarkszellen entstammen, treten in Form vieler Fäden, die sich zu einer Wurzel vereinen, auf der entsprechenden Höhe aus der Wirbelsäule aus. Sie enthalten die Bewegungsimpulse für die Muskeln und werden, da sie vorne austreten, als vordere Wurzeln bezeichnet.

In den hinteren Wurzeln treten die sensiblen Reize in das Rückenmark ein. Die sensiblen Impulse werden im Hinterhorn des Rückenmarks von einer Nervenzelle an die andere weitergeleitet. Im Spinalganglion befinden sich die Zellkörper der peripheren Nervenzellen. Die Nervenwurzeln können durch Erkrankungen der Wirbelsäule, z.B. Bandscheibenvorfälle, geschädigt werden. Dies geht mit Schmerzen und Ausfällen der sensiblen und motorischen Funktionen eines Nerven einher.

Die motorischen und sensiblen Nervenwurzeln vereinen sich zum Rückenmarksnerv, dem Spinalnerv, der in die Körperperipherie zieht.

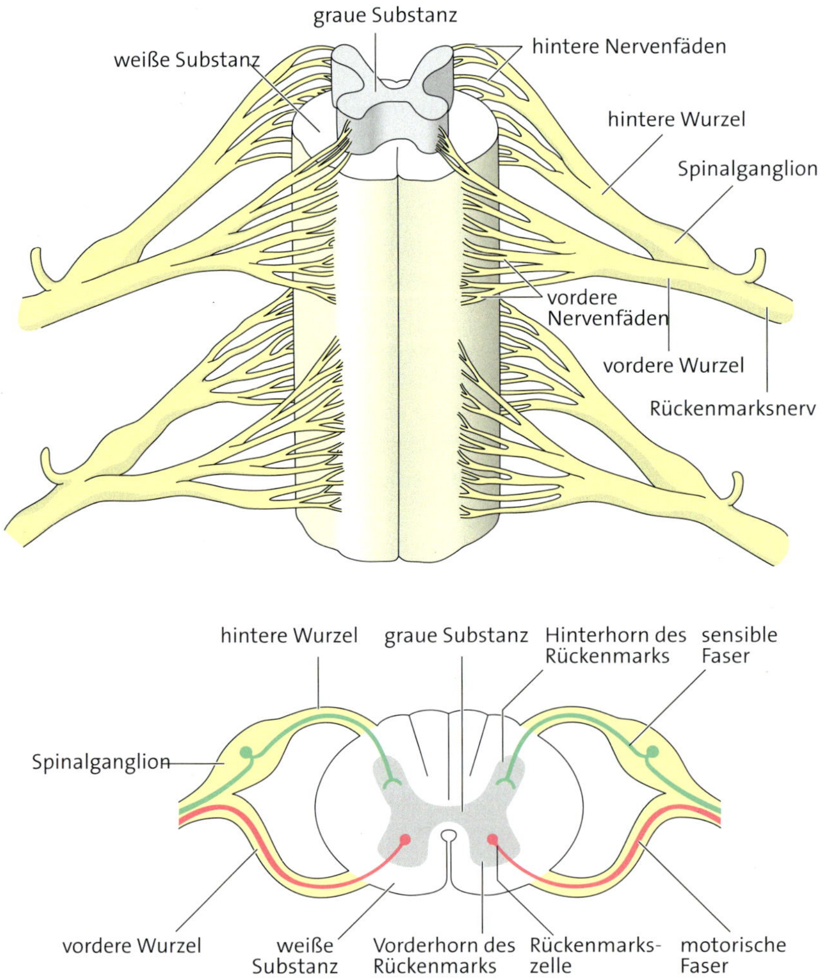

Abb. 1 Aufbau des Rückenmarks und der Nervenwurzeln

2.1.2 Peripheres Nervensystem

Das periphere Nervensystem verbindet den Körper mit dem zentralen Nervensystem (ZNS). Es besteht aus den 12 Hirnnerven (Abb. 2), 31 Rückenmarksnerven und den weiteren Nerven im Körper.

Hirnnerven

Als Hirnnerven werden die 12 paarigen (auf jeder Seite 12) großen Nerven bezeichnet, die am Hirnstamm ein- bzw. austreten und die Sinneseindrücke aus Auge, Nase, Ohr, Zunge, Gleichgewichtsorgan und Gesichtshaut vermitteln. Darüberhinausgehend leiten sie den Bewegungsimpuls für die Augäpfel, Gesichtsmuskulatur sowie Schulter-/Nackenmuskulatur. Der 10. Hirnnerv (N. vagus) verlässt als einziger Hirnnerv den Kopf-/Halsbereich und übernimmt bei den Brust- und Baucheingeweiden wichtige Funktionen des ›autonomen Nervensystems‹.

autonomes Nervensystem
→ S. 167

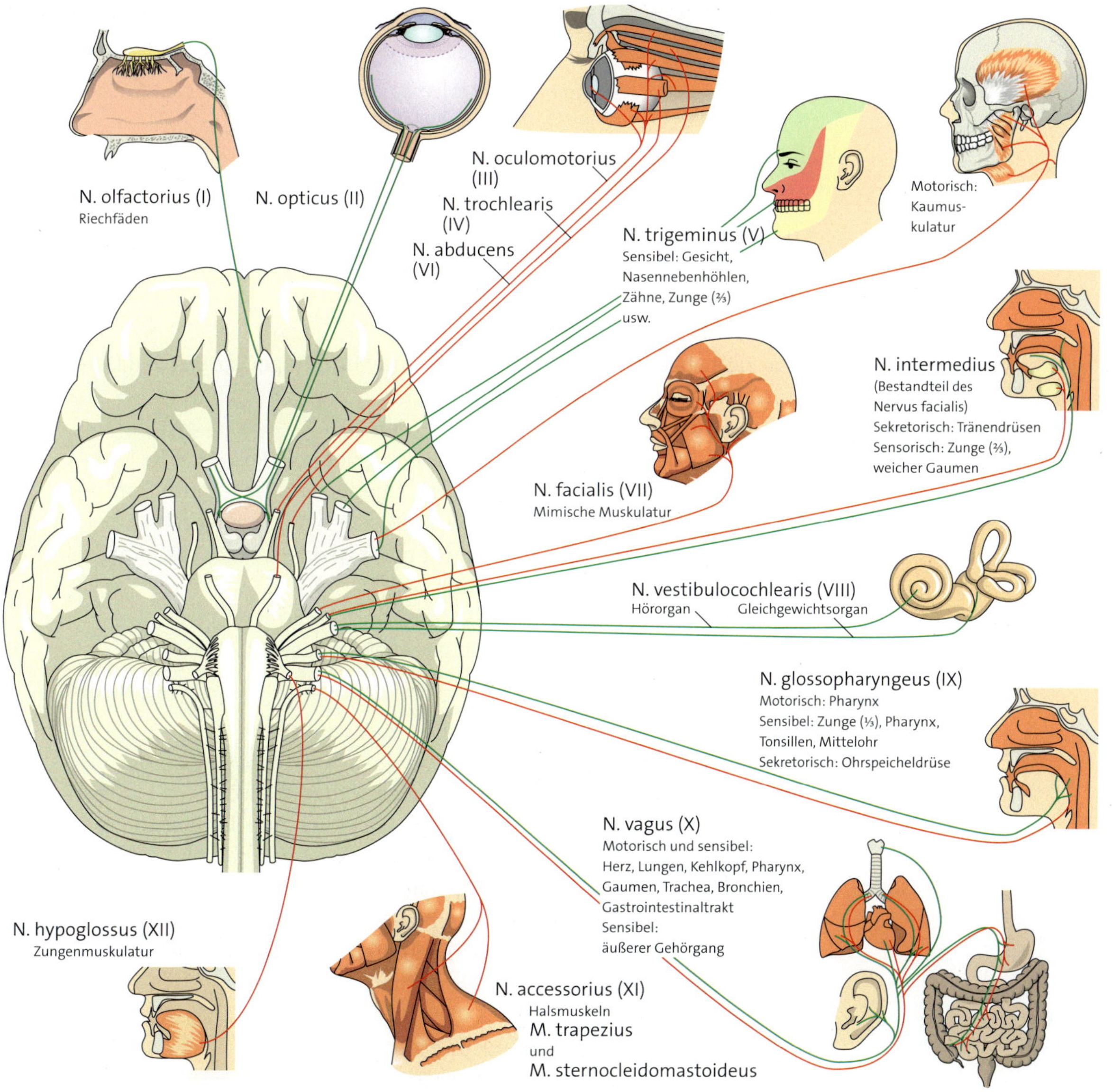

Abb. 2 Hirnansicht von unten mit den ausgehenden Hirnnerven

Rückenmarksnerven

Die Nervenwurzeln treten auf jeder Höhe der Wirbelsäule zwischen zwei Wirbelkörpern paarig aus dem Rückenmark aus, d.h. jeweils rechts und links eine motorische und eine sensible Wurzel (Abb. 1). Die Wurzeln vereinen sich zu den Spinalnerven, die motorische und sensible Anteile haben.

Viele Rückenmarksnerven in Höhe der Schultern und des Beckens bilden neben der Wirbelsäule Nervengeflechte. In einem Geflecht (Plexus) werden einzelne Nerventeile neu geordnet und zu Arm- bzw. Beinnerven zusammengefügt (Abb. 2).

Die peripheren Nerven ziehen weiter in die zugehörigen Körperteile.

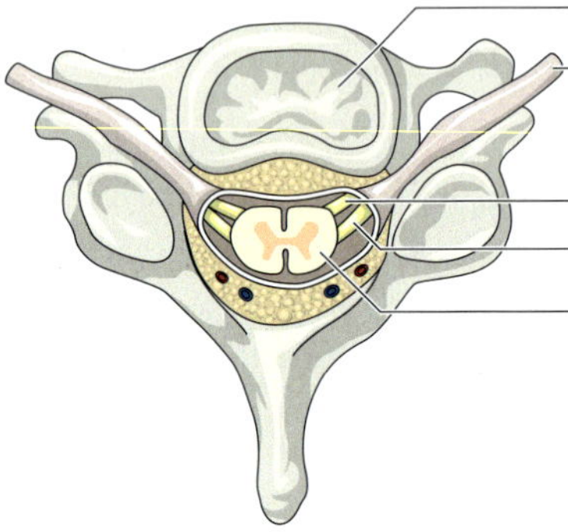

Abb. 1 Wirbelkörper mit austretenden Rückennerven

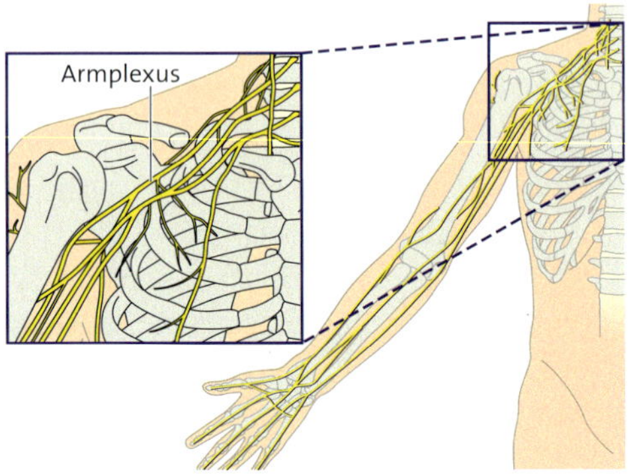

Abb. 2 Nervenplexus im Hals-/Brustbereich

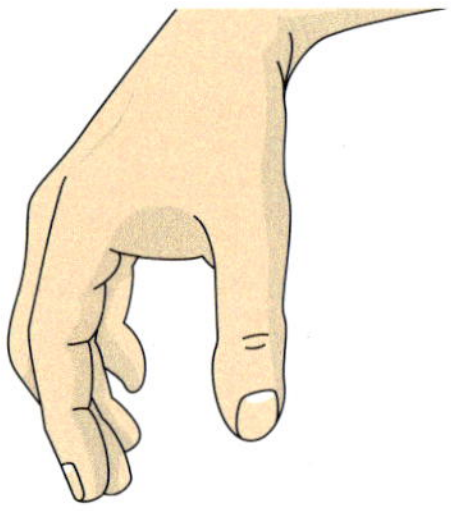

Abb. 3 Fallhand infolge einer Schädigung des N. radialis

Wichtige periphere Nerven sind am Arm:

- **Mittelnerv** (N. medianus):
  - motorisch: beugt den Daumen, Zeige- und Mittelfinger, spreizt den Daumen ab
  - sensibel: daumenseitige Hand
- **Speichennerv** (N. radialis):
  - motorisch: streckt den Arm im Ellenbogengelenk und das Handgelenk
  - sensibel: hinterer Ober- und Unterarm, daumenseitiger Handrücken

    Bei einer Schädigung des N. radialis, z.B. durch Verletzung oder Überanstrengung, lässt sich das Handgelenk nicht mehr strecken. Diese Lähmung zeigt sich in einer so genannten Fallhand (Abb. 3).
- **Ellennerv** (N. ulnaris):
  - motorisch: beugt Hand und die Finger im Grundgelenk
  - sensibel: kleinfingerseitige Hand

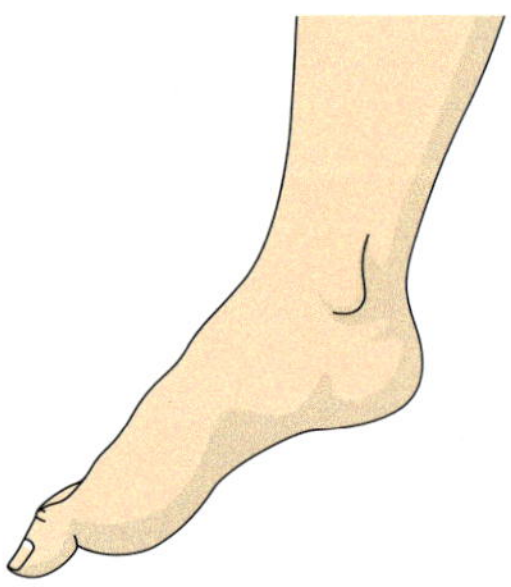

Abb. 4 Fußheberlähmung nach einer Schädigung des N. peronaeus

Am Bein sind folgende Nerven von besonderer Bedeutung:

- **Ischiasnerv** (N. ischiadicus):
  - motorisch: versorgt sämtliche Muskeln des Unterschenkels
  - sensibel: versorgt mit seinen Seitenästen die Rückseite des Beines
- **Peronaeusnerv** (N. peronaeus): Teilast des Ischiasnerven
  - motorisch: hebt den Fuß und die Zehen
  - sensibel: kleinzehenseitiger Unterschenkel und Fuß

    Der N. peronaeus wird häufig durch äußeren Druck am Kniegelenk verletzt, z.B. durch einen falsch angelegten Gipsverband (Abb. 4).
- **Femoralisnerv** (N. femoralis):
  - motorisch: beugt im Hüftgelenk und streckt im Knie
  - sensibel: Vorder- und Innenseite des Beines

2.1.3 Vegetatives Nervensystem

Das vegetative (unwillkürliche oder autonome) Nervensystem arbeitet gänzlich unbewusst. Es steuert die Funktionen aller lebenswichtigen Organe. Bestandteile des vegetativen Nervensystems finden sich sowohl im zentralen als auch im peripheren Nervensystem. Das vegetative Nervensystem besteht aus zwei Komponenten, die eine gegensätzliche Wirkung aufweisen. Zwischen diesen beiden Nervensystemen herrscht im Körper ein stetig veränderliches Gleichgewicht, das auf die jeweilige Situation des Körpers und der Umwelt angepasst ist.

- **Sympathikus:** Der Sympathikus ist ein über den gesamten Körper verteiltes Nervensystem, das bei allen Körperfunktionen, die Wachheit und Leistungsbereitschaft erfordern, aktiviert wird. Der Sympathikus beschleunigt den Herzschlag, hemmt die Darmbewegungen und steigert den Energieumsatz. Die Blutgefäße ziehen sich unter Sympathikus-Einfluss zusammen. Dadurch wird die Blutmenge zentralisiert, und der Blutdruck steigt. Die Pupille erweitert sich („schreckensweite Augen“). Der Sympathikus wird auch als „Alarmsystem des Körpers“ bezeichnet, weil er bei Schrecksituationen oder hoher körperlicher Belastung aktiv wird. Zu dem Sympathikus-System gehören der Grenzstrang, ein paariges Nervengeflecht, das sich neben der Wirbelsäule erstreckt und in mehreren Höhen Nervenimpulse an die inneren Organe weiterleitet.

- **Parasympathikus:** Der Parasympathikus ist der Gegenspieler des Sympathikus. Er verlangsamt den Herzschlag, senkt den Blutdruck und stellt die Blutgefäße weit. Die Darmbewegungen werden gefördert, der Energieumsatz sinkt. Ein wichtiger Bestandteil des Parasympathikus ist der N. vagus, der 10. Hirnnerv, der wichtige parasympathische Impulse für den Körper übermittelt.
  Häufig wird das **Darmnervengeflecht** als dritter Teil des vegetativen Nervensystems beschrieben. Es versorgt den Verdauungstrakt und besteht aus dem Plexus myentericus und dem Plexus submucosus. Beide zusammen bestehen aus einer Ansammlung von Ganglien und Neuronen, welche die Darmwand in ihrer gesamten Länge durchziehen. Dieser Teil des vegetativen Nervensystems wird teilweise auch dem Parasympathikus zugerechnet.

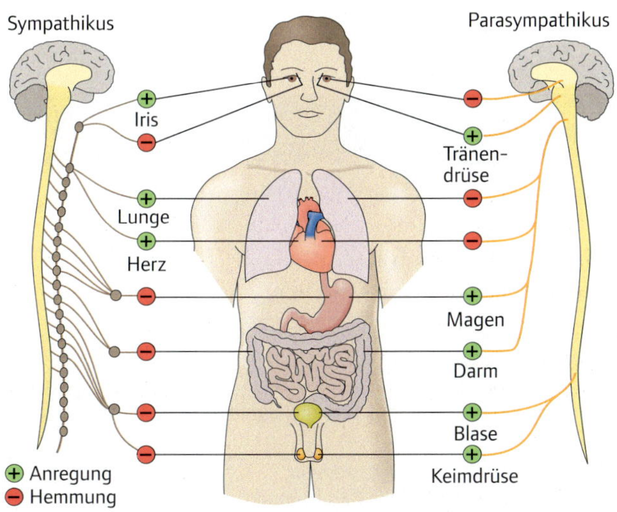

Abb. 5 Wirkungen von Sympathikus und Parasympathikus auf die einzelnen Organe/Zielgewebe

2.2 Nervenphysiologie

2.2.1 Neurone

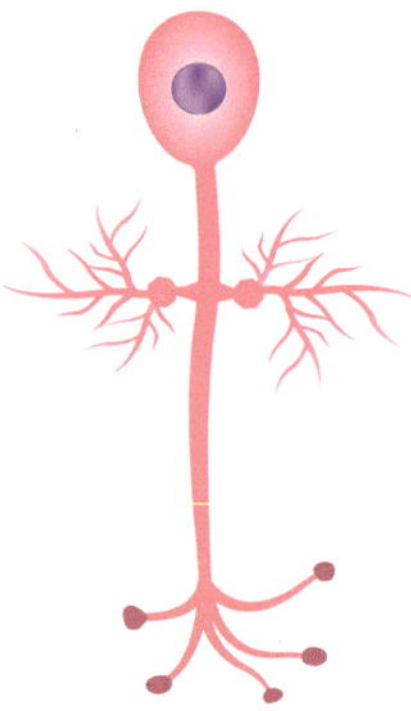
Abb. 1 unipolare Nervenzelle

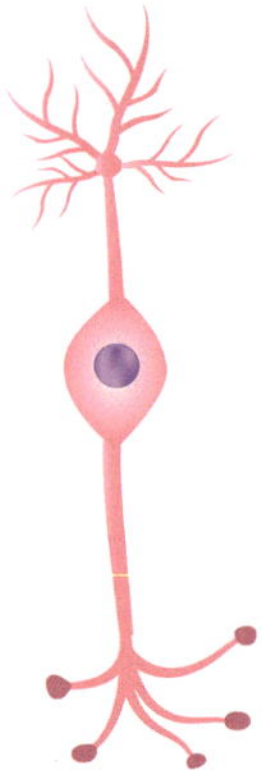
Abb. 2 bipolare Nervenzelle

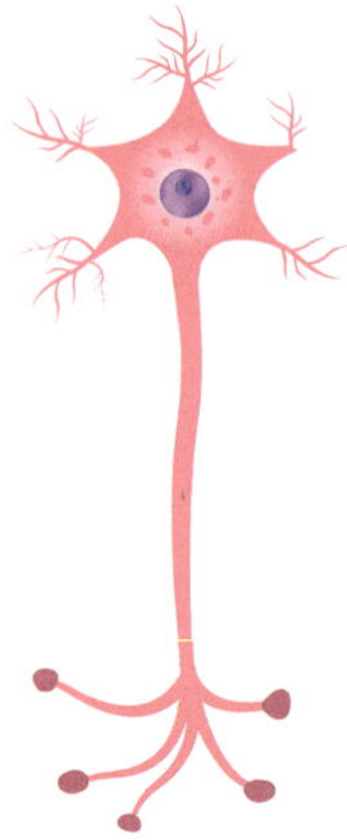
Abb. 3 multipolare Nervenzelle

Neurone bestehen aus einem Zellkörper und Nervenfortsätzen und sind zur **Erregungsbildung** sowie zur **Erregungsleitung** fähig. Sie lassen sich anhand der Anzahl ihrer Fortsätze einteilen. Die meisten Nervenzellen haben ein Axon, welches elektronische Impulse zu anderen Neuronen oder zu Muskelzellen weiterleitet, und mehrere Dendriten, die Impulse aus anderen Zellen aufnehmen. Diese Form wird multipolar genannt.

Nervenzellen haben kein eigenes Stützgewebe sowie keine eigene Abwehrfunktion und können sich nicht alleine ernähren. Diese Aufgaben übernehmen die Gliazellen (Stützzellen). Gliazellen isolieren die Nervenzellen auch elektrisch voneinander, was für die Reizweiterleitung von enormer Bedeutung ist.
Nervenfasern bestehen aus dem Axon und den sie umhüllenden Gliazellen, diese bilden die Nervenscheide oder Markscheide (Abb. 4). In der Peripherie werden diese umhüllenden Zellen Schwann'sche Zellen genannt. Sie umwickeln die Axone mehrfach. Aber nicht alle Axone sind umwickelt. Dementsprechend unterscheidet man Nervenzellen in markscheidenhaltig und markscheidenfrei. Weiterhin werden Nervenfasern hinsichtlich ihrer Länge, Dicke, Funktion und Leitungsgeschwindigkeit eingeteilt (Tab. 1).
Die Länge von Nervenfasern variiert zwischen wenigen Millimetern (im ZNS) und einem Meter (z.B. vom Rückenmark zum Fuß im PNS). Die Reizleitungsgeschwindigkeit der einzelnen Nervenfasern ist sehr unterschiedlich. Sie ist höher bei myelinisierten Nervenfasern (mit Markscheide) und bei dickeren Nervenfasern. Schmerzfasern sind oft nicht umhüllt und können deshalb manchmal sehr langsam, dafür langanhaltend leiten.

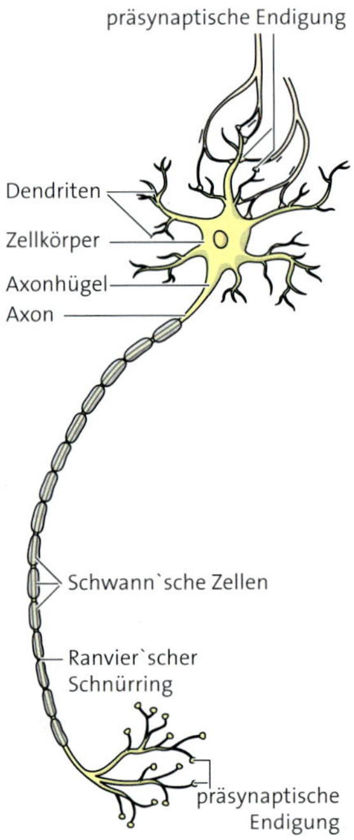

Abb. 4 Schema eines typischen Neurons

Name	Durchmesser der Nervenfaser	Vorkommen (Beispiele)	Leitungsgeschwindigkeit
Aα	10–20 µm	Motoneurone, die die Skelettmuskulatur innervieren	60–120 m/s
Aβ	7–15 µm	afferente Fasern von Hautrezeptoren für Berührung und Druck	40–90 m/s
Aδ	2–6 µm	afferente Fasern von Rezeptoren für Temperatur, Schmerz und Druck	15–25 m/s
B	1–3 µm	efferente Fasern, sympathisch, präganglionär	3–15 m/s
C	0,5–2 µm, markscheidefrei	afferente Fasern von Rezeptoren für Eingeweideschmerz, grobe Berührungen	0,5–2 m/s

Tab. 1 Einteilung der Nervenfasern

2.2.2 Schnittstellen zwischen Nerven- und Bewegungssystem

Die Skelettmuskulatur wird durch motorische Nervenfasern des PNS erregt. Dies löst die eigentliche Muskelkontraktion und damit die Bewegung (Motorik) aus (Abb. 5). Das ZNS erhält Informationen über die Muskulatur durch sensorische Nervenfasern. Die sensorischen Nervenfasern leiten Informationen über den Spannungszustand und damit über die Lage und die Stellung der einzelnen Muskeln an das ZNS. Diese Informationen über die Tiefensensibilität stammen von den Propriorezeptoren in den Muskeln.

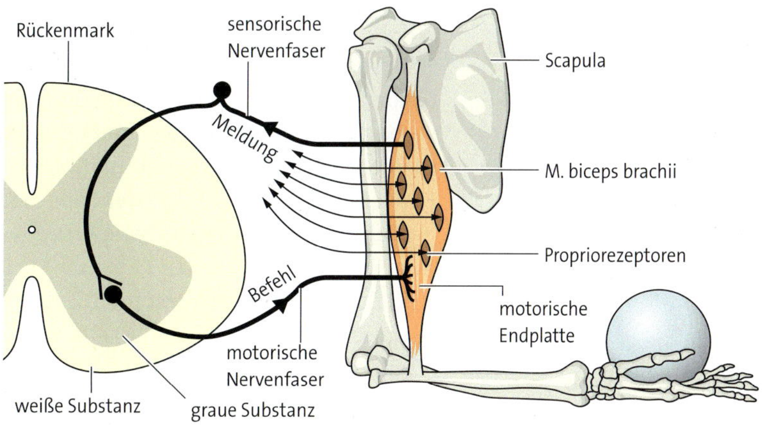

Abb. 5 Innervation der Muskeln am Bewegungsapparat

Weitere Informationen über die Stellung des gesamten Körpers in Bezug zum Schwerkraftfeld der Erde werden mit Hilfe des ›Vestibularorgans‹ (Gleichgewichtsorgan) im Innenohr ermittelt.

Vestibularorgan → S. 148

Motorische Endplatte

Die neuromuskuläre Übertragung, die Übertragung der Erregungen von der Nervenzelle auf einen Muskel, erfolgt an der motorischen Endplatte (Abb. 6). Sie ist eine Sonderform der ›Synapse‹. Soll ein Muskel erregt werden, wird an der motorischen Endplatte der Transmitter Azetylcholin ausgeschüttet. Daraufhin wird innerhalb der Myofibrille Kalzium ausgeschüttet. Dieses ermöglicht die Bindung zwischen ›Aktin‹ und Myosin.

Synapse → S. 174

Aktin und Myosin → S. 97

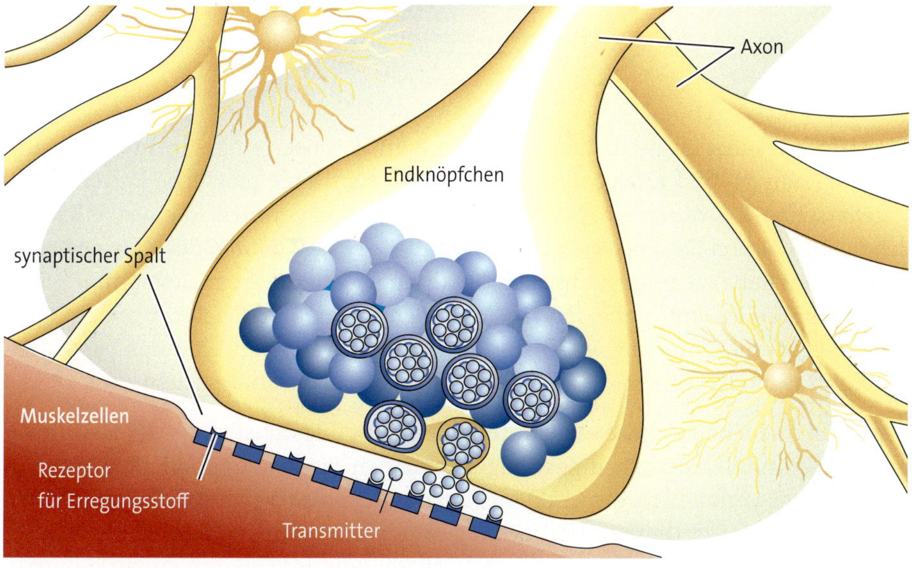

Abb. 6 Erregungsübertragung am Muskel

Reflexbogen

Reflexe sind unwillkürliche, sehr schnelle motorische Reaktionen auf äußere Reize, welche eine umgehende Reaktion zur Gefahrenabwehr brauchen. Dies kann z.B. bei Schmerzreizen der Fall sein, die zu einem sofortigen Zurückziehen der Hand führen, bevor der Schmerz bewusst vom Gehirn wahrgenommen wird. Über reflexartige Zellverbände regelt das Rückenmark die Anspannung der Muskulatur und übernimmt so wichtige Halte- und Stellfunktionen.

Ein Reflexbogen (Abb. 1) besteht aus dem

- Wahrnehmungsorgan (Rezeptor), das den Reiz aufnimmt (z.B. Schmerz),
- sensiblen Nerv, der den Reiz zum Rückenmark leitet,
- Reflexzentrum im Rückenmark, das den sensiblen Reiz auf eine motorische Zelle umschaltet, die ihrerseits erregt wird,
- motorischen Nerv, der den neuen Bewegungsimpuls zum Muskel leitet, sowie
- dem Erfolgsorgan (i.d.R. ein Muskel).

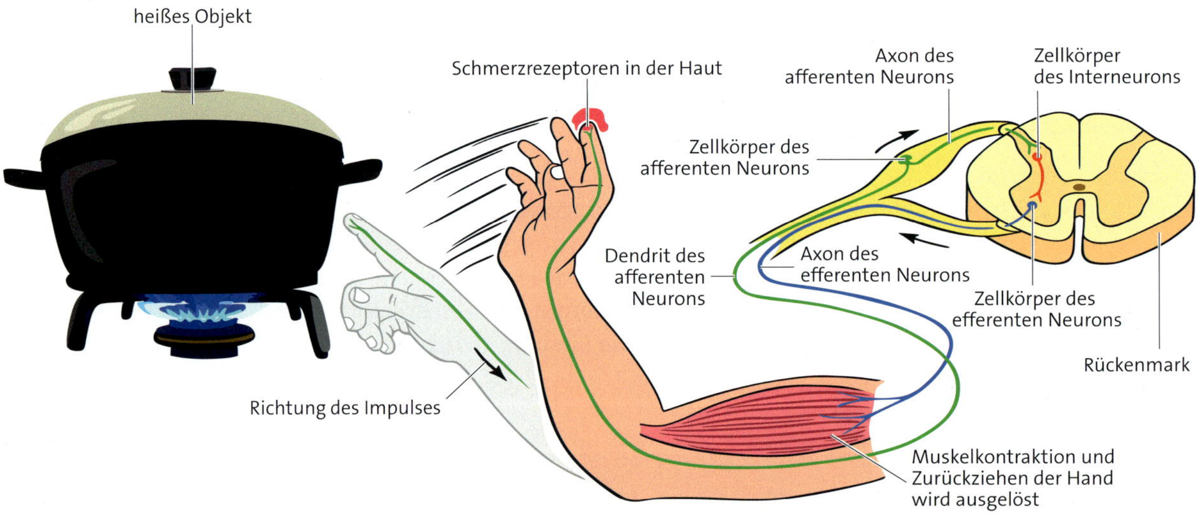

Abb. 1 Reflexbogen

Man unterscheidet Eigen- und Fremdreflexe. Beim Auslösen eines **Eigenreflexes** sind Wahrnehmungs- und Erfolgsorgan identisch. So führt eine plötzliche Dehnung der Patellarsehne, z.B. durch einen Schlag mit dem Reflexhammer, zu einer reflektorischen Kontraktion der Muskelsehne des M. quadriceps, wodurch das Knie gestreckt wird. Dieser Reflex dient der schnellen Gefahrenabwehr, z.B. beim Stolpern.
Beim Fremdreflex unterscheiden sich Wahrnehmungs- und Erfolgsorgan. Ein typischer Fremdreflex entsteht, wenn die Bauchhaut von außen nach innen bestrichen wird und sich reflektorisch die Bauchwandmuskulatur zusammenzieht.

Frühkindliche Reflexe
→ *S. 730, Band 1*

Die ›Frühkindlichen Reflexe‹ sind autonome Bewegungsmuster, die der Nahrungsaufnahme und der Sicherheit des Säuglings dienen. Sie gehen innerhalb des ersten Lebensjahres verloren, da die Reaktionsmuster durch das sich entwickelnde Gehirn unterdrückt werden. Diese Unterdrückung ist notwendig, um willkürliche Bewegungen, wie das Laufen, durchzuführen. Bei Schädigung des Gehirns durch Traumata oder degenerative Veränderungen können diese Reflexe als pathologische Reflexe wieder auftreten. Zu den Frühkindlichen Reflexen gehören unter anderem: Der Suchreflex, der Saug-Schluck-Reflex, der Greifreflex, der Babinski-Reflex und der Schreitreflex.

2.2.3 Grundlagen der Bioelektrizität

Ruhe- und Membranpotential

Die Übertragung von Reizen an Nervenzellen oder auf einen Muskel erfolgt als eine Kombination aus biochemischen und physikalischen Vorgängen. Voraussetzung dafür sind die verschiedenen Ionenkonzentrationen im Intrazellularraum und im Extrazellularraum. Dadurch wird das **Membranpotential** aufgebaut. Ein eintreffender Reiz verändert die Durchlässigkeit/Permeabilität der Zellmembran für Ionen und dadurch verändert sich das Membranpotential.

Ion	Elementsymbol / Ionensymbol	Konzentration intrazellulär	Konzentration extrazellulär
Chlorid	Cl^-	4 mmol/l	120 mmol/l
Kalium	K^+	155 mmol/l	4 mmol/l
Kalzium	Ca^{2+}	10^{-8}–10^{-7} mmol/l	2 mmol/l
Natrium	Na^+	12 mmol/l	145 mmol/l

Tab. 1 Ionenkonzentrationen intrazellulär und extrazellulär

Das Ruhepotential

Wird die Nervenzelle nicht erregt und befindet sie sich in Ruhe, so liegt an der Zellmembran das Ruhepotential an. Es beträgt beim Menschen –40 – –75 mV. Das Ruhepotential entsteht durch das Konzentrationsgefälle der Natrium- und Kaliumionen zwischen dem Intra- und dem Extrazellularraum. Die Zellmembran ist auch im Ruhezustand in ganz geringem Umfang durchlässig für Natriumionen. Um das Ruhepotential dennoch konstant zu halten, werden kontinuierlich durch die Natrium-Kalium-Pumpe Natriumionen aktiv wieder aus der Zelle herausgeschleust (Abb. 2). Chloridionen können die Membran nicht passiv passieren.

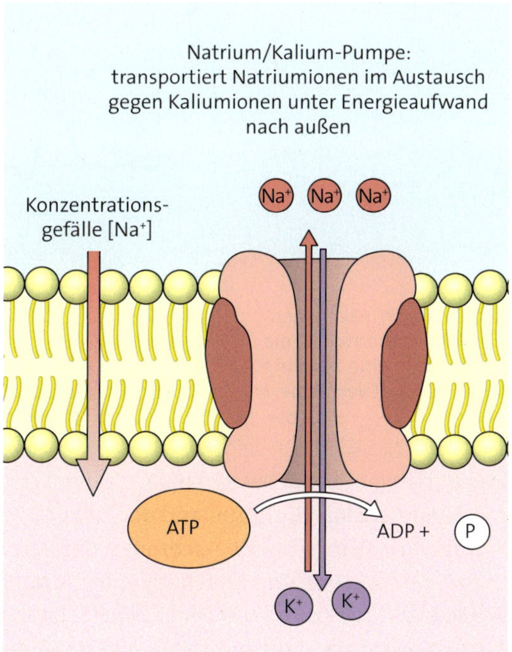

Abb. 2 Natrium-Kalium-Pumpe

Das Aktionspotential

Wird eine Zelle durch einen ankommenden Reiz erregt, und ist dieser so groß, dass er die Depolarisationsschwelle überschreitet, so wird ein Aktionspotential ausgelöst. Es gilt an dieser Stelle das **Alles-oder-Nichts-Gesetz**. Dieses besagt, dass entweder das Aktionspotential ausgelöst wird und dann in der kompletten Stärke oder der Reiz ist zu schwach und es wird kein Aktionspotential ausgelöst.

Der Ablauf eines Aktionspotentials:

- Zunächst wird die Zellmembran für Natriumionen durchlässig, die Natriumkanäle öffnen sich und die Natriumionen strömen entlang des Konzentrationsgefälles in das Zellinnere. Das Membranpotential steigt an, es wird positiver.
- Dieses positive Membranpotential ist der Auslöser dafür, dass sich immer mehr Natriumkanäle öffnen und das Membranpotential explosionsartig ansteigt. Der Prozess wird als **Depolarisation** bezeichnet.
- Ist das Membranpotential auf +50 mV angestiegen, öffnen sich im nächsten Schritt die Kaliumkanäle und Kaliumionen strömen entlang ihres Konzentrationsgefälles aus der Zelle heraus in den Extrazellularraum. Die Natriumkanäle verschließen sich wieder. Das Membranpotential wird **repolarisiert.** Meist wird ein Membranpotential von –90 mV aufgebaut, es erfolgt also eine Hyperpolarisation.
- Bis zu diesem Zeitpunkt ist die Zelle nicht erregbar, sie befindet sich in der **Refraktärzeit**.
- Während der gesamten Refraktärzeit werden mit Hilfe der Natrium-Kalium-Pumpe aktiv und unter Energieverbrauch Natriumionen **aus** der Zelle und Kaliumionen **in** die Zelle transportiert.
- Ist das **Ruhepotential** wieder erreicht, ist die Zelle erneut erregbar.

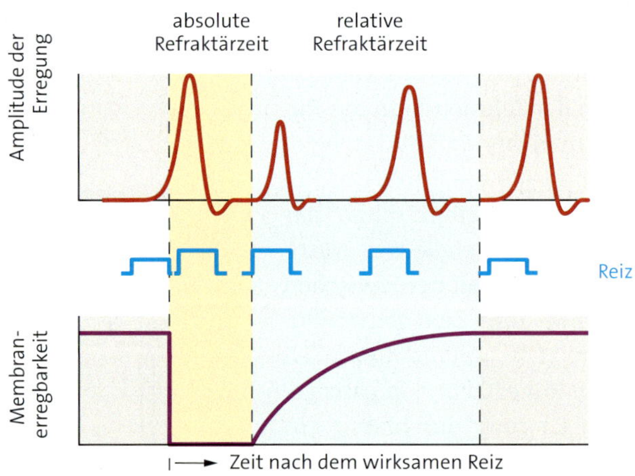

Abb. 1 Direkt nach einem Aktionspotential ist die Membran eine Zeit lang nicht oder nur vermindert erregbar.

Das Aktionspotential besteht also aus den Schritten:

- **Ruhepotential** – Ruhezustand der Zelle, –70 mV
- **Depolarisation** – bei Überschreiten der Reizschwelle/Depolarisationsschwelle bei ca. –50 mV wird die Depolarisation ausgelöst, das Membranpotential erreicht +50 mV
- **Repolarisation** – ausströmende Kaliumionen kehren das Membranpotential wieder um
- **Hyperpolarisation** – an der Membran wird zunächst ein negativeres Potential als das Ruhepotential aufgebaut, ca. –90 mV
- **Refraktärzeit** – ab der Repolarisation, während der Hyperpolarisation und bis zum Erreichen den Ruhepotentials ist die Zelle nicht erregbar.
- **Ruhepotential** – das Ruhepotential wird wieder erreicht, die Zelle ist erneut erregbar.

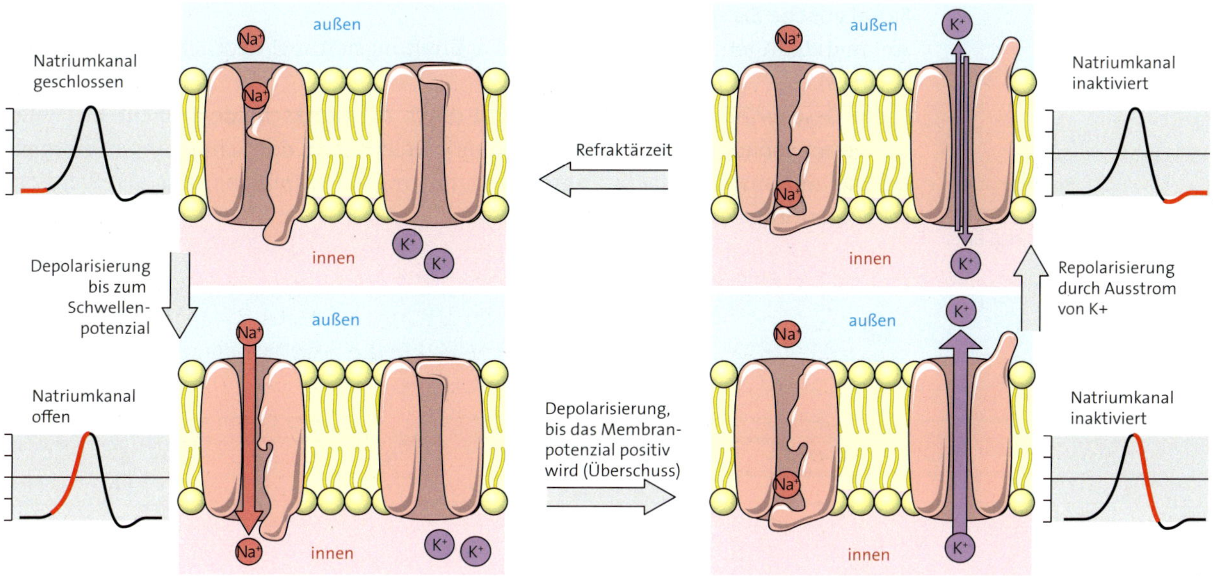

Abb. 2 Vorgänge in der Zellmembran während eines Aktionspotenzials: Spannungsabhängige Natriumkanäle ermöglichen die Depolarisation; die vier Teilbilder zeigen den Zustand der Ionenkanäle in den rot markierten Phasen des Aktionspotenzials.

Im Herz spielt neben Natrium und Kalium noch Kalzium eine wichtige Rolle bei der Bildung des Aktionspotentials. Nach dem Einstrom von Natrium erfolgt der Einstrom von Kalzium in die Zelle. Dadurch wird die Depolarisation stabilisiert und die Refraktärzeit verlängert. Das gesamte Aktionspotential dauert am Herzmuskel ca. 200ms, an einer Nervenzelle nur ca. 1 ms.

2.2.4 Weiterleitung der Erregung

Kontinuierliche Erregungsleitung

Mit diesen Schritten wird die Erregung einer Zelle oder auch eines Abschnittes an einem Axon beschrieben. Damit die Erregung über ein gesamtes Axon, welches bis zu einem Meter lang sein kann, übertragen werden kann, muss sie sich über die gesamte Länge des Axons ausbreiten. Dieser Vorgang wird mit der **Strömchentheorie** erklärt. Der jeweils erregte und depolarisierte Abschnitt der Membran des Axons wirkt demnach als Reiz für ein Aktionspotential am nächstgelegenen Abschnitt. Da der soeben erregte Abschnitt sich aber zunächst in der Refraktärzeit befindet und deshalb nicht erregbar ist, kann der Reiz nur in eine Richtung weitergeleitet werden.

Die Weiterleitung an marklosen Nervenfasern erfolgt **kontinuierlich** entlang des Axons. Diese Weiterleitung ist relativ langsam. Die Geschwindigkeit beträgt 0,5–2 m/s.

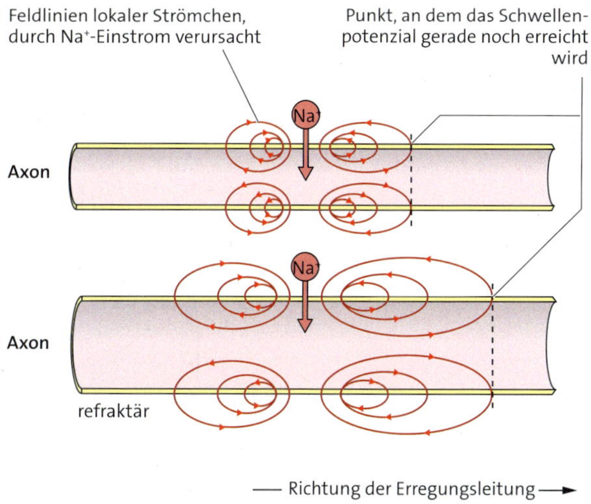

Abb. 3 Je dicker ein Axon ist, desto weiter werden von einem Impuls verursachte lokale Strömchen vorausgeschickt.

Saltatorische Erregungsleitung

An markhaltigen Nervenfasern ist die Erregungsleitung deutlich schneller (60–120 m/s).

Diese Geschwindigkeitssteigerung wird durch die Markscheide erreicht. Sie wirkt isolierend, sodass die Membran des Axons jeweils nur an den Schnürringen erregbar ist. Das Aktionspotential springt von Schnürring zu Schnürring, was als ›Saltatorische‹ **Erregungsleitung** bezeichnet wird.

Saltatorisch
lat. saltare = springen, tanzen; springend

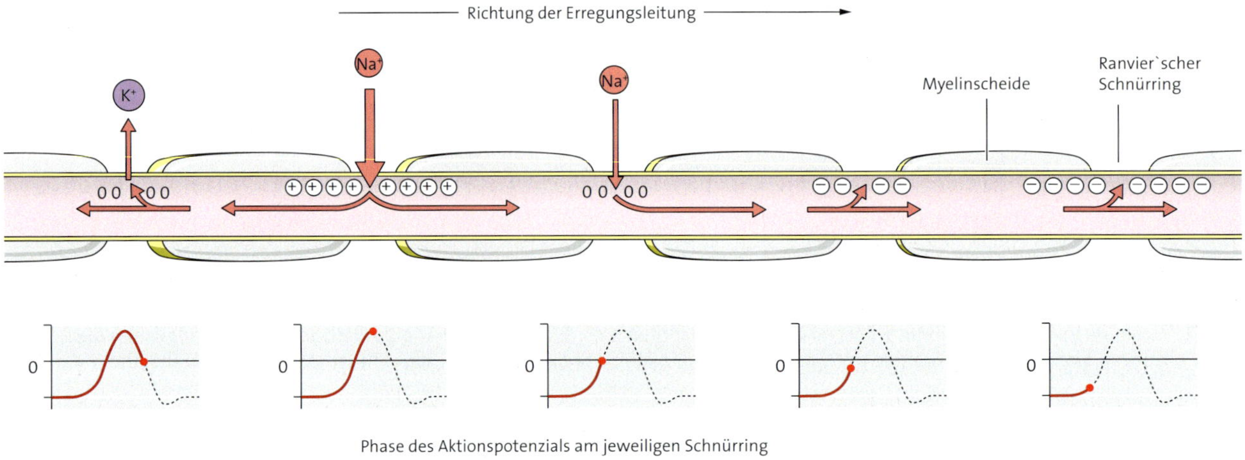

Abb. 1 Saltatorische: Erregungsleitung. Die elektrischen Ströme an den verschiedenen Schnürringen sind als rote Pfeile dargestellt. Der ungefähre Wert des Membranpotenzials am jeweiligen Schnürring wird durch +, oder 0 angedeutet.

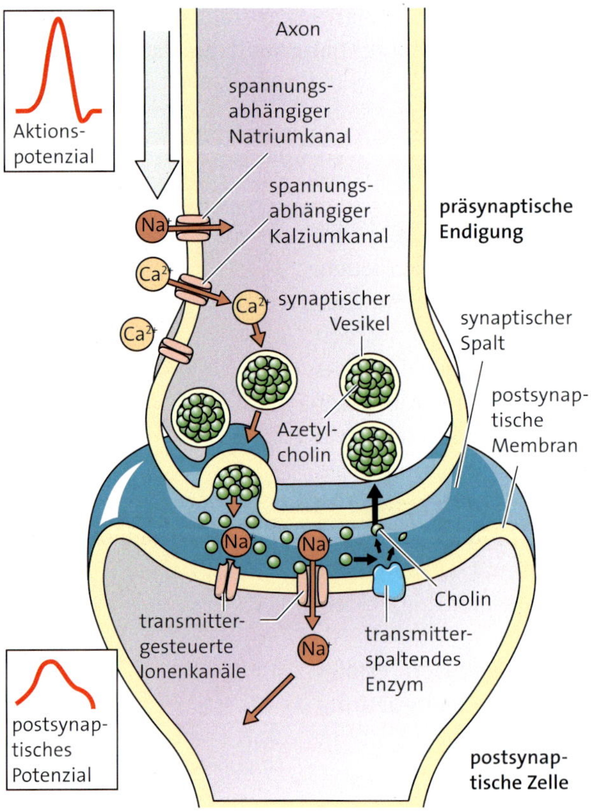

Abb. 2 Signalübertragung an einer chemischen Synapse; als Beispiel für einen Transmitter wurde Azetylcholin gewählt.

Synapse

Ist der Reiz entlang des Axons transportiert worden und erreicht die Synapse, so wird der bisher elektrische Reiz in einen chemischen Reiz umgewandelt und über den Synapsenspalt zur nächsten Nervenzelle oder, an der ›motorischen Endplatte‹, auf den Muskel übertragen.

motorische Endplatte
→ S. 169

Die Synapse ist aus der präsynaptischen Endigung, dem synaptischen Spalt und der postsynaptischen Membran aufgebaut (Abb. 2). In der präsynaptischen Endigung befinden sich Vesikel mit **Neurotransmittern**, den sehr unterschiedlichen Übertragungsstoffen.

Die Schritte der Erregungsübertragung:

- Über das Axon wird ein Reiz zur präsynaptischen Endigung geleitet. Dadurch öffnen sich die Kalziumkanäle und die Kalziumkonzentration in der Endigung steigt an. Je häufiger Impulse vom Axon ankommen, also je größer deren Frequenz ist, umso höher steigt die Kalziumkonzentration.
- Durch diesen Reiz geben die Vesikel über Exozytose den Neurotransmitter in den Synapsenspalt. Die Neurotransmitter wandern zur postsynaptischen Membran und binden an den entsprechenden Rezeptoren. Für jeden Neurotransmitter existiert ein eigener Rezeptor.
- Dadurch öffnen sich die Ionenkanäle an der postsynaptischen Membran und das postsynaptische Potential verändert sich.
- Wird auch hier der Schwellenwert zum Aktionspotential überschritten, wird der Reiz weitergeleitet.
- Im Synapsenspalt befinden sich Enzyme, die die Neurotransmitter abbauen. Dadurch wird die Erregung beendet. Die Abbauprodukte werden von der präsynaptischen Membran resorbiert und innerhalb der Zelle wieder zu Neurotransmittern aufgebaut. Diese werden wiederum in Vesikeln bis zum nächsten Reiz gespeichert. An dieser Stelle setzen viele Medikamente mit ihrer Wirkung an.

Vorgänge an der Synapse

Reizweiterleitung am Axon

Synapsen können erregend oder hemmend wirken. Wie eine Synapse wirkt, hängt vom Neurotransmitter ab. Bei einer hemmenden Synapse wird das Membranpotential durch die Öffnung der Kalium- oder Chloridkanäle stabilisiert bzw. hyperpolarisiert. Bei einer erregenden Synapse kommt es zur Depolarisation.

An einer Synapse können erregende und hemmende Signale gleichzeitig eingehen. Ob ein Reiz weitergeleitet wird, hängt dann davon ab, welche Signale zahlenmäßig überwiegen.
Erregende Neurotransmitter sind z. B.: Glutamat, Dopamin, Adrenalin oder Serotonin. Acetylcholin kommt an der motorischen Endplatte, also an der Reizübertragung von Nerv zu Muskel, vor. Hemmende Neurotransmitter sind z. B. Gamma-Amino-Buttersäure (GABA) oder Glycin.
Die Wirkung dieser Neurotransmitter wird in der Pharmakologie genutzt. Hemmende Synapsen haben eine wichtige Funktion beim Lernen und wenn man sich auf einen bestimmten Reiz konzentriert, z. B. dem Unterricht zu folgen. Andererseits bewirken hemmende Synapsen auch, dass Gedanken unterbrochen werden können und man nicht in einer Gedankenschleife festhängt bzw. sich in einen Gedanken oder in Ängste hineinsteigert. Auch an dieser Stelle setzt die Wirkung von Medikamenten, z. B. Anxiolytika, an.

2.3 Veränderungen über die Lebensspanne

Das Gehirn ist währen der gesamten Lebenszeit entwicklungs- und lernfähig. Die wichtigsten Entwicklungsschritte sind mit Beginn des Erwachsenenalters abgeschlossen. Im Alter kommt es zu einem allmählichen Verlust an Nervenzellen.

Neugeborene und Säuglinge	Frühkindliche Reflexe sind vorhanden, sie gehen innerhalb des ersten Lebensjahres verloren. Das Gehirn ist zur Geburt noch nicht vollständig ausgereift, diese Reifung ist zum Ende des ersten Lebensjahres abgeschlossen
Kleinkinder	In diesem Alter steht das Erlernen verschiedener motorischer Bewegungsmuster und der Sprache im Vordergrund.
Pubertierende	In dieser Lebensphase werden vor allem kognitive Fähigkeiten erlernt und geschult, die Knüpfung von Synapsen ist in dieser Zeit besonders rege.
Erwachsene	Erlerntes wird verfeinert und durch Anwendung gefestigt. Erwachsene lernen weniger abstrakt, sondern meist über die Anknüpfung an Bekanntes bzw. an Vorwissen. Die Lernfähigkeit bleibt prinzipiell erhalten, durch die Plastizität des Gehirns können auch in diesem Lebensalter Bewegungsmuster z. B. nach einem Schlaganfall neu erlernt werden. Auch das Erlernen eines Instrumentes ist in jedem Lebensalter möglich.
Alte und Hochbetagte	Die synaptischen Verbindungen der Nervenzellen untereinander reduzieren sich. Im Gehirn treten Veränderungen auf, die als senile Plaques oder neurofibrilläre Veränderungen bezeichnet werden. Die Geschwindigkeit der Impulsübertragung durch die Nerven nimmt ab. Die Gehirnmasse reduziert sich. Damit ist jedoch nicht zwangsläufig ein Nachlassen der geistigen Leistungsfähigkeit verbunden. Da das Gehirn mit den gesammelten Erfahrungswerten und Gedächtnisinhalten arbeitet, können alte Menschen durch Rückgriff auf Gedächtnisinhalte und Erfahrungsmuster viele Aufgaben mindestens ebenso effektiv bewältigen wie junge Menschen.

Wiederholungsfragen

1. Nennen Sie die Anteile des Nervensystems.
2. Nennen Sie die Anteile des Gehirns.
3. Beschreiben Sie den Aufbau der Hirnrinde.
4. Was versteht man unter Wahrnehmungsfeldern und welche finden sich auf der Hirnrinde?
5. Beschreiben Sie die Aufgaben der Pyramidenbahnen.

2.4 Ausgewählte Erkrankungen

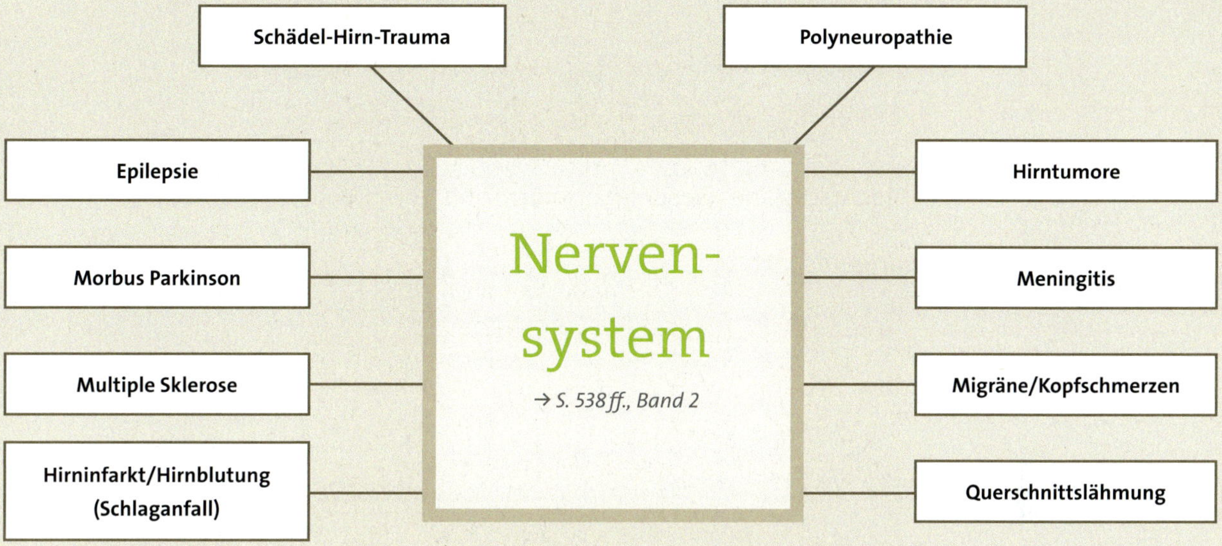

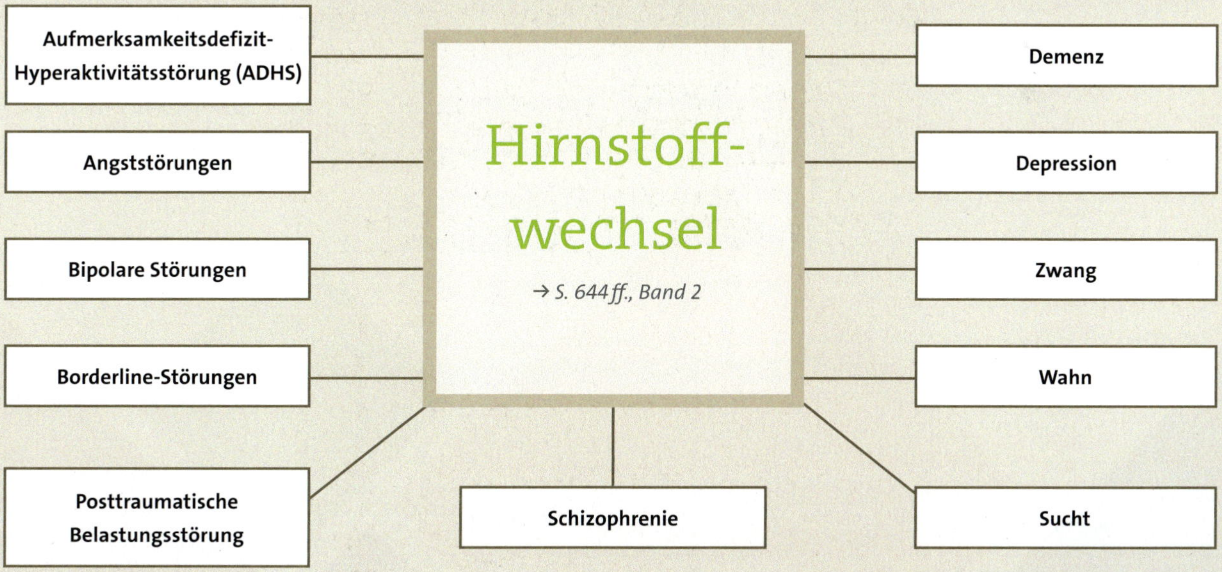

Hirnstoff-
wechsel
→ S. 644 ff., Band 2
Aufmerksamkeitsdefizit-Hyperaktivitätsstörung (ADHS)
Angststörungen
Bipolare Störungen
Borderline-Störungen
Posttraumatische Belastungsstörung
Schizophrenie
Demenz
Depression
Zwang
Wahn
Sucht

E Sexualität und Fortpflanzung

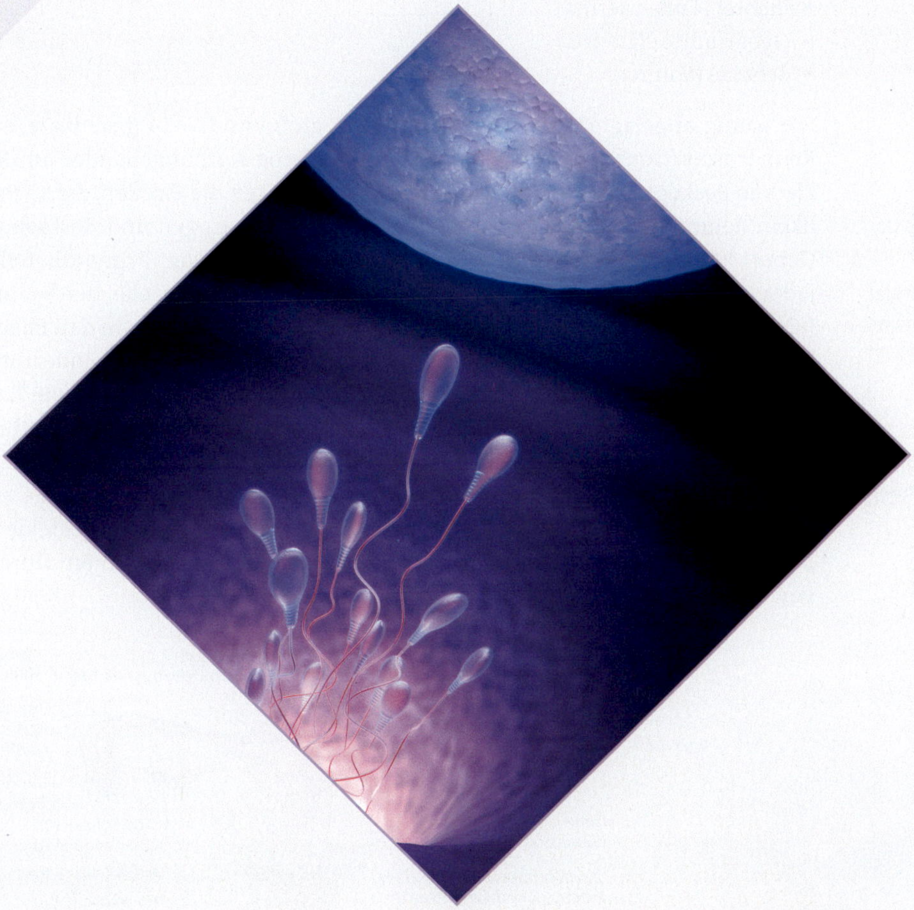

1 Geschlechtsorgane, Geschlechtshormone

Bei den Geschlechtsorganen (Genitalorganen) unterscheidet man die inneren und die äußeren Genitalorgane, die sich auch zwischen dem männlichen und weiblichen Geschlecht unterscheiden.

1.1 Weibliche Geschlechtsorgane

1.1.1 Innere weibliche Genitalorgane

Menstruationszyklus

Die inneren weiblichen Genitalorgane umfassen von innen nach außen (Abb. 1):
- Eierstock (Ovar)
- Eileiter (Tuba uterina)
- Gebärmutter (Uterus)
- Scheide (Vagina)

Hormone → S. 207

primordial
primordium, lat. = von Anfang an

Ovulation → S. 182

Fimbrien
zilienbesetzte Epithelfransen

Die paarig angelegten **Ovarien** sind 2–3 cm große und 7–14 g schwere, eiförmige Keimdrüsen (Gonaden), die seitlich über elastische Aufhängebänder am Rand des kleinen Beckens befestigt sind. Die Ovarien beinhalten die Eizellen, die zu Primärfollikeln heranreifen und produzieren die ›Hormone‹ Östrogen und Gestagen. Bei der Geburt hat jedes Mädchen ca. 500 000 Oozyten in Form von ›Primordialfollikeln‹ in jedem Ovar. Ab der Pubertät reift etwa alle 28 Tage eine Eizelle, der Follikel platzt (›Ovulation‹) und die Eizelle gelangt über den ›Fimbrientrichter‹ in den Eileiter.
Die **Eileiter** setzen beidseitig am Uterusfundus an und münden am Ende mit der Ampulle in den Fimbrientrichter (Abb. 1). Der Fimbrientrichter besitzt viele Zotten, die sich zur Zeit der Ovulation über die Ovarien stülpen und die Eizelle aufnehmen. Die Eileiter sind der Ort der Befruchtung und transportieren die befruchtete Eizelle in die Gebärmutter. Um die empfindliche Eizelle nicht zu gefährden, sind die etwa 10–15 cm langen Eileiter dicht mit einschichtigem Flimmerepithel ausgekleidet.
Die Form des **Uterus** ähnelt einer umgekehrten Birne. Er ist bei einem Durchmesser von 4–5 cm etwa 7 cm lang und liegt im kleinen Becken (Abb. 2).

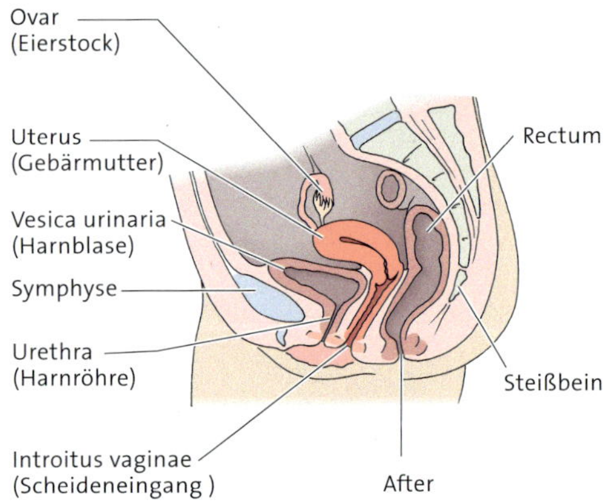

Abb. 1 Innerer Aufbau der weiblichen Geschlechtsorgane

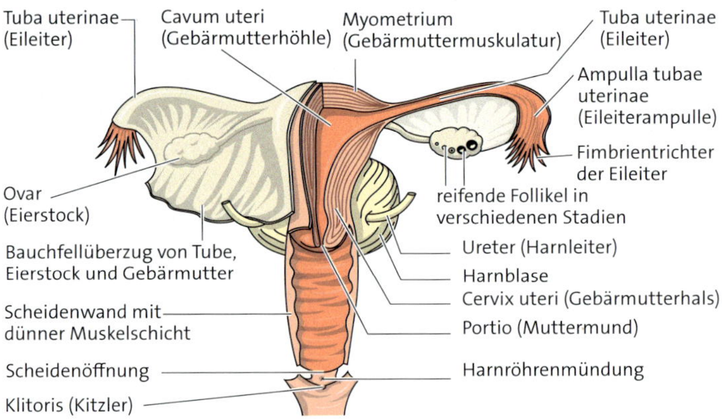

Abb. 2 Uterus von dorsal

Der proximale Teil, der in die Eileiter übergeht, heißt Fundus uteri (Gebärmuttergrund), der mediale Teil ist der Corpus uteri (Gebärmutterkörper) und der distale Teil, der Cervix uteri (Gebärmutterhals), ragt in Form der Portio (Muttermund) in den oberen Teil der Vagina.

Der Corpus selbst weist einen dreischichtigen Wandaufbau auf:
- Perimetrium: lockeres Bindegewebe mit zuführenden Nerven und Gefäßen
- Myometrium: glatte Muskulatur, die stärkste Schicht des Uterus
- Endometrium: die Gebärmutterschleimhaut

Die **Vagina** bildet die Verbindung zwischen Scheidenvorhof und Gebärmutterhals. Aus dem Glykogen der Epithelzellen produzieren Döderlein-Bakterien Milchsäure, um den pH-Wert bei 4,0 zu halten. Das saure Milieu schützt vor Infektionen und hemmt zu schwache Spermien beim Eindringen.

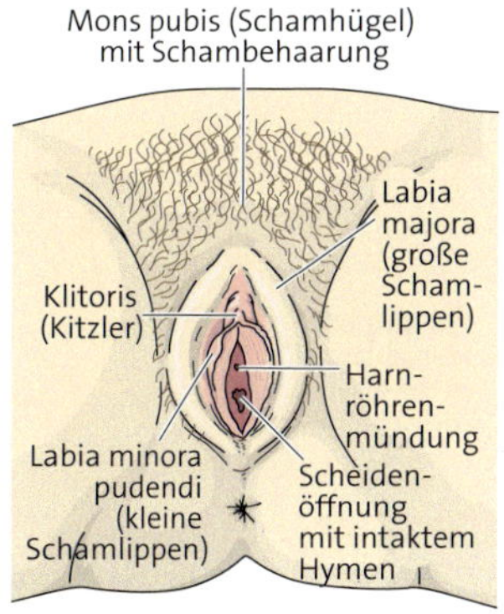

Abb. 3 Äußere weibliche Geschlechtsorgane

1.1.2 Äußere weibliche Genitalorgane

Zu den äußeren Genitalorganen der Frau gehören (Abb. 3):
- Schamhügel (Mons pubis)
- große Schamlippen (Labia majora pudendi)
- kleine Schamlippen (Labia minora pudendi) und Scheidenvorhof (Vestibulum vaginae)
- Kitzler (Klitoris)

Sie werden häufig unter dem Begriff **Vulva** zusammengefasst.
Die äußeren Genitalien werden vom N. pudendus sensorisch innerviert. Die inneren Genitalien erhalten ihre Nervenimpulse von ›Sympathikus‹ und ›Parasympathikus‹. Bei einem reifen neugeborenen Mädchen sind die äußeren Schamlippen größer als die kleinen und bedecken diese. Dies ist ein Merkmal eines reifen Neugeborenen. Es kann zu einer kurzen Vaginalblutung gegen Ende der ersten Lebenswochen kommen, dies ist begründet durch die Veränderungen der mütterlichen Hormone.

Sympathikus → S. 167
Parasympathikus → S. 167

1.1.3 Brustdrüse

Die Brustdrüse (Mamma) ist bei Frauen und Männer gleichermaßen als Organ angelegt und kommt paarig vor. Sie befinden sich auf dem großen Brustmuskel an der ventralen Thoraxwand auf Höhe der dritten bis sechsten Rippe. Die Brustwarze (Mamilla) liegt jeweils auf der Medioklavikularlinie, aus diesem Grund wird diese Linie auch als Mamillarlinie bezeichnet. Unter dem Einfluss des Hormons Östrogen entwickelt sich die Brust und wächst, ebenso wachsen die Milchgänge. Da dies unter Hormoneinfluss bei Mädchen in der Pubertät stattfindet, gehört die Brustdrüse bzw. die sich entwickelnden Brüste zu den sekundären Geschlechtsmerkmalen der Frau. Bei Männern kann im Alter mit der nachlassenden Testosteronproduktion, im Zusammenspiel mit Adipositas oder aufgrund einer Hormontherapie im Rahmen der Therapie eines Prostatakarzinoms ebenfalls die Brustdrüse wachsen. In der Pubertät kann durch die Hormonumstellung auch beim Jungen die Brustdrüse wachsen, diese bildet sich später wieder zurück.
Die **Brust** besteht aus dem Drüsenkörper, der Brustwarze und Binde- und Fettgewebe (Abb. 4). Jede Brust enthält ca. 15 Drüsen, deren Ausführungsgänge auf der Mamilla enden. Am Ende sind die Ausführungsgänge zu den Milchsäckchen aufgeweitet. Beim Stillen sammelt sich dort die Milch und die Milchsäckchen pumpen sie nach außen. Die Größe der Brüste wird durch das Binde- und Fettgewebe bestimmt und die Anzahl der Drüsen ist bei jeder Frau etwa gleichgroß. Aus diesem Grund hat die Größe der Brust keinen Einfluss auf das Stillen.

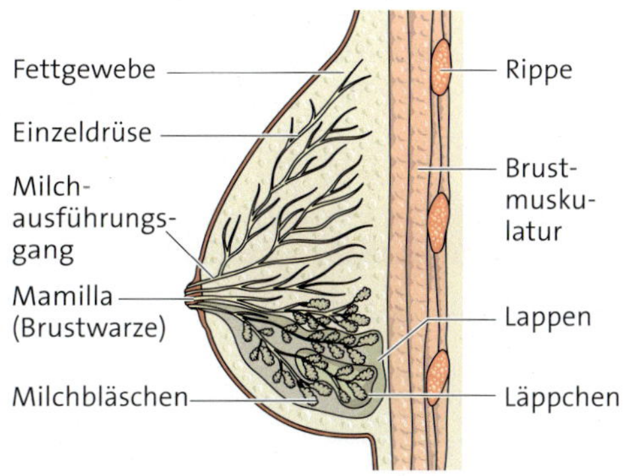

Abb. 4 Weibliche Brust

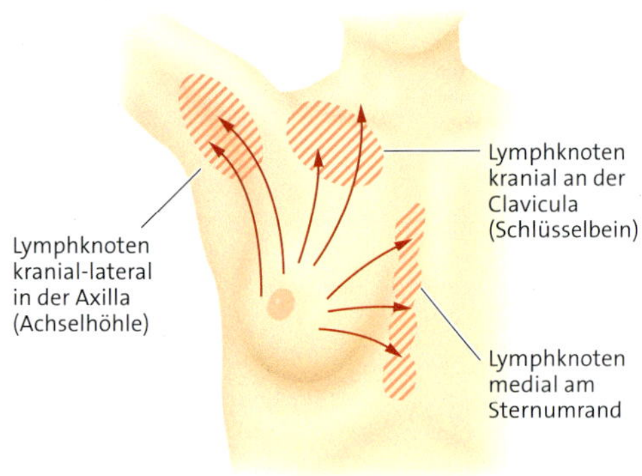

Abb. 1 Lymphknoten im Bereich der Brustdrüse

Die Brustdrüsen sind exokrine Drüsen, die nur im Rahmen des Stillens aktiv sind, ihr Sekret ist die Muttermilch.

Die **Mamilla** enthält eine Vielzahl an Talgdrüsen, diese pflegen die Brustwarze und halten sie geschmeidig. Die Pflege ist besonders in der Stillperiode wichtig.

Die Umgebung der Brustdrüse ist reich an **Lymphgewebe**, um eindringende Erreger während der Stillperiode abzufangen (Abb. 1). Die Lymphknoten befinden sich am Brustbein, am Schlüsselbein und in der Achselhöhle. Im Fall eines ›Mammakarzinoms‹ können Krebszellen in diese Lymphknoten gelangen.

Mammakarzinom → *S. 764, Band 2*
Hypothalamus → *S. 208*
Hypophyse → *S. 208*

Unter dem Einfluss des Schwangerschaftshormons Progesteron verändert sich die Brustdrüse, im Gewebe wird Wasser eingelagert und sie nimmt an Größe zu. Die Drüsenläppchen werden für die Milchbildung vorbereitet. Während des Menstruationszyklus kann es ebenfalls aufgrund eines erhöhten Progesteronspiegels zu Wassereinlagerungen und zu Spannungsgefühlen in den Brüsten kommen. Nach der Geburt erfolgt die Steuerung der Milchbildung und -abgabe durch die Hormone Prolaktin (Milchbildung) und Oxytocin (Milchabgabe, Wehenauslösung, Uterusrückbildung).

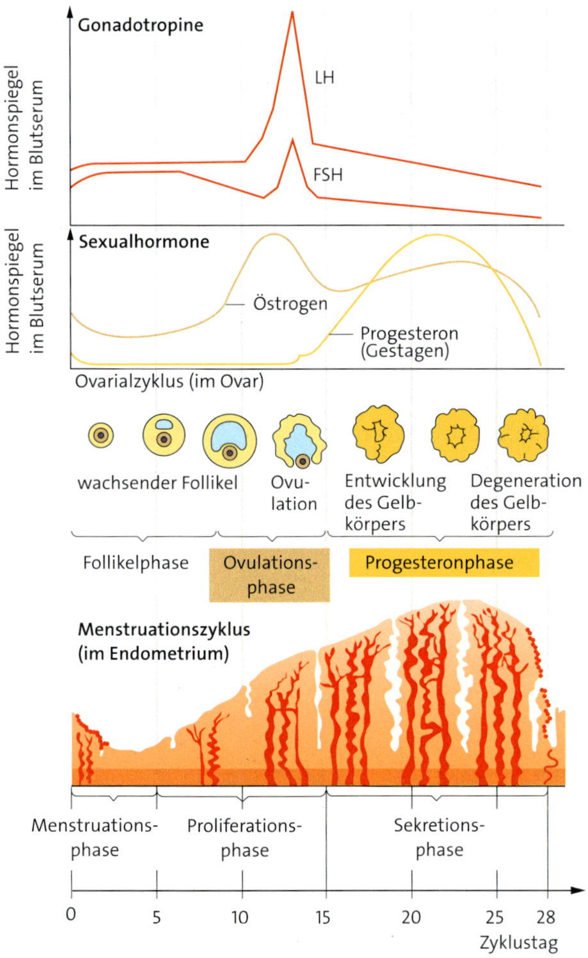

Abb. 2 Verlauf der Hormonspiegel und der Entwicklung des Endometriums während des Zyklus

1.1.4 Menstruationszyklus

Als Menstruationszyklus wird die regelmäßige phasenhafte Veränderung der weiblichen Geschlechtshormone bezeichnet (Abb. 2). Diese Veränderungen der Hormonspiegel von Östrogen und Progesteron sowie des Gelbkörperhormons führt zum Aufbau der Uterusschleimhaut, zum Eisprung (Ovulation) und nach der Abstoßung der Schleimhaut zur Regelblutung. Zur Abstoßung der Schleimhaut kommt es immer dann, wenn die Eizelle nicht befruchtet wurde und keine Schwangerschaft eingetreten ist. Die erste Regelblutung wird als Menarche bezeichnet, sie tritt innerhalb der Pubertät ca. im 13. Lebensjahr auf.

Die letzte Regelblutung einer Frau wird als Menopause bezeichnet, diese tritt mit 45–55 Jahren ein. Der Zeitraum danach ist die Postmenopause.

Am Menstruationszyklus beteiligte Hormone:
- Östrogen
- Progesteron
- Gelbkörperhormon
- Luteotropes Hormon (LH)
- Follikelstimulierndes Hormon (FSH)

Beteiligte Organe:
- ›Hypothalamus‹
- ›Hypophysenvorderlappen‹
- Ovarien
- Uterus

1.2 Männliche Geschlechtsorgane

Die männlichen Geschlechtsorgane werden wie die weiblichen auch in innere und äußere Geschlechtsorgane eingeteilt.

1.2.1 Innere männliche Genitalorgane

Die inneren Geschlechtsorgane sind die (Abb. 3):
- Hoden (Testis)
- Nebenhoden (Epididymis)
- Samenleiter (Ductus deferens)
- Vorsteherdrüse (Prostata)
- Samenbläschen (Vesiculae seminales)
- Cowper-Drüse (Glandula bulbourethralis)

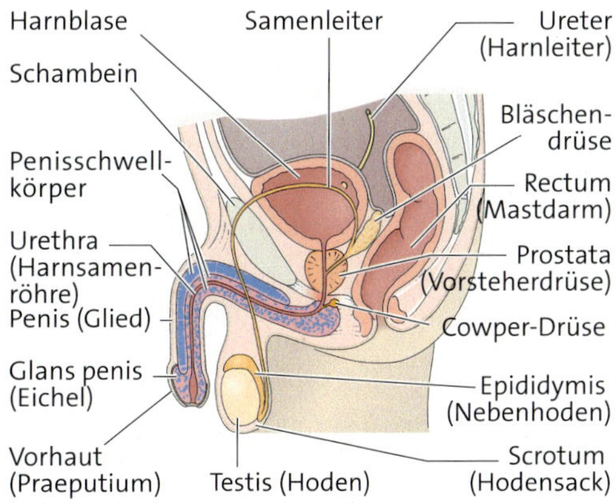

Abb. 3 Innerer Aufbau der männlichen Genitalorgane

In den **Hoden** werden unter dem Einfluss von Testosteron die Spermien gebildet. Die Produktion der Spermien beginnt mit der Pubertät. Zur Geburt sind beim reifen Neugeborenen beide Hoden in den Hodensack hinabgewandert.
In den **Nebenhoden** reifen die Spermien soweit heran, dass sie beim Samenerguss (Ejakulation) in der Lage sind, sich im weiblichen Uterus und den Eileitern zielgerichtet fortzubewegen und die Hülle der Eizelle zu durchdringen. Der Prozess der Spermienbildung wird als Spermatogenese und die Reifung der Spermien als Spermiogenese bezeichnet. Zur Spermatogenese teilen sich zunächst die Urkeimzellen nach einer ›Mitose‹. Die entstandenen Zellen mit diploidem Chromosomensatz werden als Spermatozyten bezeichnet. Dies teilen sich nach der ›Meiose‹ zu den Spermatiden mit einem haploiden Chromosomensatz. Während der Reifung findet keine Zellteilung mehr statt. Nach Abschluss der Reifung werden die Zellen als Spermien bezeichnet.

Mitose → S. 21
Meiose → S. 22

Im Rahmen einer Kinderwunschbehandlung werden die Spermien auf ihre Funktionsfähigkeit hin untersucht, es wird ein **Spermiogramm** angelegt. Dabei wird festgestellt, wie viele reife und funktionsfähige Spermien pro Milliliter Ejakulat vorhanden sind, wie beweglich und wie vital sie sind. Ebenfalls wird bestimmt, wie viele Spermien die richtige Form haben. Nicht funktionsfähig sind z.B. Spermien, die im Kreis schwimmen oder sich nicht zielgerichtet und kräftig fortbewegen können. Für die Fortbewegung ist der Spermienschwanz verantwortlich, im Mittelteil, dem Hals, befinden sich besonders viele Mitochondrien zur Energiegewinnung. Das Akrosom bzw. die Akrosomenkappe auf dem Spermienkopf enthält Enzyme, die die Eihülle durchdringen können, dadurch kann das Spermium in die Eizelle eindringen, um sie zu befruchten.
Die **Prostata**, die **Samenbläschen** und die **Cowper-Drüse** bilden das Ejakulat, welches über die Harn-Samen-Röhre die Spermien transportiert. Der pH-Wert des Ejakulates ist basisch, um die Spermien vor dem sauren pH-Wert der Scheide zu schützen.

1.2.2 Äußere männliche Genitalorgane

Zu den äußeren Geschlechtsorganen gehören (Abb. 4):
- Glied (Penis)
- Hodensack (Scrotum)

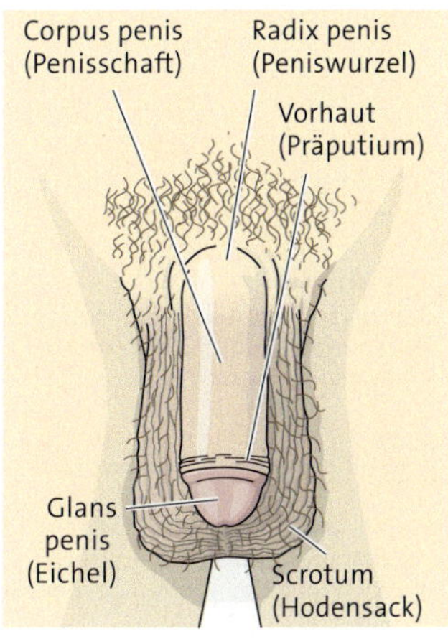

Abb. 4 äußere männliche Genitale

1.2.3 Männliche Sexualfunktion

Die Aufgaben der männlichen Geschlechtsorgane sind die Bildung und Reifung der Spermien und die Ejakulation zur Fortpflanzung. In der Prostata münden die Samenleiter in die männliche Harnröhre, ab diesem Punkt spricht man von der gemeinsamen Harn-Samen-Röhre. Deren Aufgabe ist es einerseits den Urin zur ›Miktion‹ nach außen zu transportieren und andererseits das Ejakulat beim Geschlechtsakt bzw. bei der Ejakulation zu transportieren.

Miktion → S. 84

Testosteron, das männliche Geschlechtshormon, wird in den Hoden von den Leydig-Zwischenzellen sowie in den Nebennieren gebildet. Der Anteil der Nebennieren ist dabei deutlich geringer. Die Testosteronproduktion wird durch die Steuerungshormone LH und FSH aus dem Hypophysenvorderlappen reguliert.

androgen
andros, griech. = Mann
gen, griech = erzeugend

Die Wirkung des Testosterons ist zum einen die geschlechtliche, die ›androgene‹ Wirkung:

- männlichen Geschlechtsorgane und -merkmale entwickeln sich und reifen heran
- Spermienbildung (Spermatogenese) und -reifung (Spermiogenese) (Abb. 1)
- Erektion
- Libido

anabol
anabole, griech = Aufwurf

Die andere Wirkung des Testosterons ist die aufbauende, die ›anabole‹ Wirkung:

- Muskelaufbau
- Fettabbau
- Wachstum der Knochendichte
- Bildung von Hämoglobin.

Testosteron wird, wie alle Hormone, nicht gleichmäßig, sondern in Portionen an das Blut abgegeben. Die höchste Konzentration an Testosteron findet man am Morgen. Zum Zeitpunkt der Geburt eines reifen neugeborenen Jungen ist der **Hodenabstieg** (Descensus testis) abgeschlossen. Beide Hoden sind in den Hodensack hinabgewandert. Sollte dies nicht geschehen sein, muss überprüft werden, ob dies nicht durch organische Ursachen verhindert wurde. Die Hoden müssen sich zur Spermienproduktion ab der Pubertät außerhalb der Bauchhöhle befinden, da die Spermien eine Umgebungstemperatur von 36 °C benötigen.

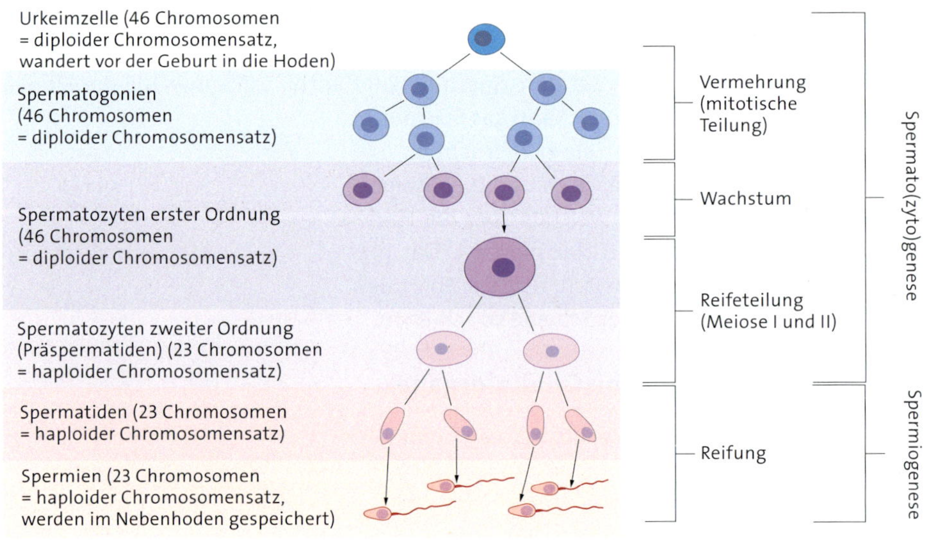

Abb. 1 Spermato- und Spermiogenese

2 Schwangerschaft

2.1 Befruchtung, Eitransport und Nidation

Die Schwangerschaft beginnt mit der Empfängnis (Konzeption), die zur Befruchtung (Fertilisation) führt, indem sich Eizelle und Spermium vereinigen. Die Erbsubstanz beider Keimzellen verschmilzt, es entsteht neues Leben. Die Eizelle macht dabei eine typische Entwicklung durch (Abb. 2):

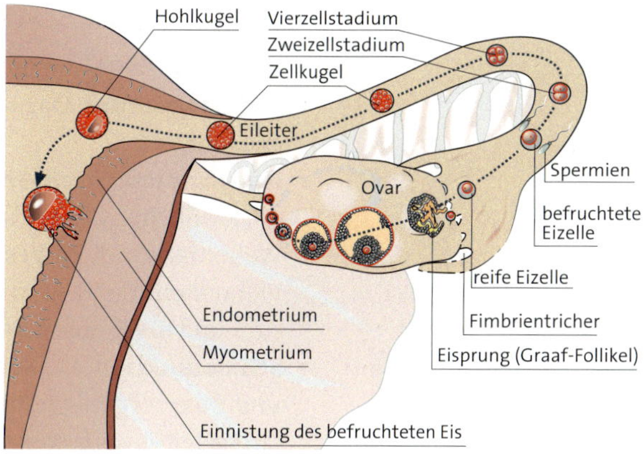

Abb. 2 Eizellreifung, Befruchtung und Einnistung

1. **Eisprung (Ovulation):** Die reife Eizelle „springt" vom Graaf-Follikel und wird durch den Fimbrientrichter des Eileiters aufgefangen. Die Spermien bewegen sich zur gleichen Zeit von der Scheide in Richtung Eileiterampulle, wobei sie durch Kontraktionen des Uterus und des Eileiters unterstützt werden. Die Befruchtung erfolgt in der Ampulle des Eileiters innerhalb eines Zeitraums von ca. 96 h.
2. **Imprägnation:** Trifft die Eizelle auf die Spermien, so lösen die Enzyme der Akrosomen die äußere Eihülle auf. Sobald ein Spermium in die Eizelle eingedrungen ist, verschließt sich die innere Eihülle und es können keine weiteren Spermien eindringen.
3. **Verschmelzung (Konjugation):** Nach ca. 12 h verschmelzen die Kerne von Eizelle und Spermium miteinander und es entsteht eine Zelle mit diploidem Chromosomensatz. Diese Zelle wird Zygote genannt.
4. **Transport und Zellteilung:** Die Zygote wird mittels Flimmerepithel und Kontraktion der Tuben zum Uterus transportiert. Dabei findet die mitotische Teilung der Zellen statt. Nach etwa 60 h ist das 8-Zell-Stadium erreicht, bis dahin sind alle Zellen ›omnipotent‹, deshalb können bis zu diesem Zeitpunkt eineiige Zwillinge entstehen. Nach 96 h erreicht der mittlerweile kugelförmige Zellhaufen, der jetzt ›Morula‹ genannt wird, den Uterus.
5. **Entwicklung der befruchteten Eizelle:** Aus der Morula entwickelt sich eine Hohlkugel, die Blastozyste. Die Zellen teilen sich weiter, es kommt zur Spezialisierung der Zellen. Aus der äußeren Zellschicht (›Trophoblast‹) werden Plazenta und Eihäute, aus dem Embryoblast der Embryo und aus Blastozystenhöhle die Frucht- bzw. Amnionhöhle.
6. **Einnistung (Nidation):** Die Nidation beginnt etwa am 6. Tag nach der Befruchtung (post conceptionem, p.c.) und dauert ungefähr 1 Woche. Die Blastozyste beginnt in die Uterusschleimhaut einzuwachsen und es bilden sich Plazenta, Embryo und Amnionhöhle heraus.

omnipotent
omnis, lat. = alle
potential, at. = Fähigkeit
Fähigkeit einer Zelle, sich in alle Zellen eines Organismus differenzieren zu können.

Morula
morum, lat. = Maulbeere
Die kugelige Morula ähnelt in ihrer Form den Früchten des Maulbeerbaums.

Trophoblast
trophos, griech = Ernährung
äußere Schicht der Keimzelle, worüber der Embryo ernährt wird

2.2 Entwicklung und Funktion der Plazenta

Der Mutterkuchen (Plazenta) entwickelt sich aus dem Trophoblasten. Er ist aus Zotten, die in die Uterusschleimhaut eingewachsen sind, aufgebaut und hat einen kindlichen und einen mütterlichen Teil. Die Blutgefäße von Kind und Mutter enden beide blind in einem Kapillargebiet, sie gehen nicht ineinander über. Der Stoffaustausch findet über aktive und passive Transportvorgänge durch das Plazentagewebe statt. Von der Plazenta führt die Nabelschnur zum Kind.

In der Nabelschnur befinden sich zwei Nabelarterien und eine Nabelvene. Die Nabelvene führt sauerstoffreiches und nährstoffreiches Blut zum Kind, die Nabelarterien führen sauerstoffarmes und nährstoffarmes Blut zur Plazenta.

Die Plazenta übernimmt für den Embryo bzw. den Fötus alle lebenswichtigen Funktionen:

- **Gasaustausch**: Kohlenstoffdioxid wird gegen Sauerstoff ausgetauscht.
- **Nährstoffzufuhr**: Das Kind erhält alle notwendigen Nährstoffe über das mütterliche Blut.
- **Hormonproduktion**: Humanes Choriongonadotropin (hCG) regt die Entwicklung der kindlichen Keimdrüsen an. Östrogen fördert das Wachstum des Kindes und die Wehentätigkeit. Progesteron sorgt für den Erhalt der Schwangerschaft und wirkt wehenhemmend. Humanes Plazentalaktogen (HPL) fördert das kindliche Wachstum und die Reifung der Milchdrüsen.
- **Schutzfunktion:** Die Plazenta filtert über die ›Plazentaschranke‹ bestimmte Zellen und Mikroorganismen aus dem mütterlichen Blut, bevor es in den fetalen Kreislauf geleitet wird. Außerdem erhält das Kind eine Leihimmunität. Die im mütterlichen Blut enthaltenen Antikörper gelangen über die Plazenta zum Kind und schützen dieses vor Infektionserkrankungen. Die Leihimmunität hält 3–4 Monate postnatal an.

Plazentaschranke
Biologische Barriere für korpuskuläre und großmolekulare Teilchen zwischen mütterlichem und fetalem Blut.

2.3 Entwicklung von Embryo und Fetus

Die Zeit der Schwangerschaft wird in drei 3-monatige Abschnitte eingeteilt, die als Trimenon bezeichnet werden. Im ersten Trimenon nennt man das Ungeborene in der Gebärmutter Embryo, dessen Entwicklung Embryogenese. Die Organe werden bis Ende des 3. Monats angelegt (Organogenese), danach ist die Organentwicklung abgeschlossen (Abb. 1). Als erstes schließt sich das Neuralrohr, aus dem sich im Laufe der Zeit das zentrale Nervensystem entwickelt. Als nächstes entwickelt sich das Herz-Kreislauf-System, die anderen Organe bilden dich dann in der Folgezeit.
Nach dem Ende des 3. Monats folgt die Zeit des Reifens und Wachsens. Das ungeborene Kind wird nun bis zu seiner Geburt Fetus genannt.

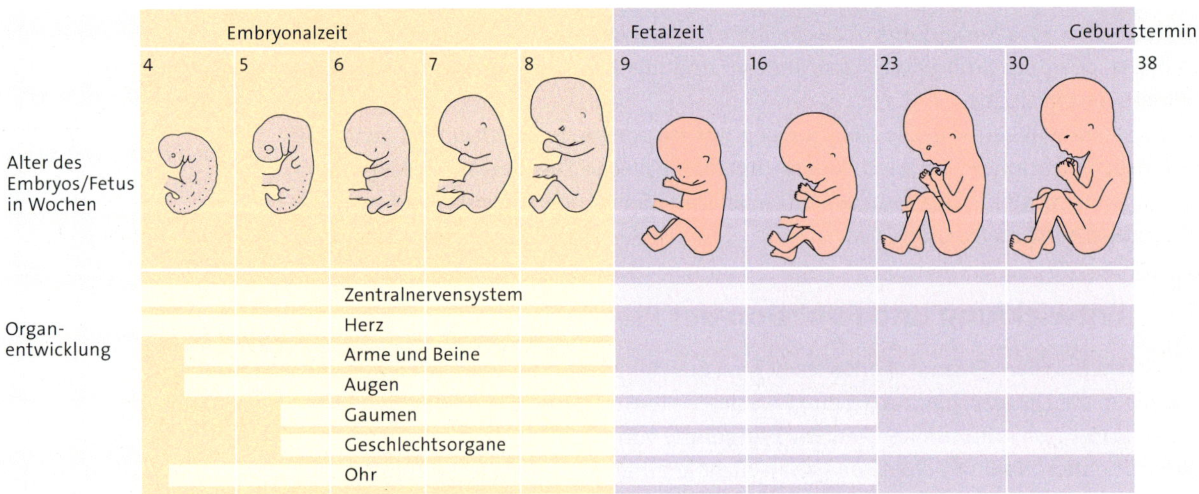

Abb. 1 Entwicklung der Organe beim Embryo

2.4 Geburt

Während der Geburt ergibt sich ein Zusammenspiel zwischen Fetus und mütterlichem Geburtskanal, das Geburtsmechanik genannt wird. Für den Fetus ist dies ein passiver Vorgang. Im Normalfall wird die Geburtsmechanik durch folgende fetale Faktoren geprägt (Abb. 2):

- Lage (Beziehung der Längsachse des Kindes zur Längsachse des Geburtskanals)
- Stellung (Beziehung von kindlichem Rücken zur Gebärmutterinnenwand)
- Haltung (Beziehung von kindlichem Kopf und Extremitäten zum kindlichen Rumpf)
- Einstellung (Beziehung des vorangehenden Kindsteils zum Geburtskanal)

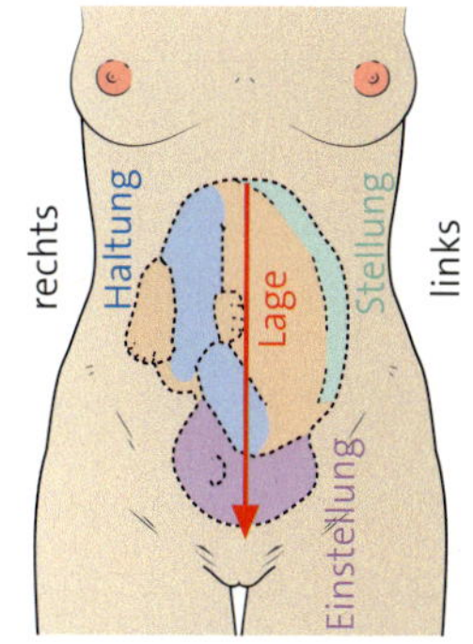

Abb. 2 Kindslage, zu sehen ist die regelgerechte vordere Hinterhauptslage

Als regelgerechte Geburtslage gilt die vordere Hinterhauptslage (Abb. 2).

Die Geburtsphasen werden wie folgt eingeteilt:

- Eröffnungsphase
- Austreibungsphase
- Nachgeburtsphase

Die Eröffnungsphase (Abb. 3 und 4 links) beträgt bei Erstgebärenden zumeist 8–10 h, bei Mehrgebärenden 6–8 h und beginnt mit den ersten regelmäßigen muttermundwirksamen Wehen. Durch die Eröffnungswehen wird der Muttermund geöffnet und das Kind tritt in das kleine Becken ein. Zum Ende der Eröffnungsphase ist der Muttermund vollständig eröffnet – er ist „verstrichen“ (Abb. 4). Die Frau spürt jetzt regelmäßige Wehen alle 3–5 min. Die Fruchtblase wölbt sich in der Regel gegen Ende der Eröffnungsperiode in den Geburtskanal und platzt. Man spricht vom rechtzeitigen Blasensprung, der bei ca. zwei Drittel aller Geburten eintritt. Ein vorzeitiger Blasensprung (vor der Eröffnungsphase eintretend) erhöht das Risiko einer kindlichen Infektion. Ist die Fruchtblase gegen Ende der Eröffnungsphase immer noch intakt, kann sie manuell geöffnet werden. Vor dem Blasensprung kann die Frau durch körperliche Bewegung das Fortschreiten der Geburt unterstützen, da nicht die Gefahr besteht, dass die Nabelschnur zwischen kindlichem Kopf und dem Geburtsweg komprimiert wird. Nach dem Blasensprung werden häufig die Herztöne des Kindes kontinuierlich überwacht.

In der Austreibungsphase durchtritt das Kind den gesamten Geburtskanal und wird in der Regel mit drei bis fünf Presswehen geboren. Diese Phase dauert 60–75 min bei Erstgebärenden und bei Mehrgebärenden ca. 20–30 min. Danach folgt eine Übergangsphase von etwa 10 min, bis in der Nachgeburtsphase die Plazenta innerhalb von 5–20 min geboren wird. Diese sollte bis 45 min nach Geburt des Kindes abgeschlossen sein. Die Plazenta muss auf Vollständigkeit überprüft werden, da bereits erbsengroße Stücke zu unstillbaren Blutungen der Gebärmutter und zum Verbluten der Mutter führen können.

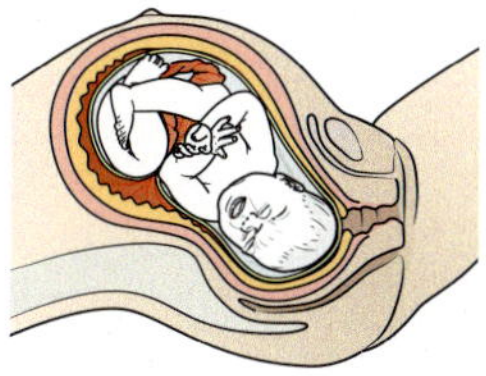
Abb. 3 Eröffnungsphase (Beginn)

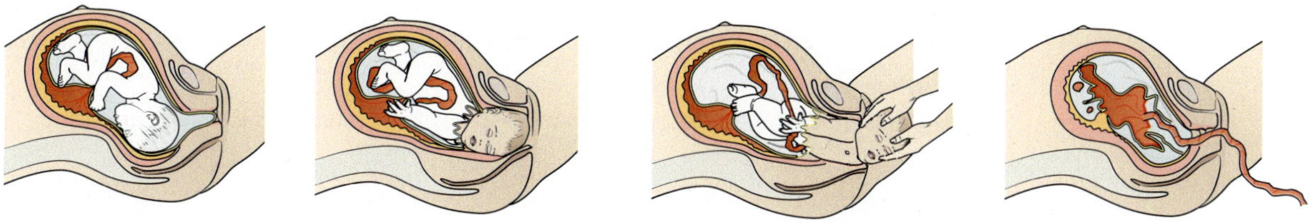
Abb. 4 Eröffnungsphase, Austreibungsphase, Kopf und Schultern geboren, Nachgeburtsphase (von links nach rechts)

2.5 Veränderungen über die Lebensspanne

Neugeborene und Säuglinge	Vaginalblutung zum Ende der ersten Lebenswochen, Vulvovaginitis desquamativa: physiologischer Ausfluss bei Neugeborenen. Bei Jungen besteht eine physiologische Phimose (Vorhautverengung)
Kleinkinder	Kleinkinder lernen ihren Körper kennen, also auch ihre Geschlechtsorgane. Eltern führen sie an die unterschiedlichen Geschlechter heran und bestärken Kinder darin, alle Körperteile zu lieben und gut zu behandeln, aber auch Grenzen zu setzen und ihren Körper als ihre Privatsphäre wahrzunehmen.
Pubertierende	In der Präpubertät im 10.–11. Lebensjahr beginnt bei Mädchen das Brustwachstum. Einsetzen der Reifung der Geschlechtsorgane und Ausbildung der sekundären Geschlechtsmerkmale in der Pubertät In der Pubertät beginnen beim Jungen die Zwischenzellen mit der Produktion von Testosteron, sie erreicht mit dem 20.–30. Lebensjahr ihren Höhepunkt.
Erwachsene	Mit ca. 20 Jahren enthält die weibliche Brustdrüse die Drüsenläppchen und Bindegewebe. Im dritten Lebensjahrzehnt wird ein Teil des Bindegewebes der Brust in Fettgewebe umgewandelt. In den Wechseljahren und im Alter bilden sich das Drüsengewebe und das Bindegewebe zurück, später auch das Fettgewebe. Die Brüste verlieren dann ihren Tonus. Im Klimakterium, den Wechseljahren, in denen die Ovarien ihre Funktion nach und nach einstellen, kommt es bei Frauen zu unterschiedlich stark ausgeprägten Beschwerden wie: Hitzewallungen, trockene Vaginalschleimhaut, Stimmungsschwankungen, Depression und ›Osteoporose‹. Die Testosteronproduktion sinkt ab dem 30. Lebensjahr.
Alte und Hochbetagte	Im Alter steht die Osteoporosegefahr bei Frauen im Vordergrund, dies ist die Folge des Vitamin-D-Hormonmangels und des sinkenden Östrogenspiegels.

Osteoporose → *S. 479, Band 2*

Wiederholungsfragen

1. Stellen Sie die Aufgabe der Eileiter mit ihren Fimbrientrichtern dar.

2. Was versteht man unter dem Menstruationszyklus, wie läuft dieser ab?

3. Nennen Sie die verschiedenen Wirkungen des Hormons Testosteron.

4. Beschreiben sie den Vorgang der Befruchtung bis zur Nidation.

5. Was versteht man unter der Plazentaschranke? Erläutern Sie deren Funktion.

6. Nennen sie die drei Geburtsphasen und geben Sie jeweils die wichtigsten Vorgänge in den Phasen an.

2.6 Ausgewählte Erkrankungen

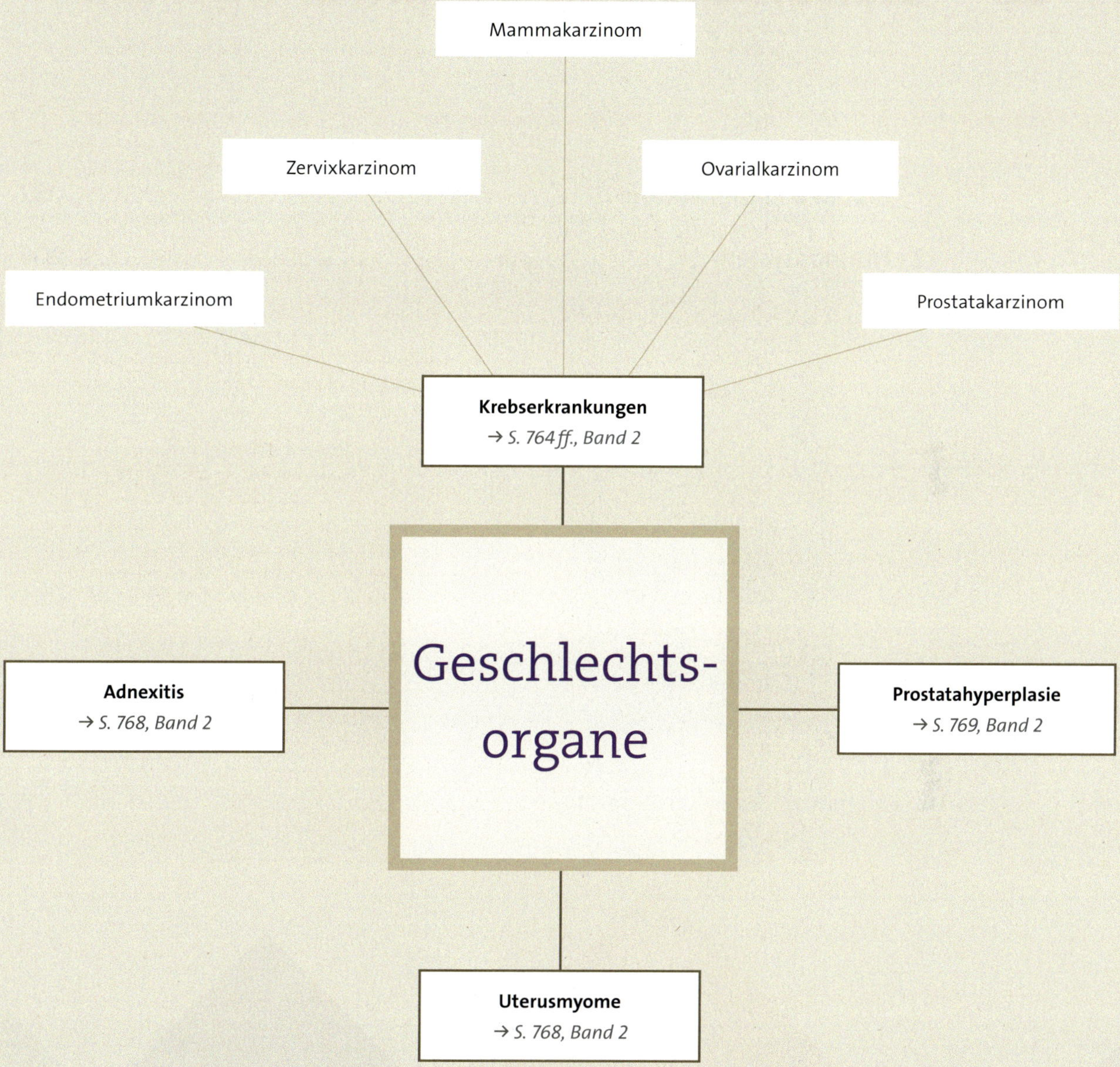

F Sicherheit und Gefahrenabwehr

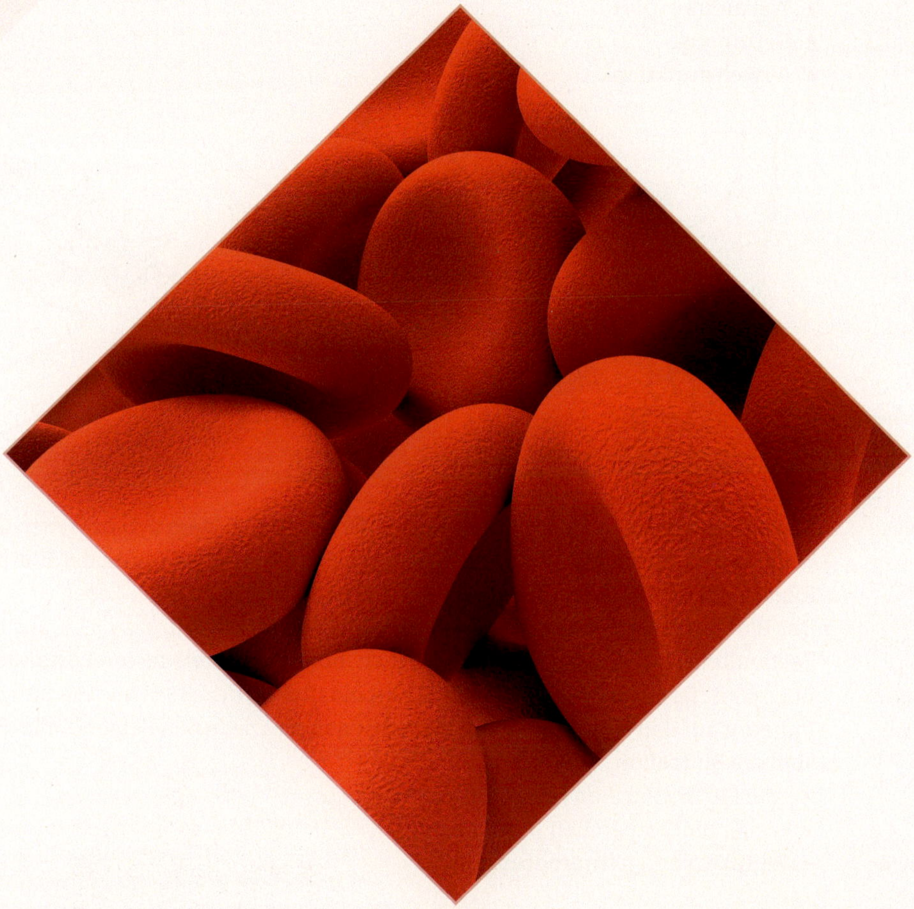

1 Blut und Immunsystem

1.1 Blut

1.1.1 Funktion und Bestandteile des Bluts

Das Blut ist das flexibelste System des menschlichen Organismus. Es besteht aus freien Zellen, gelösten Stoffen und Wasser. Ein Erwachsener hat ca. 5 Liter Blut in seinem Körper. Bei Neugeborenen beträgt das Blutvolumen im Durchschnitt 80–100 ml/kg Körpergewicht. Bei Kindern ergeben 7–8 % des Körpergewichtes die Blutmenge. Seine wichtigsten Funktionen im menschlichen Organismus sind:

- Transport von Nährstoffen, Stoffwechselendprodukten und gelösten Gasen
- Wärmetransport
- Gerinnung
- Abwehrfunktion

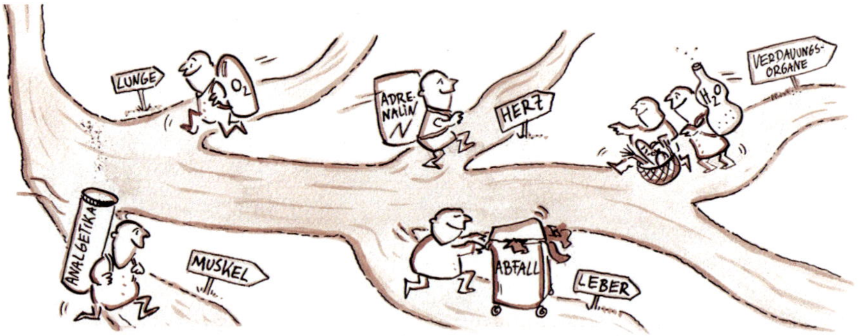

Abb. 1 Transportfunktion

Homöostase
Eigenschaft von Zellen bzw. Organismen, die die Gesamtheit der endogenen Regulationsvorgänge umfasst, die für ein stabiles inneres Milieu sorgen

Milieu
in diesem Zusammenhang die Umgebung, also die Zusammensetzung und die Bedingungen der Umgebung des Blutes
Zur Homöostase gehören: pH-Wert, Körpertemperatur, Blutkreislauf, Wasser und Elektrolythaushalt.

Das Blut ist an der Aufrechterhaltung der ›Homöostase‹, dem dynamischen Gleichgewicht des inneren ›Milieus‹, im Organismus beteiligt. Die Bildung der Blutzellen erfolgt im roten Knochenmark und beim Embryo zusätzlich in der Leber.
Das Blut des Erwachsenen besteht zu etwa 45 % aus festen und zu 55 % aus flüssigen Bestandteilen. Neugeborene haben einen höheren Anteil fester Bestandteile von über 60 %. Der Wert sinkt bis zum Kleinkindalter auf ca. 33 % ab und steigt bis zur Pubertät auf den Normalwert der Erwachsenen an. Die festen Bestandteile des Blutes sind die **Blutzellen**:

- rote Blutkörperchen (›Erythrozyten‹)
- weiße Blutkörperchen (›Leukozyten‹)
- Blutplättchen (›Thrombozyten‹)

Erythrozyten
erythros gr. = rot
kytos gr. = Zelle

Leukozyten
Leukos gr. = weiß

Thromobozyten
Thrombos gr. = Klumpen

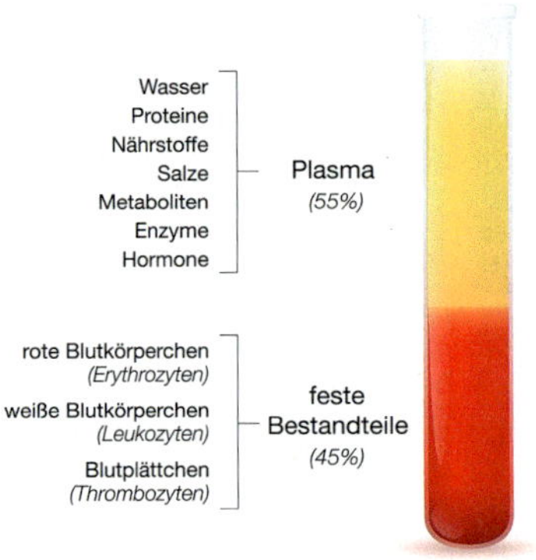

Abb 2 Blutbestandteile

Die flüssigen Bestandteile sind das **Blutplasma.** Es besteht aus Wasser, Elektrolyten, Aminosäuren, Glukose, Vitaminen, Hormonen, Enzymen und anderen im Blut gelösten Bestandteilen. Weiterhin gehören dazu die Blutproteine Albumin, Globulin (Alpha-1-, Alpha-2-, Beta- und Gamma-Globulin), Fibrinogen und andere Gerinnungsfaktoren.
Enthält das Plasma kein Fibrinogen mehr, spricht man von Serum.

1.1.2 Blutzellen

Erythrozyten

Erythrozyten sind kernlos und haben eine ›bikonkave‹ Form (Abb.3). Durch ihre gute Verformbarkeit können sie Kapillaren mit einem Durchmesser ab ca. 5 µm passieren. Ihre bikonkave Form vergrößert ihre Oberfläche, wodurch ein besserer Gasaustausch möglich ist. Sie sind die häufigsten Blutzellen. In einem Mikroliter (µl) Blut des Erwachsenen befinden sich 4,5–5 Millionen Erythrozyten. Neugeborene haben physiologisch 5,1 Mio. Erythrozyten pro Mikroliter Blut. Dieser Wert sinkt ab dem 3. Lebenstag kontinuierlich ab.

Die Aufgabe der Erythrozyten besteht im Transport der gelösten Gase Sauerstoff und Kohlenstoffdioxid. Durch die Bindung des Kohlenstoffdioxids nehmen sie an der Regulation des pH-Werts teil.

bikonkav
von zwei Seiten her zum Mittelpunkt gewölbt

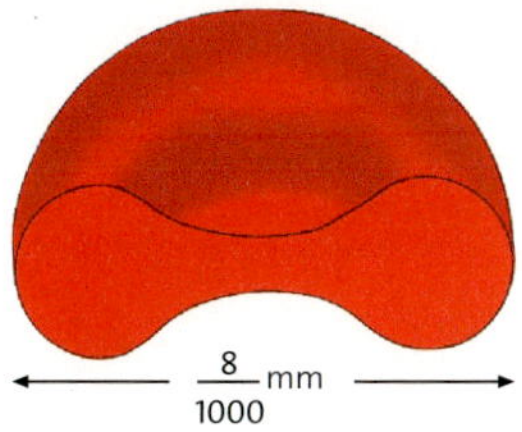

Abb. 3 Angeschnittenes rotes Blutkörperchen

	Erythrozytenzahl in Mio/ µl	Hämoglobinwert in g/dl	Hämoglobinwert in mmol/l
Männer	4,3–5,7	13,5–17	8,3–10,5
Frauen	3,9–5,3	12–16	7,4–9,9

Tab. 1 Normwerte für Erythrozyten und Hämoglobin (g % = g/100 ml) (laborabhängig)

Erythrozyten enthalten den roten Blutfarbstoff Hämoglobin. Dieses besteht aus **Häm** und **Globin**. Im Zentrum des Häms befindet sich ein Eisen-Ion. (Abb. 4). Das Hämoglobin bindet die Blutgase Sauerstoff und Kohlendioxid chemisch und ermöglicht so deren Transport.

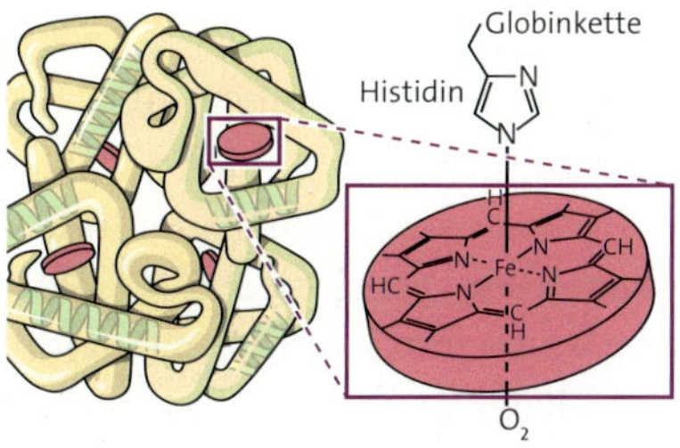

Abb. 4 Modell des Hämoglobins und Aufbau von Häm

Die Bildung der Erythrozyten erfolgt beim Erwachsenen im roten Knochenmark (Abb. 1, S. 196) und wird durch das Hormon Erythropoetin aus dem Nierengewebe angeregt. Erythrozyten leben ca. 120 Tage und werden danach in der Milz abgebaut. Der Abbau des Hämoglobins erfolgt in drei Schritten:

1. Hämoglobin wird von ›Makrophagen‹ im Blut in Globin und Häm gespalten.
2. In der Leber wird Häm zu Bilirubin und Urobilinogen abgebaut.
3. ›Bilirubin‹ wird über die Leber und Galle sowie als Urobilinogen über die ›Niere‹ ausgeschieden.

Makrophagen → S. 193
Bilirubin → S. 67
Niere → S. 80

Dabei wird der größte Teil des Eisens aus dem Häm zurückgewonnen und wieder in neue Erythrozyten eingebaut.

Bei Neugeborenen werden ebenfalls bereits Erythrozyten zu Bilirubin abgebaut. Jedoch ist ihre Leber, die nun die Aufgabe des Abbaus übernehmen muss, noch nicht reif genug; gleichzeitig sind die Neugeborenen bereits vom mütterlichen Blutkreislauf, der bis zur Geburt diese Aufgabe übernommen hat, abgetrennt. Aus diesem Grund kommt es zum Neugeborenenikterus.

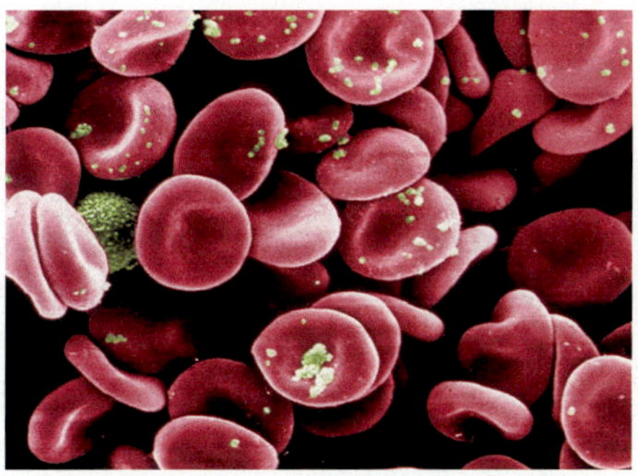

Abb. 5 Erythrozyten unter dem Elektronenrastermikroskop

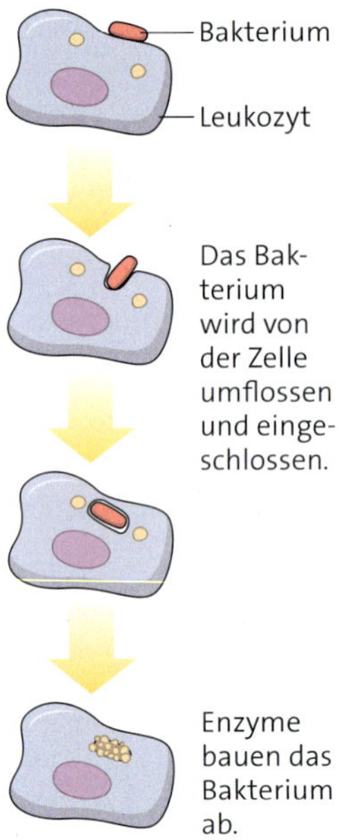

Abb. 1 Phagozytose

Leukozyten

Im Blut befinden sich ca. 4000–10 000 Leukozyten/µl. Ihre Zahl kann erheblich schwanken, da Infektionen und andere körperliche Faktoren die Zellzahl mit beeinflussen.

Bei Neugeborenen liegt die Leukozytenzahl zunächst wiederum deutlich höher: 9000 – 30000/µl Blut. Beim Säugling sinken die Werte dann ab.

Leukozyten dienen in erster Linie der Abwehr von Krankheitserregern und eingedrungenen Fremdstoffen. Sie können sich bewegen und vom Blut aus in das Gewebe eindringen, in dem sie ihre Funktion ausüben. Sie werden durch Bakterien und bereits ablaufende Entzündungen angelockt. Einige von Ihnen können eingedrungene Fremdkörper umschließen und dadurch neutralisieren (**Phagozytose**, Abb. 1). Die meisten Leukozyten, die der menschliche Körper enthält, befinden sich nur vorübergehend im Blut und halten sich überwiegend im Gewebe auf.

Je nach Funktion und Form der Leukozyten werden verschiedene Unterformen unterschieden:

- **Granulozyten**: Sie bilden 60 % der Leukozyten. Wenn sie mikroskopisch im Blut sichtbar gemacht werden sollen, verwendet man Färbetechniken, die bei den Unterformen der Granulozyten unterschiedliche Färbemuster hervorrufen. Am häufigsten sind die neutrophilen Granulozyten, die sehr beweglich sind und Mikroorganismen durch Aufnahme in ihren Zellkörper vernichten können (Phagozytose). Zerfallene neutrophile Granulozyten sind im Eiter enthalten, der anschließend vom Lymphsystem abtransportiert wird.
- **Monozyten:** Aus den Monozyten gehen die großen Fresszellen (Makrophagen) hervor.
- **Lymphozyten**: Lymphozyten spielen eine wichtige Rolle im Immunsystem.

Antikörper → S. 198
zelluläre Abwehr → S. 201

Man unterscheidet B-Lymphozyten, die in der Lage sind, ›Antikörper‹ zu produzieren, von den T-Lymphozyten, die für die ›zelluläre‹ Abwehr verantwortlich sind. Die Funktion der Leukozyten wird im Laufe der Entwicklung im Kindesalter entwickelt. Das Immunsystem wächst mit seinen Aufgaben, je intensiver der Kontakt mit Mikroorgansimen im Kindesalter ist, um so geschulter ist das Immunsystem, umso mehr verschiedenen Antikörper können produziert werden.

Thrombozyten

Thrombozyten sind kleine, kernlose Zellpartikel, die im Blut mit einer Konzentration von 200 000 bis 300 000/mm³ vorkommen. Sie werden auch als Blutplättchen bezeichnet. Sie spielen eine wichtige Rolle bei der **Blutgerinnung**.

extrinsisch von außen
intrinsisch von innen

Das Blutgerinnungssystem besteht einerseits aus den Thrombozyten und andererseits aus den Gerinnungsfaktoren im Plasma, die in der Leber gebildet werden (Abb. 2). Die Blutgerinnung kann durch ›extrinsische‹ Reize und durch ›intrinsische‹ Reize des Gerinnungssystems ausgelöst werden.

Das Gerinnungssystem schützt den Organismus vor zu großen Blutverlusten. Fehlfunktionen bestehen darin, dass durch Veränderungen die Gerinnung zu früh oder an der falschen Stelleausgelöst wird, oder dass beim Fehlen von Gerinnungsfaktoren oder zu starken Blutungen kein ›Thrombus‹ gebildet werden kann.

Thrombus
geronnenes Blut, Blutgerinnsel
thrombos, griech. = Klumpen

Als extrinsische Reize werden Verletzungen mit Blutungen bezeichnet, die zu einer schnellen Gerinnung führen. Intrinsische Reize sind Veränderungen der Gefäßoberfläche (Endothelschaden, Ablagerungen); sie führen zu einer langsameren Gerinnung. Wird ein Blutgefäß verletzt, so laufen die folgenden Schritte zur Stillung der Blutung und zur Bildung eines Thrombus ab (Abb. 3):

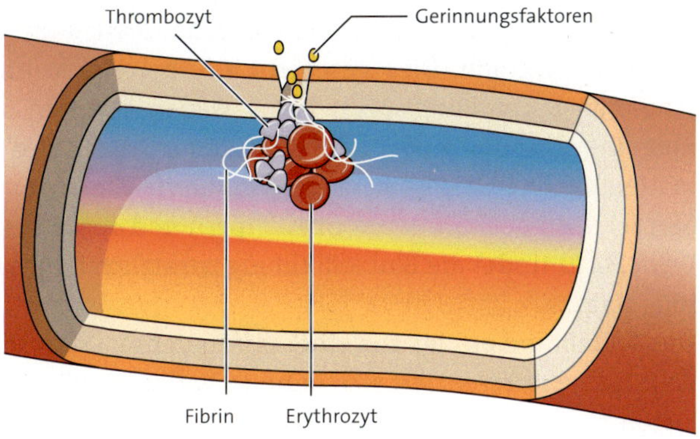

Abb. 2 An der Blutgerinnung beteiligte Strukturen

- Kontraktion der glatten Gefäßmuskulatur zur Stillung der Blutung und Aktivierung des extrinsischen Systems.
- Durch den aktivierten Faktor III erfolgen Thrombozytenaggregation (Zusammenklumpung) und provisorischer Verschluss der verletzten Stelle.
- Aktivierung der Gerinnungskaskade und Umwandlung von Prothrombin zu Thrombin und dadurch Umwandlung von Fibrinogen zu Fibrin
- Fibrinfäden bilden ein Netz an der Verletzungsstelle, es entsteht ein Thrombus (weißer Thrombus).
- Ablagerung von Erythrozyten im Fibrinnetz und Bildung eines dauerhaften, organisierten Thrombus (roter Thrombus).
- Reorganisation des Thrombus, nachdem das verletzte Gewebe wieder verschlossen wurde.

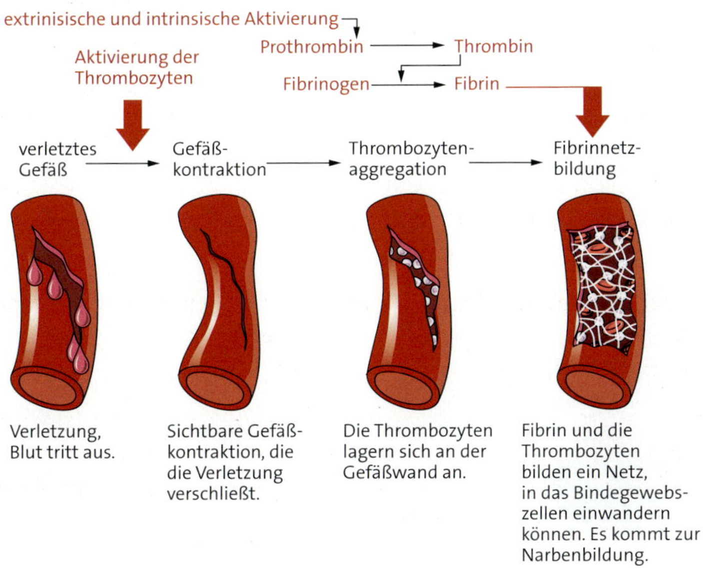

Abb. 3 Von der Blutstillung zur Blutgerinnung

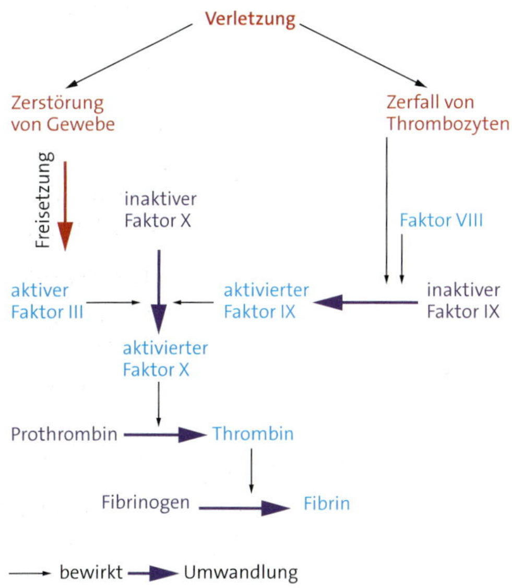

Abb. 4 Schema Gerinnungskaskade

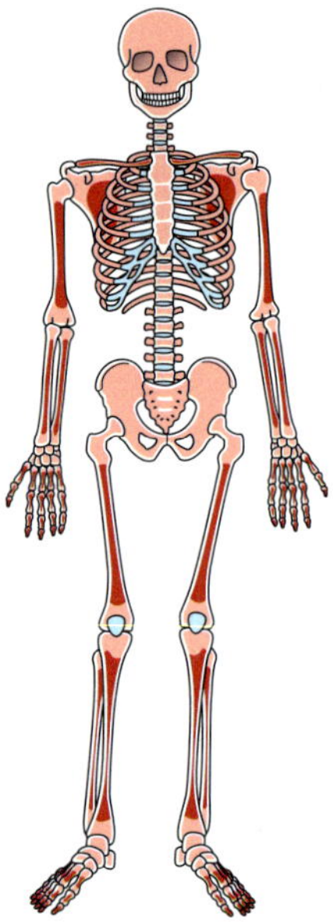

Abb. 1 Orte der Blutbildung, hell- und tiefrote Flächen beim Kleinkind, hellrote Flächen beim Erwachsenen

Bildung der Blutzellen

Die Bildung der Blutzellen wird Hämatopoese genannt und findet im roten Knochenmark statt. Das rote Knochenmark befindet sich beim Neugeborenen in allen Knochen. Bis zum Erreichen des Erwachsenenalters wird das rote Knochenmark in fast allen Knochen durch das gelbe Knochenmark ersetzt. Gelbes Knochenmark besteht aus Fettgewebe. Aus dem gelben Knochenmark kann bei Bedarf wieder rotes Knochenmark werden. Dies geschieht z.B. bei einem großen Blutverlust oder einer schweren Erkrankung. Beim Erwachsenen befindet sich rotes Knochenmark nur noch in folgenden Knochen: Den distalen Enden der großen Röhrenknochen, den platten Knochen des Beckens, den Schulterblättern, den Schlüsselbeinen, den Rippen, den Schädelknochen, den Wirbelkörpern und dem Brustbein.

Beim Fötus findet die Blutzellbildung zusätzlich in der Milz, der Leber und dem Thymus statt.

Die Zellbildung erfolgt aus einer pluripotenten Stammzelle – einer alleskönnenden Zelle. Diese differenziert sich dann in Vorläuferzellen und diese wiederum differenzieren zu den eigentlichen Blutzellen aus. Die ausdifferenzierten Blutzellen werden durch Diffusion ins Blut abgegeben. Werden unreife Blutzellen zur Diagnostik benötigt, so wird das Knochenmark am Brustbein oder am Beckenkamm punktiert. Für eine Knochenmarkspende wird der Beckenkamm punktiert. Die Stammzellen des Knochenmarks gehören zu den adulten Stammzellen, die für regenerative Therapien erforscht werden.

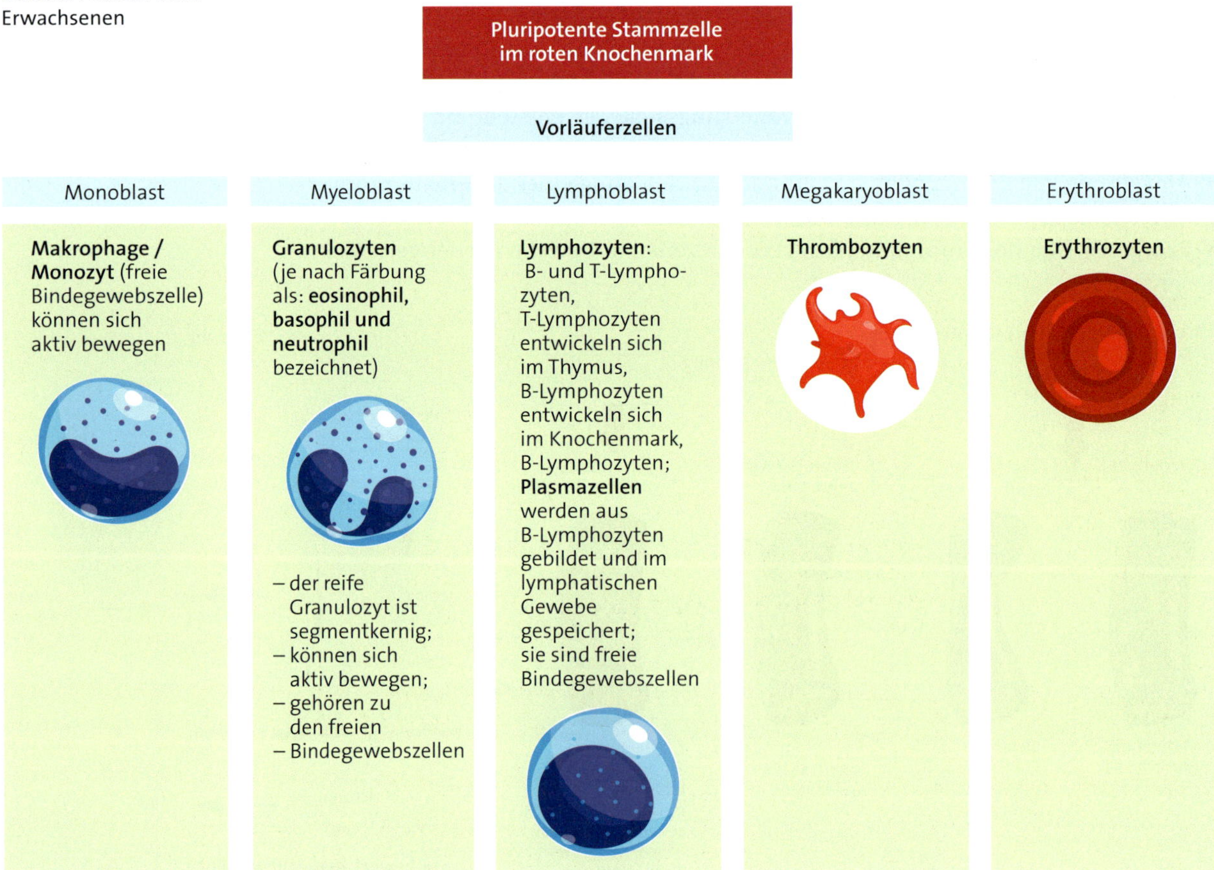

Abb. 2 Blutzellen aus den Stammzellen des Knochemarks

1.1.3 Blutplasma

Das Blutplasma besteht zu 90 % aus Wasser. ›Eiweißsubstanzen‹ bilden 8 %. Hinzu kommen die gelösten Nährstoffe und körpereigene Substanzen.

Eiweiß (Protein) → S. 71

Die Eiweiße bestehen zum größten Teil aus **Albumin**, das eine wichtige Rolle bei der Regulation des Wassergehalts im Blut spielt. Bei einem Mangel an Albumin kann das Wasser nur unzureichend im Blutgefäß gehalten werden, sodass es in das Gewebe austritt und dort ›Ödeme‹ verursacht. Außerdem kann Albumin verschiedene Substanzen an sich binden und transportieren.

Ödeme → S. 114, Band 2

Globuline sind eine weitere wichtige Eiweißgruppe im Blutplasma. Zu ihnen gehören die ›Immunglobuline‹, die für die Immunabwehr erforderlich sind.

Immunglobuline → S. 199

Das Blutplasma enthält ebenfalls Gerinnungsfaktoren. Diese Eiweißsubstanzen werden zum größten Teil in der Leber produziert. Sie dienen in erster Linie dazu, aus dem im Blut vorkommenden löslichen Fibrinogen nach Aktivierung des Gerinnungssystems unter Einwirken von Thrombin das unlösliche Fibrin zu bilden. Fibrin bildet ein so genanntes Gerinnungsnetz. Zur Herstellung bestimmter Gerinnungsfaktoren benötigt die Leber ›Vitamin K‹.

Vitamin K → S. 74

1.1.4 Blutgruppen und Bluttransfusion

Alle Erythrozyten des menschlichen Blutes haben an der Zellmembran übereinstimmende Oberflächenstrukturen, die vererbt werden und von Alter, Geschlecht und Umweltfaktoren unabhängig sind. Diese Oberflächenstrukturen werden in bestimmte Systeme eingeteilt, die bei einer Bluttransfusion oder Organübertragung berücksichtigt werden müssen. Im Fall einer Bluttransfusion mit nicht übereinstimmenden Erythrozytenoberflächen treten heftige Unverträglichkeitsreaktionen auf.

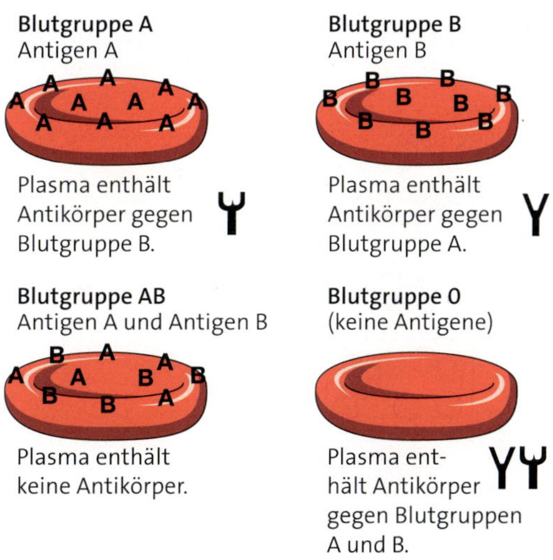

Abb. 3 Blutgruppen des menschlichen Körpers

Das wichtigste System, nach dem die Oberflächenstrukturen eingeteilt werden können, ist das AB0-System. In diesem System können vier Merkmale auftreten: A, B, AB und 0.

A und B sowie die Kombination AB bezeichnen einzelne Strukturvarianten (Abb. 3). Bei völligem Fehlen der Struktur spricht man von der Blutgruppe 0. Die einzelnen Strukturvarianten A und B sind ›Antigene‹, die im Blut anderer Menschen, die dieses Antigen nicht haben, als fremd erkannt werden.

Antigene → S. 201

Blutgruppeneinteilung nach dem AB0-System			
Blutgruppe	A	B	AB
Antigen der Erythrozyten	A	B	AB
Antikörper im Serum	Anti-B	Anti-A	keine

Antikörper → S. 200

Zur Abwehr dieses fremden Antigens kann ein Körper Abwehrstoffe in Form von ›Antikörpern‹ produzieren, die eingedrungene Erythrozyten mit dem fremden Antigen zur Verklumpung (Agglutination) bringen. Menschen mit der Blutgruppe AB haben daher keine Antikörper gegen die Merkmale A und B, weil sie körpereigen sind. Menschen mit Blutgruppe A können Antikörper gegen B aufweisen und umgekehrt. Menschen mit der Blutgruppe 0 können Anti-körper gegen A und B entwickeln.

Das AB0-System ist vor allem bei Bluttransfusionen von erheblicher Bedeutung. Es dürfen nur blutgruppengleiche Blutkonserven übertragen werden, weil sonst heftige, oft tödlich endende Unverträglichkeitsreaktionen auftreten. Die Blutgruppe wird vor jeder geplanten Transfusion in der Kreuzprobe überprüft. Im Notfall darf die Blutgruppe 0 auch Menschen mit den Blutgruppen A und B transfundiert werden, da Blutgruppe 0 die betreffenden Oberflächenantigene nicht aufweist und daher keine Agglutination entsteht (Abb. 1).

In Mitteleuropa haben ca. 40 % der Menschen die Blutgruppe A und 40 % die Blutgruppe 0. Etwa 10 % aller Menschen weisen die Blutgruppe B auf und ca. 6 % die Blutgruppe AB.
Das **Rhesus-System** ist vor geplanten Bluttransfusionen ebenfalls von Bedeutung. Eine bestimmte Oberflächenstruktur der Erythrozyten, die als D bezeichnet wird, tritt in den Varianten positiv und negativ auf. Circa 85 % aller Mitteleuropäer sind D-positiv (Rh-positiv). D-negativen Menschen darf kein D-positives Blut transfundiert werden.

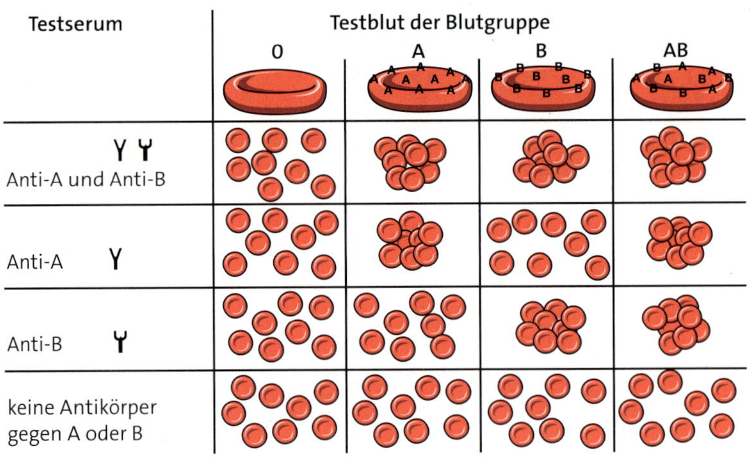

Abb. 1 AB0-System

1.2 Immunsystem

1.2.1 Abwehrmechanismen und Immunisierung

Das Immunsystem des Körpers dient der Abwehr eingedrungener Fremdkörper und Krankheitserreger. Es arbeitet mit unterschiedlichen Mechanismen.

- **Unspezifische Abwehr:** Die unspezifische Abwehr ist dem Menschen angeboren. Sie kann bereits beim Erstkontakt mit einem Erreger eine allgemeine Abwehrreaktion einleiten und hierdurch eine Schädigung des Körpers verhindern.
- **Spezifische Abwehr:** Zusätzlich zu dieser unspezifischen Abwehr kann der Körper durch den Erstkontakt mit einem Erreger lernen, sehr spezifische und damit wirkungsvolle Abwehrmechanismen zu entwickeln, die bei einem Zweitkontakt eine gezielte Abwehrreaktion einleiten. Der erste Kontakt entspricht der Immunisierung. Die Immunisierung führt zu einer Immunität, d.h. Unempfindlichkeit gegen den spezifischen Erreger, die über Wochen, Monate, Jahre oder lebenslang anhält.

Der Mechanismus der Immunisierung ist Grundlage für die **aktiven Impfungen** gegen Krankheitserreger, z.B. gegen Tetanus, Masern, Mumps oder Kinderlähmung. Dabei wird dem Körper ein Krankheitserreger oder Teile davon in abgeschwächter Form präsentiert. In der Regel geschieht dies über eine intramuskuläre Impfung oder eine Schluckimpfung. Die abgeschwächten Krankheitserreger oder die Strukturmerkmale dieser Erreger sind für den menschlichen Körper in der Regel ungefährlich, setzen aber einen Immunisierungsprozess in Gang (primäre Antikörperantwort). Der Körper bildet in den folgenden ein bis vier Wochen eine spezifische Abwehr aus, die bei einem Kontakt mit dem eigentlichen Erreger zu einer sofortigen, gezielten Abwehrreaktion führt, sodass sich der Erreger nicht weiter ausbreiten kann (sekundäre Antikörperantwort).

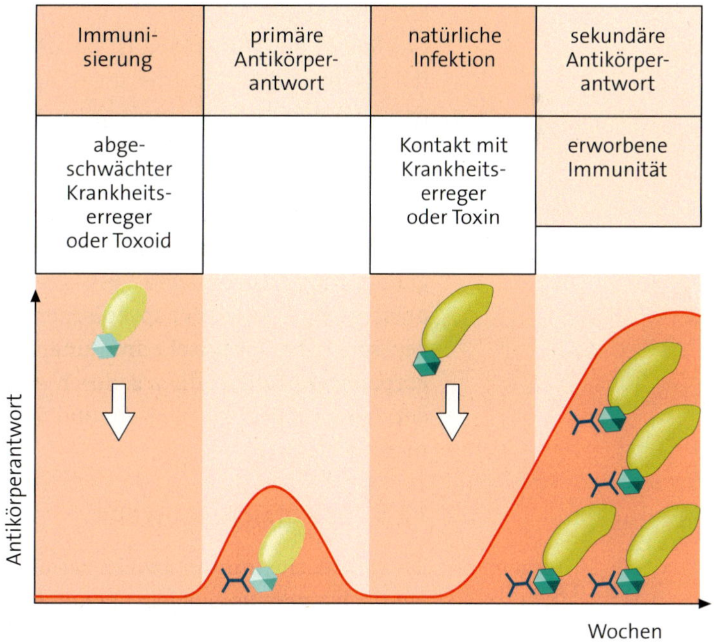

Abb. 2 Prinzip der Impfung

Mit der **passiven Impfung** werden dem Körper spezifische Abwehrstoffe, so genannte Immunglobuline, verabreicht, die z.B. aus dem Blut anderer Menschen gewonnen wurden. Die passive Immunisierung wird eingesetzt, wenn bereits ein Kontakt mit dem Krankheitserreger bestand und daher die Zeit zu kurz ist, eine aktive Impfung durchzuführen. Manchmal werden bei Erregerkontakt aktive und passive Impfung miteinander kombiniert, z.B. nach Verletzungen die Verabreichung einer kombinierten Impfung mit Tetanustoxoid und Tetanus-Immunglobulinen.

1.2.2 Unspezifische Abwehr

Der menschliche Körper verfügt über mehrere Mechanismen der unspezifischen Abwehr.

Das Immunsystem (unspezifische Abwehr)

Eine wichtige erste Barriere besteht aus der **Haut und den Schleimhäuten**. Die Haut bildet einen mechanischen Schutz, der durch den sauren pH-Wert der Hautoberfläche, der bereits erste Erreger neutralisieren kann, unterstützt wird. Haut und Schleimhäute werden außerdem durch Mikroorganismen, z.B. Bakterien oder Pilze, bewohnt, die den menschlichen Körper nicht schädigen, aber Krankheitserreger an einer Ausbreitung hindern können. Diese Mikroorganismen werden als kommensale Keime bezeichnet. Durch übertriebene Hygiene oder auch durch eine Antibiotikatherapie kann dieser natürliche Schutz zerstört werden. Dies ist der Grund dafür, dass unter einer Antibiotikabehandlung häufiger Pilzinfektionen der Haut und Schleimhäute oder Magen-Darm-Entzündungen auftreten. Die hauptsächliche Entwicklung dieser physiologischen Flora findet im Kleinkind- und Kindesalter statt und ist ca. im Schulkindalter abgeschlossen.

Das **Sekret einiger Drüsen** ist bei der unspezifischen Abwehr beteiligt. Die Tränenflüssigkeit enthält Enzyme, die einige Krankheitserreger unschädlich machen können, und reinigt die Augen regelmäßig durch ihre Spülfunktion. Der Magensaft hat einen sauren pH-Wert und neutralisiert dadurch viele Erreger bereits nach kurzer Zeit.

Phagozytose → S. 194

Spezialisierte Blutzellen, die zur Gruppe der Leukozyten gehören, können eingedrungene Erreger in sich aufnehmen und vernichten (›Phagozytose‹). Zu dieser Zellgruppe gehören die **Makrophagen**. Sie können phagozytierte Substanzen anderen Blutzellen präsentieren, die an der spezifischen Immunabwehr beteiligt sind, und beschleunigen somit die spezifische Immunantwort. Die so genannten Killerzellen erkennen körpereigene Zellen, die z.B. durch einen eingedrungenen Virus Veränderungen an der Zelloberfläche aufweisen, und vernichten diese, ehe der Virus sich weiter vermehren kann.

1.2.3 Spezifische Abwehr

Das Immunsystem (spezifische Abwehr)

Die spezifische Immunabwehr basiert auf dem Prinzip, dass spezialisierte Körperzellen nach einem vorausgegangenen Erstkontakt mit einem Erreger diesen bei erneuter Infektion wiedererkennen und sehr schnell eine spezifische, nur auf diesen Erreger abgestimmte Immunabwehr einleiten. Die Erinnerung an den Erreger wird in **Gedächtniszellen** bewahrt, die die Information untereinander austauschen können. Die spezifische Immunabwehr ruht auf zwei Säulen: der humoralen und der zellulären Immunantwort.

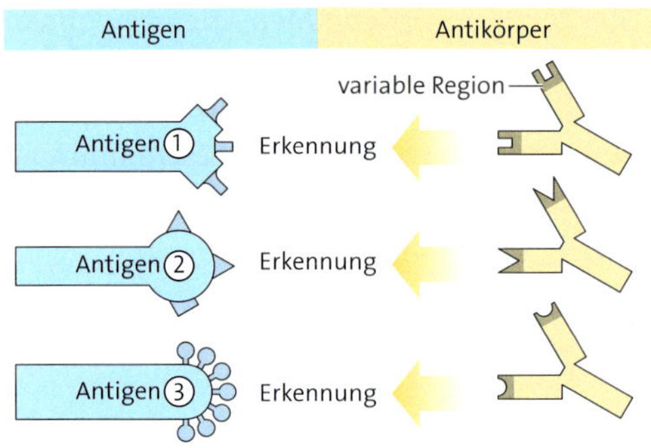

Abb. 1 Schematische Darstellung des Schlüssel-Schloss-Prinzips: Antikörper haben eine variable Stelle, die sehr spezifisch auf die Oberflächenstruktur des Antigens ausgerichtet ist.

Humorale Immunabwehr

Die humorale Immunantwort geht von speziellen Eiweißmolekülen aus, die im Blut zu der Gruppe der Globuline gehören. Sie werden Immunglobuline oder auch Antikörper genannt. Antikörper werden von aktivierten B-Lymphozyten, die als Plasmazellen bezeichnet werden, produziert (Abb. 2). Die Antikörper erkennen mit einer variablen Region in ihrer Oberflächenstruktur Bestandteile der Fremdsubstanz, die als Antigen bezeichnet werden (Abb. 1). Dabei binden Antikörper mit ihrer variablen Region, die nur Antikörper dieser Spezifität haben, nach dem Schlüssel-Schloss-Prinzip an einen prägnanten Bestandteil des Antigens. So bilden sich Antigen-Antikörper-Komplexe, die die Fremdsubstanzen miteinander verklumpen lassen und dadurch unschädlich machen. Parallel werden B-Lymphozyten dazu angeregt, selbst größere Mengen von Antikörpern zu produzieren. Andere Bestandteile des Immunsystems, die durch chemische Signale alarmiert werden, sind an dem weiteren Ablauf der Immunreaktion beteiligt und vernichten den Erreger vollständig.

Zelluläre Immunantwort

Die zelluläre Immunabwehr wird durch die T-Lymphozyten gewährleistet. Diese Zellen, die ebenso wie die **B-Lymphozyten** zur Gruppe der Leukozyten gehören, erkennen Antigene und binden sich mit einer variablen Region in ihrer Oberfläche, die für dieses Antigen spezifisch ist, an die Fremdsubstanz. Hierzu benötigen sie meist Makrophagen, die die Fremdsubstanz phagozytieren und deren Antigenstrukturen auf ihrer Oberfläche den T-Lymphozyten präsentieren. Eine Untergruppe der **T-Lymphozyten**, die T-Killerzellen, können die infizierten Zellen vernichten. T-Helferzellen spielen eine wichtige Rolle in der Zusammenarbeit mit der humoralen Immunantwort, weil sie B-Lymphozyten bei der Antikörperproduktion unterstützen.

Humorale und zelluläre Immunabwehr greifen eng ineinander und werden durch die unspezifische Abwehr in ihrer Funktion unterstützt.

Abb. 2 Zusammenspiel von unspezifischer und spezifischer Abwehr

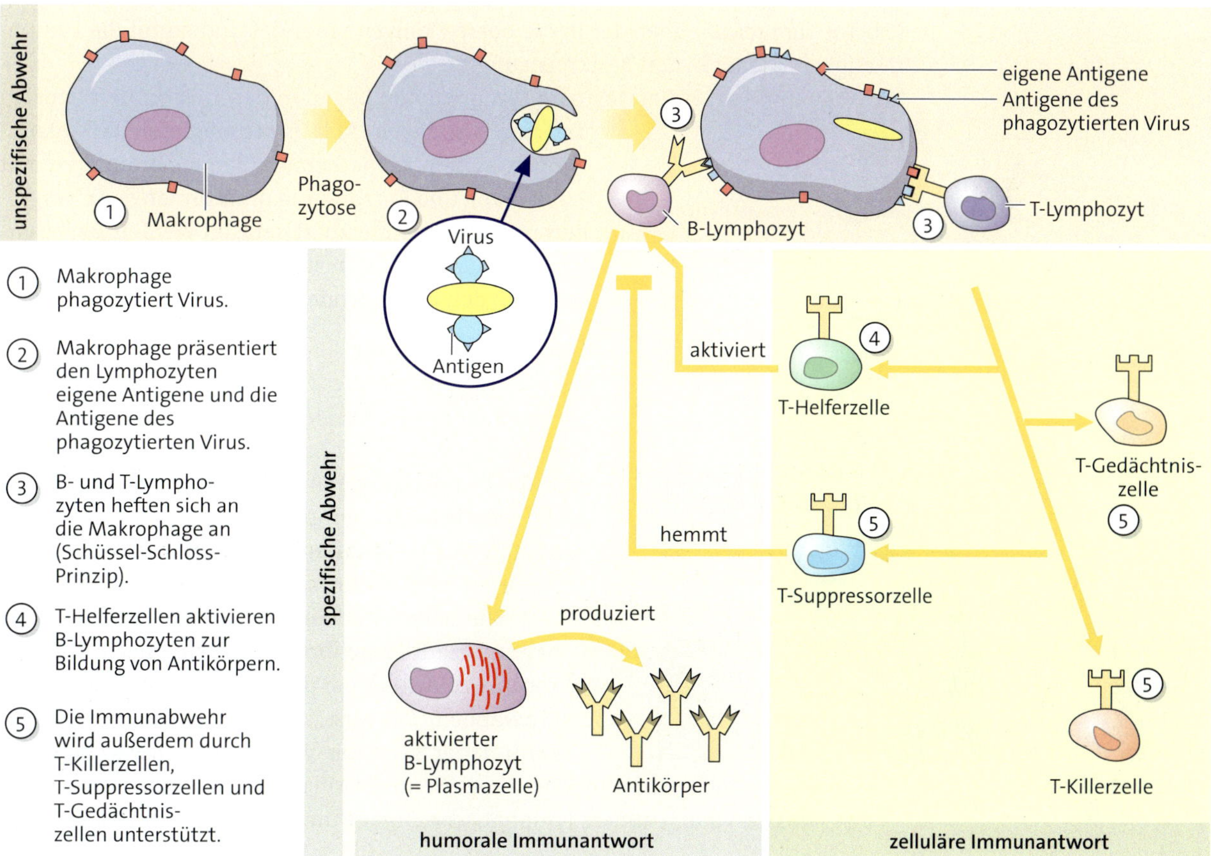

1. Makrophage phagozytiert Virus.
2. Makrophage präsentiert den Lymphozyten eigene Antigene und die Antigene des phagozytierten Virus.
3. B- und T-Lymphozyten heften sich an die Makrophage an (Schüssel-Schloss-Prinzip).
4. T-Helferzellen aktivieren B-Lymphozyten zur Bildung von Antikörpern.
5. Die Immunabwehr wird außerdem durch T-Killerzellen, T-Suppressorzellen und T-Gedächtniszellen unterstützt.

1.2.4 Lymphatisches System

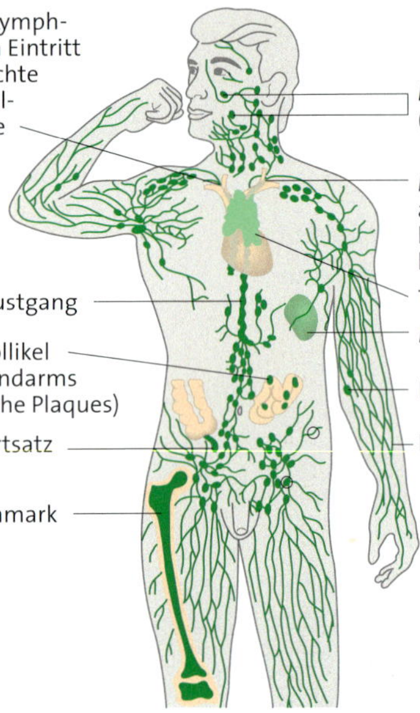

Abb. 1 Lymphatische Organe

Lymphe und Lymphknoten

Das lymphatische System dient der Immunabwehr. Es besteht aus den **lymphatischen Organen**, in denen Lymphozyten als Träger der spezifischen Immunabwehr heranreifen (Abb. 1) und den **Lymphbahnen**. Aus allen Körpergeweben wird eine Flüssigkeit, die **Lymphe**, entleert (drainiert). Die Lymphe weist eine niedrigere Eiweißkonzentration als Blut auf und beinhaltet viele Lymphozyten. In der Lymphe wird das Gewebswasser abtransportiert. Zusätzlich nimmt die Lymphe aus dem Darm Nahrungsfette auf.

Die Lymphe wird von den Lymphkapillaren aufgenommen. Diese beginnen blind im Gewebe und vereinigen sich zu den regionalen Lymphbahnen.

Die regionalen Lymphbahnen münden in den Lymphknoten. In den **Lymphknoten** wird die Lymphe gefiltert, Fremdkörper aufgenommen, Plasmazellen zur Antikörperproduktion angeregt und T-Lymphozyten in die Lymphe abgegeben. Die Lymphe wird dann aus den Lymphknoten in die großen Venen und damit in den Blutkreislauf weitergeleitet. Die abführenden Lymphgefäße der Beine und des Beckens sammeln sich im Bereich der Bauchaorta und bilden hier eine große Lymphzisterne (Abb. 2). Diese geht nach oben hin in den Milchbrustgang (Ductus thoracicus) über, der in die obere Hohlvene mündet und damit die Lymphflüssigkeit wieder in den Blutkreislauf gibt.

Wichtige und von außen tastbare Lymphknoten liegen in den Leisten, den Achseln und im Halsbereich (Abb. 2). Sie reagieren auf Entzündungen in dem Körperbereich, den sie drainieren, mit Schwellung und Entzündung und können dann vergrößert und druckschmerzhaft getastet werden. Bei bösartigen Tumoren reichern sich Tochterzellen des Tumors häufig in den versorgenden Lymphknoten an.

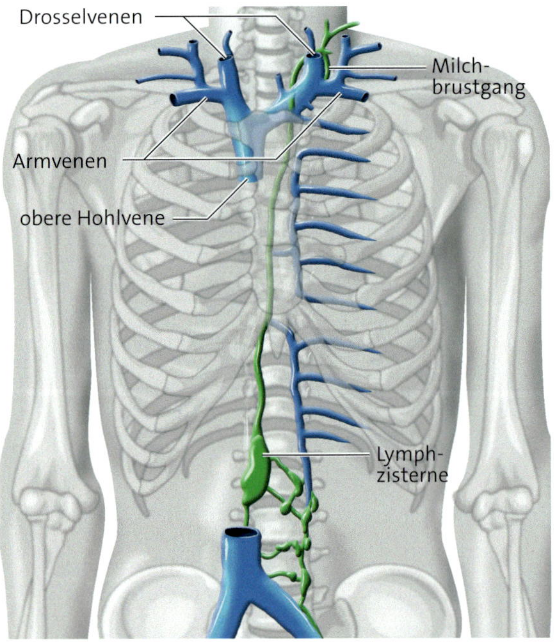

Abb 2 Verlauf der Lymphgefäße

Lymphatische Organe

Zu den lymphatischen Organen gehören neben den Lymphknoten die Milz, der Thymus und die Mandeln (Tonsillen) im lymphatischen Rachenring. Außerdem sind die Lymphgewebe am Darm sowie das Knochenmark wichtig bei der lymphatischen Immunabwehr.

- **Milz (Lien)**: Die Milz liegt im linken Oberbauch. Sie filtert nicht mehr funktionsfähige Blutzellen aus dem Blut heraus und dient als Blutspeicher. Sie beinhaltet viele B-Lymphozyten, die sich nach Antigenkontakt zu Antikörper produzierenden Plasmazellen umwandeln. Die Milz ist sehr stark durchblutet und kann daher bei einer Verletzung der Milzkapsel zu lebensbedrohlichen Blutungen führen. Wenn die Milz entfernt werden muss, kann ihre Funktion durch andere lymphatische Organe übernommen werden.

- **Thymus**: Der Thymus liegt hinter dem Brustbein. Er hat die Aufgabe, T-Lymphozyten nach einem Antigenkontakt zu prägen und dient damit dem Aufbau einer spezifischen zellulären Immunabwehr. Er ist daher in der Kindheit und Jugend ausgeprägt und bildet sich später zurück.
- **Mandeln (Tonsillen)**: Der lymphatische Rachenring wird aus der Gaumen-, Rachen- und Zungenmandel gebildet. Die Tonsillen dienen der ersten spezifischen Infektionsabwehr gegen Erreger, die aus dem Nasen-Rachen-Raum eindringen. In dem Tonsillengewebe liegen eingewanderte Lymphozyten und Makrophagen, die durch einen Antigenkontakt sensibilisiert werden und sich in Plasmazellen oder immunkompetente T-Lymphozyten umwandeln können. Bei einer akuten Infektion schwellen die Tonsillen an („Mandelentzündung") und können bei Beteiligung von Bakterien Eiterstippchen (Eiterbeläge) bilden.
- **Lymphatisches Gewebe im Darm**: Die unteren Darmabschnitte enthalten lymphatisches Gewebe in der Schleimhaut, das für die Infektionsabwehr zuständig ist.

1.3 Veränderungen über die Lebensspanne

	Neugeborene und Säuglinge		Kleinkinder	Pubertierende		Erwachsene	Alte und Hochbetagte
	Neugeborene	Säuglinge (Werte langsam absinkend mit dem Alter)	Kleinkinder	Schulkinder	Jugendliche	Erwachsene	Alte und Hochbetagte
Blutbild	physiologisch höhere Zellzahlen	niedrigere Werte als die Normalwerte des Erwachsenen, bis zum 6. Lebensmonat Normalisierung, Thrombozyten normalisieren sich erst zum Ende des ersten Lebensjahres	HK 34–40 %; Hb 11,5–13,5 g/dl; Leukozyten: 10,6 x 10^9/l; Erythrozyten: 3,9–5,3 Mio/µl	HK 35–45 %; Hb 11,5–15,5 g/dl; Leukozyten: 8,5 x 10^9/l Erythrozyten: 4,0–5,2 Mio/µl	HK: Mädchen 36–46 %, Jungen 37–49 %; Hb: Mädchen 12–16 g/dl, Jungen 13–16 g/dl; Leukozyten: 7,8 x 10^9/l Erythrozyten: Mädchen 4,1–5,1 Mio/µl, Jungen 4,5–5,3 Mio/µl	HK: Frauen 37–47 %, Männer 40–45 % Hb: Frauen 12–16 g/dl, Männer 14–18 g/dl; Erythrozyten: Frauen 4,3–5,2 Mio/µl, Männer 4,8–5,9 Mio/µl; Leukozyten: 4–10 x 10^9/l Thrombozyten: 150–400 x 10^9/l	
Immunsystem	Immunstatus von der Mutter übernommen	eigene Abwehr wird aufgebaut durch den Kontakt mit der Umwelt	Schulung und Aufbau des Immunsystems; Kinderkrankheiten sind typisch	höchste Aktivität des Immunsystems; im Schulkindalter haben die Serumglobuline den Wert des Erwachsenenalters erreicht	Ausbildung des Immunsystems abgeschlossen	Immunstatus wird erhalten; Neuanpassungen können langsamer verlaufen als bei Kindern	Aktivität des Immunsystems nimmt ab, aus diesem Grund verlaufen Infektionserkrankungen heftiger als bei Kindern

	Neugeborene und Säuglinge		Kleinkinder	Pubertierende		Erwachsene	Alte und Hochbetagte
	Neugeborene	Säuglinge (Werte langsam absinkend mit dem Alter)	Kleinkinder	Schulkinder	Jugendliche	Erwachsene	Alte und Hochbetagte
Blutvolumen	80–100 ml/kg Körpergewicht	7–8 % des Körpergewichtes				ca. 5 l	
Thymus				maximale Ausdehnung und Aktivität			zum Großteil in Fettgewebe umgewandelt
Blutbildung	im gesamten Knochenmark	im gesamten Knochenmark	im gesamten Knochenmark	in den großen Röhrenknochen und den platten Knochen	an den Enden der großen Röhrenknochen und den platten Knochen	an den Enden der großen Röhrenknochen und den platten Knochen	nur noch in geringem Maß in den Enden der großen Röhrenknochen und den platten Knochen – nur noch ca. 50 % im Vgl. zum Jugendlichen

Wiederholungsfragen

1. Nennen Sie die Funktionen des Blutes, ordnen Sie die Funktionen den einzelnen Bestandteilen des Blutes zu.
2. Wie lange leben Erythrozyten?
3. Vergleichen Sie Blutplasma und Blutserum miteinander.
4. Beschreiben Sie den Vorgang der Phagozytose.
5. Erläutern Sie, warum beim Erwachsenen eine Knochenmarkspunktion am Brustbein und am Beckenkamm durchgeführt werden kann.
6. Erläutern Sie, weshalb einer Person mit der Blutgruppe A, Rhesus-positiv, nicht Blut der Blutgruppe B, Rhesus-positiv, transfundiert werden darf.
7. Stellen Sie die aktive Immunisierung und die passive Immunisierung gegenüber.
8. Wann entwickelt sich die physiologische Hautflora?

1.4 Ausgewählte Erkrankungen

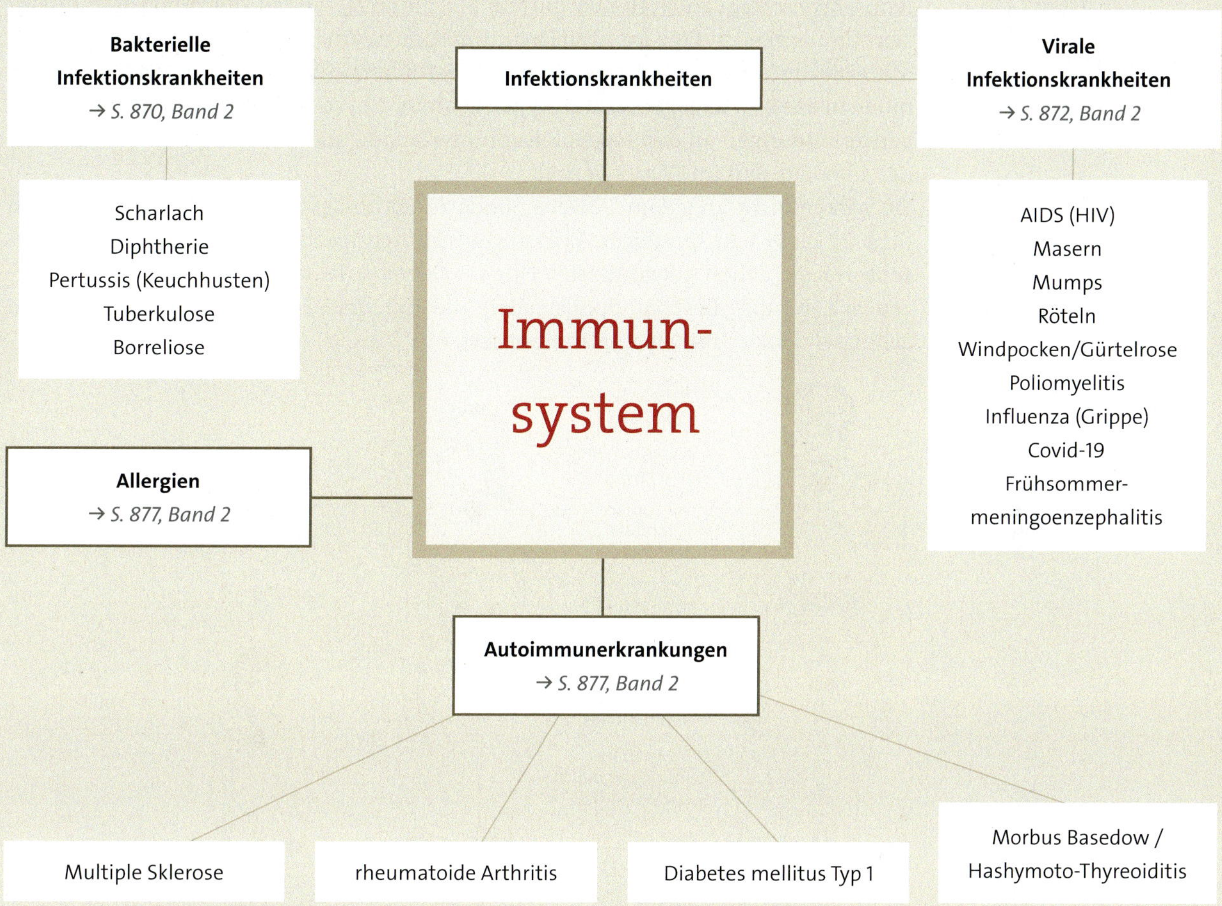

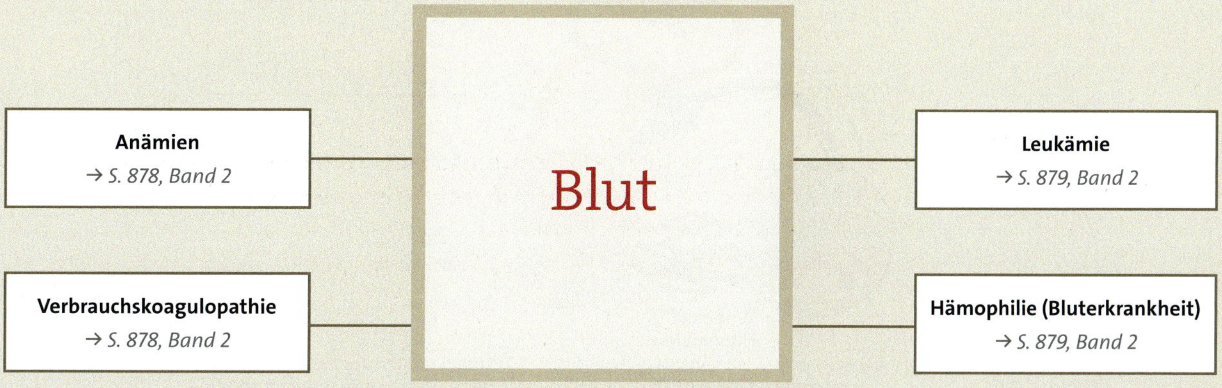

2 Hormonsystem

Hormon-steuerung

Hormone sind Botenstoffe des Körpers, die Informationen von einem Organ oder einem Gewebe zum anderen übermitteln. Hormone werden in Hormondrüsen produziert und wirken auf die meisten Organfunktionen ein (Abb. 1).
Mit Ausnahme der Neurohormone des Hypothalamus werden die produzierten Hormone in das Blut abgegeben. Der Hypothalamus gibt seine Neurohormone über Nervenverbindungen an den Hypophysenhinterlappen ab. Alle anderen Hormone werden über das Blut im Körper verteilt.
Sie wirken nicht an jedem Gewebe, sondern nur an dem entsprechenden Zielorgan (Abb. 2). Diese sehr spezifische Wirkung wird durch spezielle Bindungsstellen, die **Rezeptoren** der Zellen, gewährleistet. Nur das Gewebe, das die Hormonwirkung umsetzen soll, besitzt diese Bindungsstellen, die mit dem Hormonmolekül nach dem Schlüssel-Schloss-Prinzip zusammenpasst.

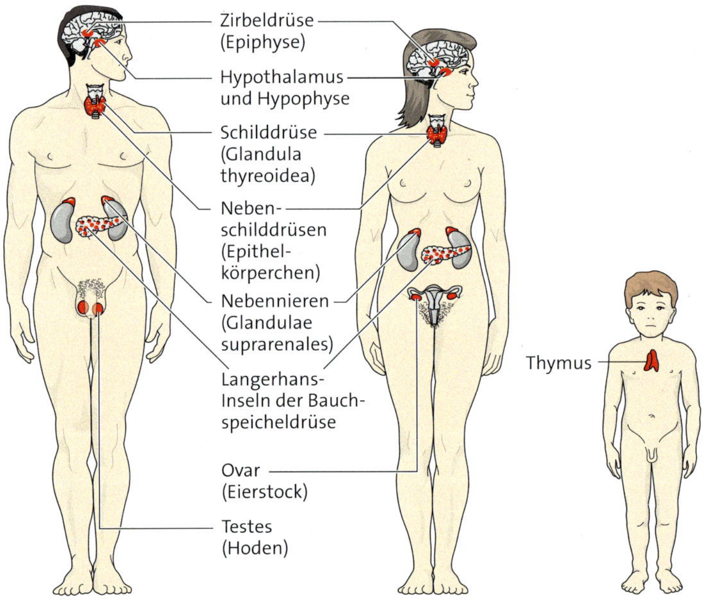

Abb. 1 Lage der Hormondrüsen

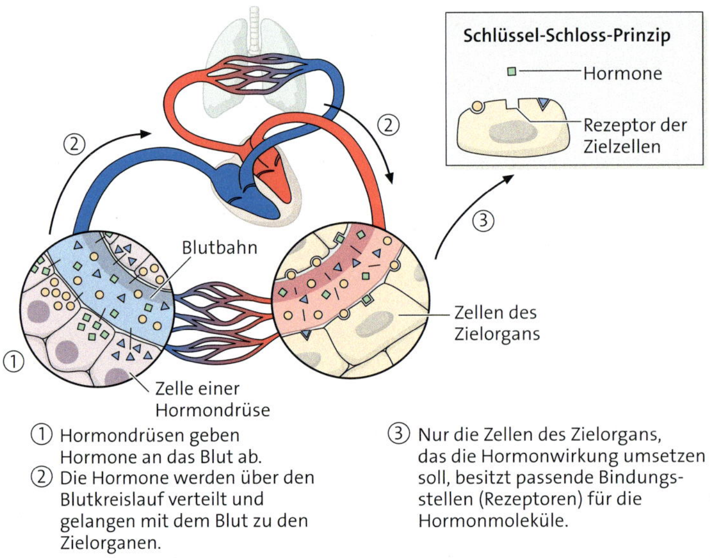

Abb. 2 Hormonproduktion und Hormonwirkung

2.1 Einteilung und Wirkungsweise von Hormonen

Ausgehend von ihrem chemischen Aufbau lassen sich Hormone in drei Stoffklassen einteilen:

- Peptidhormone, z. B. Insulin
- Steroidhormone, z. B. Östrogen
- Hormone, die Abkömmlinge der Aminosäure Tyrosin sind

Die **Peptidhormone** bestehen aus mehreren Aminosäuren und können weiter unterteilt werden in kleine Oligopeptide (z. B. ADH), größere Polypeptide (z. B. Insulin) und Glykoproteine (z. B. FSH). Die Glykoproteine enthalten noch zusätzliche Kohlenhydratketten. Da ein Teil der Aminosäuren elektrisch geladen sind, sind diese Hormone hydrophil. Sie benötigen im Blut keine zusätzlichen Transportproteine, können aber die lipophile Zellmembran nicht durchdringen. Ihre Wirkung entfalten Peptidhormone über Rezeptoren auf der Zellmembran. Die Rezeptoren aktivieren entweder eine ›Proteinkinase‹ oder einen sogenannten Second Messenger, z. B. die ›Adenylatcyclase‹ (Abb. 3). Über beide Wege werden gezielt Enzyme aktiviert, wobei über den Second Messenger eine stärkere und vielfältigere Reaktion ausgelöst wird.

Steroidhormone sind Abkömmlinge des Cholesterins und lipophil. Dadurch können sie die Zellmembran leicht durchdringen, müssen aber im hydrophilen Blut an Transportproteine gebunden werden. Im ebenfalls hydrophilen Zellplasma bilden sie mit Rezeptoren sogenannte Rezeptor-Hormon-Komplexe, die sich an spezifische DNS-Abschnitte anlagern können (Abb. 3). So beeinflussen sie die Transkription bestimmter Gene und die Proteinbiosynthese.

Zu den **Tyrosinabkömmlingen** gehören z. B. Adrenalin, Dopamin und die Schilddrüsenhormone. Die Schilddrüsenhormone, z. B. Thyroxin, sind lipophil und benötigen wie die Steroidhormone im Blut Transportproteine und intrazelluläre Rezeptoren (Abb. 3).

Proteinkinase
Enzyme, die eine Phosphatgruppe vom Adenosintriphosphat (ATP) auf ein anderes Enzym übertragen und es dadurch aktivieren.

Adenylatcyclase
Enzym, das die Reaktion vom ATP zum ringförmigen cAMP (zyklisches Adenosinmonophosphat) katalysiert.

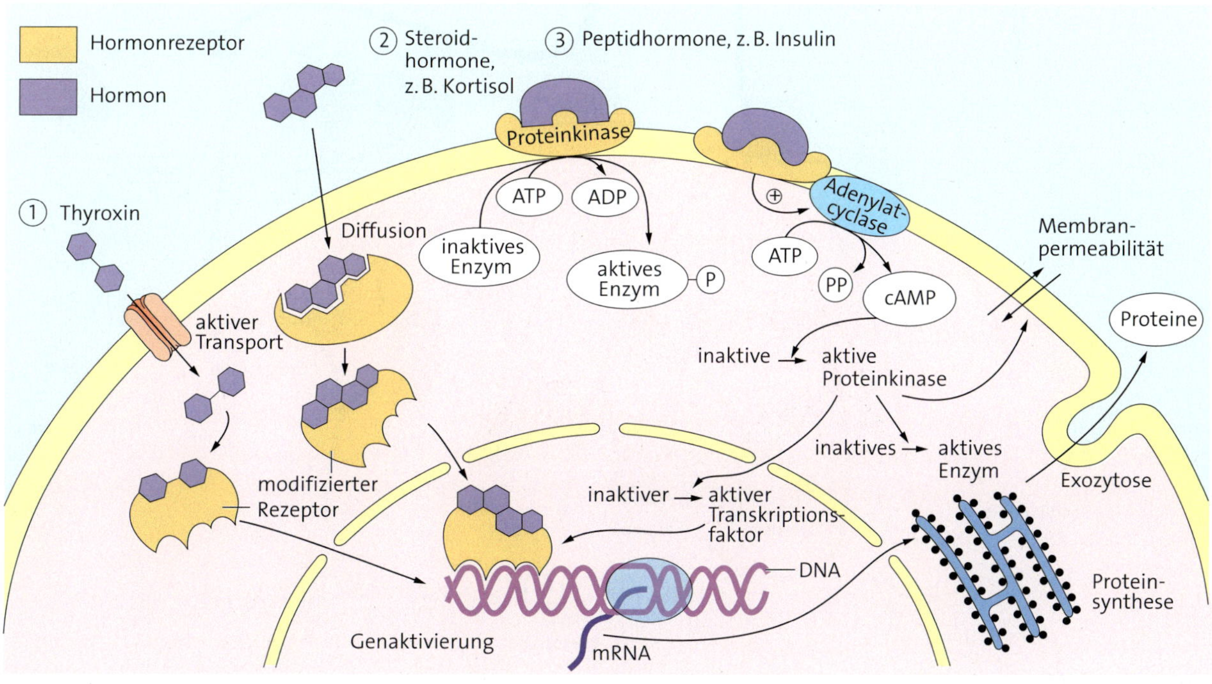

Abb. 3 Direkte (1 und 2) und indirekte (3 und 4) zelluläre Wirkungsweise von Hormonen

2.2 Hirnanhangsdrüse

Hypothalamus → S. 206

Zentrale Schaltstation für die meisten Hormone ist die Hirnanhangsdrüse (Hypophyse). Die Hypophyse wird vom ›Hypothalamus‹ durch chemische Reize beeinflusst. Die Hypophyse besteht aus zwei Teilen:

- **Vorderlappen**: Im Vorderlappen der Hypophyse werden durch unterschiedliche Drüsenzellen Hormone produziert, die andere Körperorgane steuern (Abb. 1). Der Vorderlappen wird daher auch als Drüsenteil bezeichnet.
- **Hinterlappen**: Der Hinterlappen steht mit dem Hypothalamus in direkter Nervenverbindung. Hier werden Hormone aus dem Hypothalamus gespeichert und bei Bedarf an das Blut abgegeben.

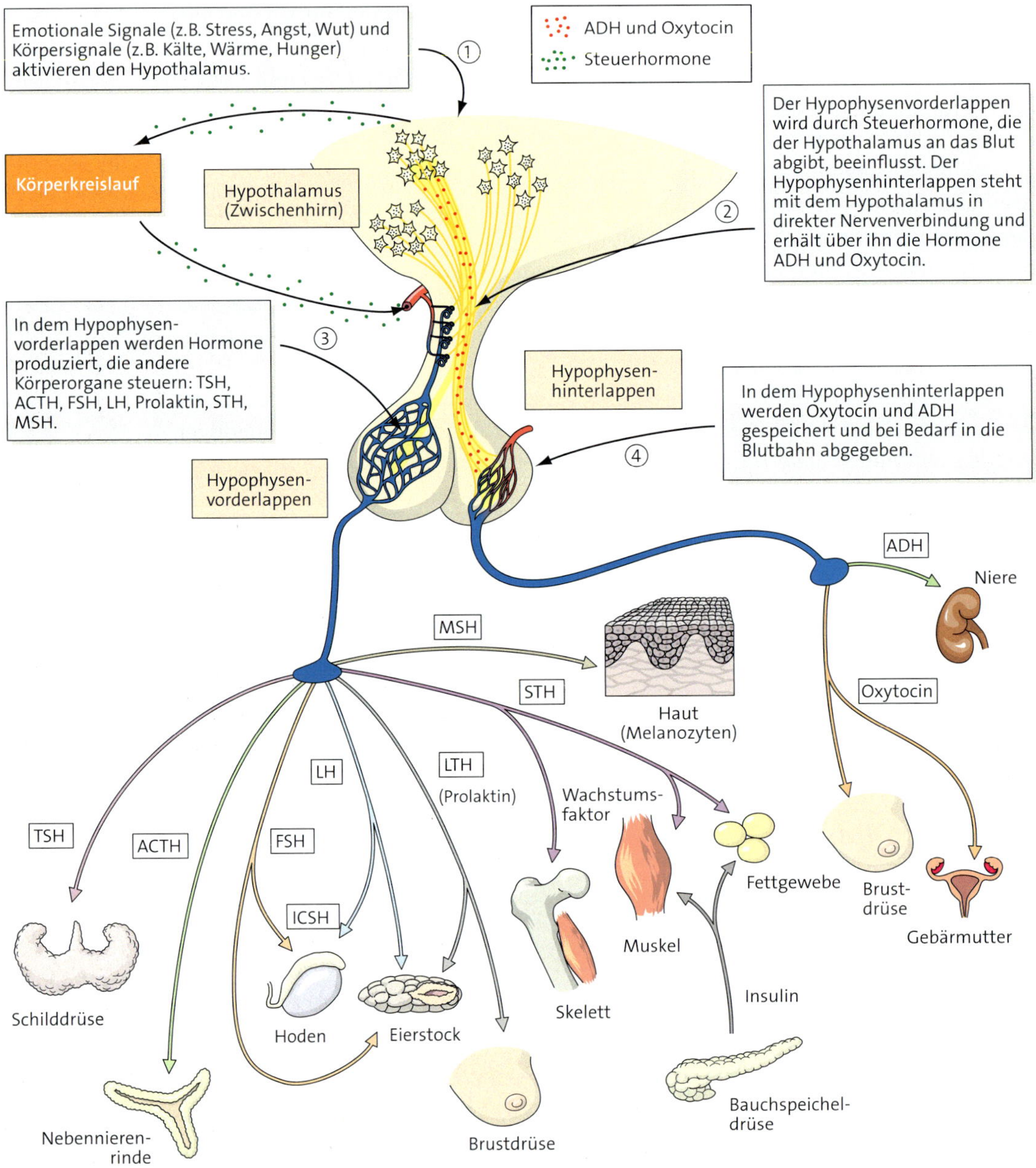

Abb. 1 Hormonproduktion in der Hypophyse

Hormonbildung im **Hypophysenvorderlappen**:

- **TSH** (Thyreoideastimulierendes Hormon): TSH regt die Schilddrüse zur Hormonproduktion an.
- **ACTH** (Adrenocorticotropes Hormon): Durch ACTH wird die Nebennierenrinde zur Hormonproduktion angeregt.
- **LH** (Luteinisierendes Hormon) und **FSH** (Follikelstimulierendes Hormon): Steuern bei der Frau den Zyklus und die Östrogen- und Progesteronproduktion, beim Mann die Samenbildung und die Testosteronproduktion.
- **MSH** (Melanozytenstimulierendes Hormon): MSH fördert die Pigmentbildung der Haut.
- **STH** (Somatotropes Hormon): Durch STH werden das Wachstum und der Stoffumsatz gefördert.
- **LTH** (Luteotropes Hormon; **Prolaktin**): LTH regt in der Brustdrüse der Frau die Milchbildung an.

Die Neurohormone Oxytocin und ADH werden im Hypothalamus gebildet. Die Hormonspeicherung und -abgabe erfolgt im **Hypophysenhinterlappen**:

- **Oxytocin**: Fördert die Gebärmutterkontraktion und die Milchsekretion der Brustdrüse, die Ausschüttung von Oxytocin unterstützt zwischenmenschliche Bindungen. So unterstützt es die Bindung zwischen Mutter und Kind und ist somit ein wichtiger Faktor für das Bonding, welches den Aufbau einer Vertrauensbasis innerhalb der ersten Lebenstage bezeichnet. Oxytocin wird auch als „Kuschelhormon" bezeichnet. Es wird durch Hautkontakt und Streicheln freigesetzt.
- **ADH** (Antidiuretisches Hormon): Dieses Hormon fördert in den Nieren die Rückresorption von Wasser und drosselt die Urinausscheidung.

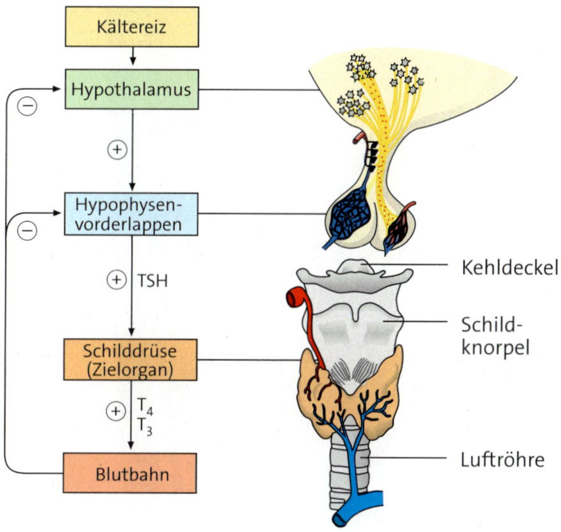

Abb. 2 Regelkreis der Schilddrüsenhormonproduktion

Hypophysenhormone führen in den untergeordneten Hormondrüsen (z.B. Schilddrüse, Nebennierenrinde, Eierstock, Hoden) zu einer vermehrten Hormonproduktion. Die Konzentration der in den Zielorganen gebildeten Hormone wirkt wiederum hemmend auf den Hypothalamus und auf die Hypophyse, die bei höheren Konzentrationen z.B. an ›Schilddrüsenhormon‹ die Herstellung von TSH reduziert (Abb. 2). Durch diesen Kreislauf entsteht ein konstantes Gleichgewicht der Hormonkonzentrationen im Blut, das dennoch flexibel auf äußere Reize, die z.B. über den Hypothalamus vermittelt werden, reagieren kann.

Schilddrüsenhormon → S. 210

Die Hormondrüsen – mit Ausnahme der Keimdrüsen – funktionieren ab der Geburt selbständig. Beim Neugeborenenscreening werden zwischen 2. und 3. Lebenstag Tests zur Früherkennung von Hormon- und Stoffwechselerkrankungen durchgeführt. Meist wird der Test im Zusammenhang mit der U2-Vorsorgeuntersuchung durchgeführt.

2.3 Zirbeldrüse

Die Zirbeldrüse (Epiphyse) ist eine zapfenförmige sehr kleine Hormondrüse an der Basis des Gehirns. Sie befindet sich in der Sella turcica (Türkensattel) und wiegt 0,1–0,2 g. Die Epiphyse produziert Melatonin, welches den Tag-Nacht-Rhythmus steuert.

Melatonin führt zu Müdigkeit und sorgt so dafür, dass der Körper Erholung im Schlaf finden kann. Während der Nachtstunden wird Melatonin gebildet und ausgeschüttet, Licht – insbesondere Tageslicht mit einem hohen UV-Anteil – hemmt die Bildung und Ausschüttung von Melatonin. Stattdessen wird der Neurotransmitter Serotonin, der als Gegenspieler des Melatonins gilt, freigesetzt. Serotonin hebt die Stimmung und wird auch als Glückshormon bezeichnet. Die Epiphyse befindet sich in enger Nachbarschaft zum Sehnerv und der Sehnervenkreuzung (Chiasma opticum), diese Nähe führt zur Beeinflussung der Epiphyse durch die Reizung des Sehnervs. Diese Funktion ist unabhängig von der Sehfähigkeit, auch bei blinden Personen steuert die Lichtreizung des Sehnervs die Melatoninproduktion.

2.4 Schilddrüse

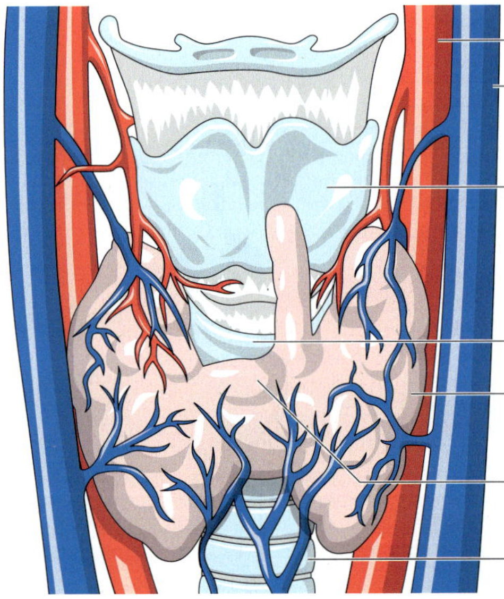

Abb. 1 Schilddrüse

Die Schilddrüse (Glandula thyreoidea) liegt vor der Luftröhre unterhalb des Kehlkopfes. Sie besteht aus zwei Lappen, die in der Mitte in Höhe des 2. bis 4. Luftröhrenknorpels durch eine Gewebsbrücke, den sogenannten Isthmus, miteinander verbunden sind (Abb. 1).

Die Schilddrüse ist ein Drüsenorgan, das Schilddrüsenhormone produziert. Die Hormone können in der Schilddrüse gespeichert und so bei entsprechenden Außenreizen in größerer Menge an das Blut abgegeben werden. Für die Produktion der Hormone wird Jod benötigt, das mit der Nahrung aufgenommen wird. Bei unzureichender Jodzufuhr kann es daher zu einem Mangel an Schilddrüsenhormonen kommen. Die Schilddrüsenhormone sind die beiden einander ähnlichen Moleküle **Thyroxin** (T4) und **Trijodthyronin** (T3), die folgende Funktionen haben:

- **Stoffwechsel**: wird beschleunigt, der Grundumsatz steigt
- **Körpertemperatur**: wird erhöht
- **Herz**: Puls beschleunigt sich, der Blutdruck steigt
- fördern **Wachstum**, **Reifung des Gehirns** und **Knochenentwicklung** bei Kindern

Insbesondere in der Wachstumsphase ist eine ausreichende Zufuhr von Jod wichtig, damit die notwendige Menge an Schilddrüsenhormonen produziert werden kann. Reicht die Jodzufuhr nicht aus, kommt es im Kindesalter zur Minderentwicklung des Gehirns und die intellektuellen Fähigkeiten können nicht optimal ausgebildet werden. Des Weiteren kommt es zu Minderwuchs. Um diesem Phänomen vorzubeugen, werden Nahrungsmittel mit Jod angereichert. Jodmangel führt im weiteren Lebensalter zum Wachstum der Schilddrüse und damit zum Krankheitsbild ›Struma‹.

Struma → *S. 883, Band 2*

In anderen Zellen der Schilddrüse (C-Zellen) wird **Calcitonin** produziert. Calcitonin steigert den Kalziumeinbau in den Knochen und erhöht gleichzeitig die Kalziumausscheidung in der Niere. Durch beide Vorgänge wird die Kalziumkonzentration im Blut gesenkt. Calcitonin ist der hormonelle Gegenspieler des Parathormons, das in den Nebenschilddrüsen gebildet wird. Beide halten den Kalziumspiegel, der wichtig für die Impulsübertragung an der neuromuskulären ›Synapse‹ ist, konstant.

Synapse → *S. 174*

2.5 Nebenschilddrüsen

Die Nebenschilddrüsen (Glandulae parathyreoideae) sind vier linsengroße Organe, die in zwei Paaren neben der Schilddrüse liegen. Sie produzieren das **Parathormon**. Dieses Hormon mobilisiert Kalzium (Ca^{2+}) aus den Knochen und steigert die Aufnahme von Kalzium aus dem Darm (Abb. 2). Gleichzeitig steigert das Parathormon die Rückaufnahme von Kalzium in der Niere. Das Parathormon kann seine volle Wirkung nur entfalten, wenn der Körper genügend aktives ›Vitamin D‹ (Vitamin-D-Hormon) zur Verfügung stellt (Abb. 3).

Vitamin D → S. 74

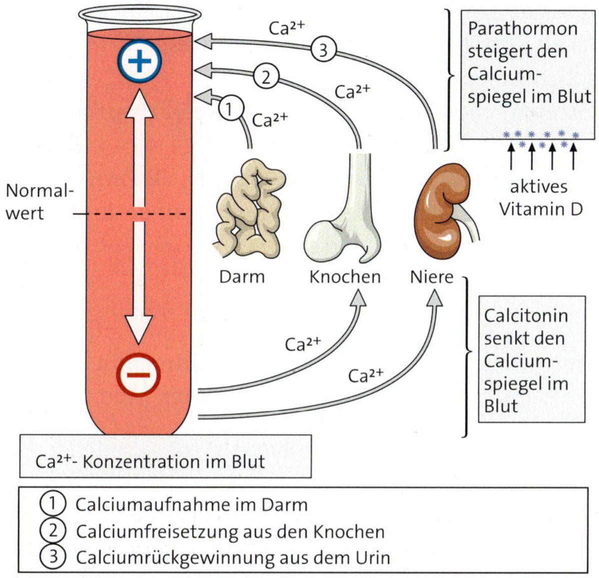

Abb. 2 Einflüsse auf die Kalziumkonzentration im Blut

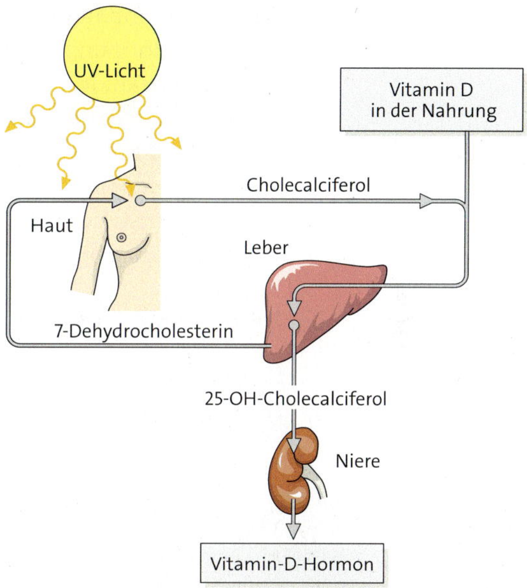

Abb. 3 Bildung des Vitamin-D-Hormons

In der Nahrung ist meist nicht genügend Vitamin D3 enthalten, sodass der Körper über mehrere Vorstufen das aktive **Vitamin D** selbst herstellen muss:

1. In der Leber wird eine Vorstufe des Vitamin D (7-Dehydrocholesterin) erstellt.
2. Diese Vorstufe muss in der Haut durch UV-Licht in ein weiteres Vorvitamin (Cholecalciferol) umgewandelt werden.
3. Das Vorvitamin wird erneut in der Leber umgewandelt in eine inaktive Form.
4. Erst in der Niere entsteht die eigentlich wirksame Substanz, das Vitamin-D- Hormon.

Der Kalziumspiegel im Blut wird über die Wechselwirkung von Parathormon und Calcitonin konstant gehalten. Liegt ein Mangel an Kalzium oder an Vitamin D vor, wird Kalzium aus den Knochen mobilisiert. Dies führt im Kindesalter zu Rachitis und im höheren Lebensalter zu Osteomalazie bzw. Osteoporose.
Im ersten Lebensjahr wird Vitamin D medikamentös substituiert, um die noch nicht ausreichende Biosynthese von Vitamin D auszugleichen. Im weiteren Lebensverlauf steht die ausreichende Zufuhr von Milch und Milchprodukten an erster Stelle, um einen Mangel im Kalziumstoffwechsel zu vermeiden. Reicht dies nicht aus, muss eine Substitution erfolgen.
Aufgrund eingeschränkter Mobilität, vermehrter Lichtempfindlichkeit und anderer Kleidungsgewohnheiten sind alte Menschen dem UV-Licht oft weniger ausgesetzt als jüngere. Das reduziert die Umwandlung der Vitamin-D-Vorstufen in der Haut.

2.6 Nebenniere

Die Nebennieren (Glandulae suprarenalis) sind lebensnotwendige Hormon produzierende Drüsen. Sie liegen kappenförmig dem oberen Nierenpol auf. Die Nebennieren bestehen aus der Nebennierenrinde, die ca. 80–90 % des Gewichts ausmacht, und dem Nebennierenmark.

2.6.1 Nebennierenrinde

Die Nebennierenrinde wird durch das Hormon ACTH (Adrenocorticotropes Hormon) aus der Hirnanhangsdrüse stimuliert. Unter ACTH-Wirkung entstehen hier drei verschiedene Hormongruppen, die als Kortikoide zusammengefasst werden.

- **Glukokortikoide** (z.B. Kortisol): heben den Blutzuckerspiegel an
- **Mineralkortikoide** (z.B. Aldosteron): regulieren den Wasser- und Salzhaushalt (Natrium und Kalium) des Körpers
- **Androgene** (z.B. ›Testosteron‹): männliche Geschlechtshormone, steuern die Geschlechtsentwicklung beim Mann, werden in der Nebennierenrinde in kleinen Mengen auch bei Frauen produziert

Testosteron → S. 184

2.6.2 Nebennierenmark

Das Nebennierenmark produziert wichtige „Stresshormone" (**Noradrenalin** und **Adrenalin**), die bei Aktivierung des ›Sympathikus‹ ausgeschüttet werden (Abb. 1).

Sympathikus → S. 167

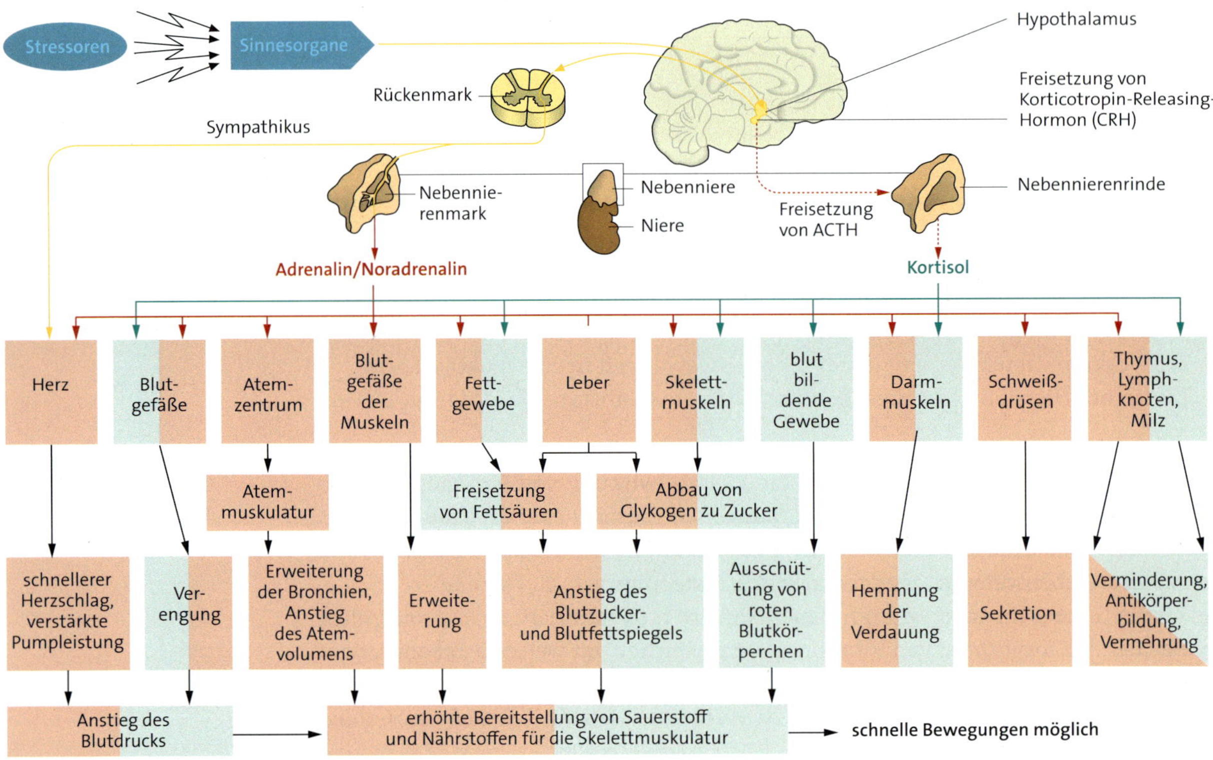

Abb. 1 Schematische Darstellung der Stressreaktion

2.7 Keimdrüsen

Keimdrüsen (Gonaden) sind die hormonproduzierenden Geschlechtsorgane. Dies sind beim Mann die **Hoden** (Testes) und bei der Frau die **Eierstöcke** (Ovarien). Die Keimdrüsen dienen nicht nur der Fortpflanzung, sondern bilden auch Hormone, die in das äußere Erscheinungsbild und die Funktion vieler Organe eingreifen.
Die Keimdrüsen nehmen erst zu Beginn der Pubertät unter dem Einfluss der Releasinghormone und der glandotropen Hormone ihre Funktion auf. Die Funktion der Keimdrüsen muss sich erst einspielen. Zu Beginn kommt es zu einer überschießenden Hormonproduktion, was zu den bekannten Pubertätsproblemen führt.

2.7.1 Hoden

Die Hormonproduktion der ›Hoden‹ wird durch die Hypophysenhormone **FSH** und **LH** angeregt (Abb. 2). Beim Mann wird das Hormon LH auch ICSH (zwischenzellstimulierendes Hormon) genannt. Die Hoden produzieren daraufhin **Testosteron**, das die Ausbildung der primären und sekundären Geschlechtsmerkmale fördert. Testosteron unterstützt zusätzlich den Aufbaustoffwechsel des Körpers und verstärkt das Muskelwachstum (testosteronähnliche Präparate werden daher auch als „›Anabolika‹" zum Doping eingesetzt).

Hoden → S. 183

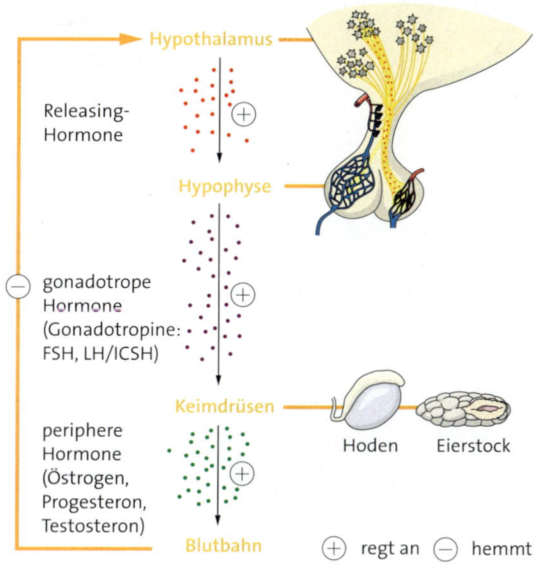

Abb. 2 Regulation der Hormonausschüttung am Beispiel des Regelkreises der Sexualhormone

Anabolikum, -a:
Synthetisch hergestellte Hormone, die dem Testosteron ähneln und den Aufbaustoffwechsel des Körpers, insbesondere den Aufbau der Muskulatur, fördern.

2.7.2 Eierstöcke

Die Hormonproduktion der Ovarien wird ebenfalls durch die Hypophysenhormone **FSH** und **LH** stimuliert. Die ›Eierstöcke‹ produzieren daraufhin Östrogen und **Gestagene**, zu denen das **Progesteron** zählt. Diese Hormone sind für den Zyklusverlauf und die Ausbildung der Geschlechtsmerkmale zuständig.

Eierstöcke → S. 180

2.8 Langerhans-Inseln in der Bauchspeicheldrüse

Der Blutzuckerspiegel wird durch die von den Langerhans-Inseln gebildeten Hormone **Insulin** und **Glukagon** gesteuert. Auch andere Hormone, wie z. B. Kortisol, haben einen Einfluss auf den Blutzuckerspiegel. Neben ›Insulin‹ aus den β-Zellen und ›Glukagon‹ aus den α-Zellen wird in den D-Zellen des Pankreas (und Verdauungstrakts) Somatostatin gebildet, das die Sekretion von Magensaft und Pankreassekret sowie die Magen-Darm-Beweglichkeit hemmt. Der Blutzuckerspiegel wird durch Insulin und Glukagon weitestgehend konstant zwischen 80 und 130 mg/dl (= 4,4–7,2 mmol/l) gehalten.

Insulin → S. 64
Glukagon → S. 64

2.9 Veränderungen über die Lebensspanne

Neugeborene und Säuglinge	Die Keimdrüsen sind angelegt und ruhen in ihrer Funktion bis zur Pubertät. Das Vitamin-D-Hormon wird im ersten Lebensjahr substituiert. Im Neugeborenenscreening zwischen dem 2. und 3. Lebenstag wird das Kind auf Hormon- und Stoffwechselerkrankungen getestet.
Kleinkinder	Die ausreichende Versorgung mit Jodid zur Bildung der Schilddrüsenhormone T3 und T4 muss ggf. über jodiertes Speisesalz gewährleistet werden.
Pubertierende	In der Pubertät nehmen die Keimdrüsen ihre Funktion auf. Der Beginn ist meist durch eine überschießende Hormonproduktion gekennzeichnet. Dies hat die Pubertätszeichen zur Folge, in erster Linie betrifft dies die Haut. Das Wachstum des Kehlkopfes erkennt man am sogenannten Stimmbruch. Über- bzw. Unterfunktionen der Schilddrüse treten auf und werden meist medikamentös therapiert.
Erwachsene	Die Größe der Schilddrüse nimmt mit zunehmendem Alter ab. Gleichzeitig wird Drüsengewebe vermehrt in hormonell inaktives Bindegewebe umgewandelt. Diese Veränderungen führen zu einem Nachlassen der Schilddrüsenfunktion. Auftretende Funktionsstörungen der Schilddrüse oder Jodmangel können zur Struma führen, dies wird operativ und medikamentös therapiert. Mit dem Klimakterium im 4.–5. Lebensjahrzehnt beenden die Ovarien der Frau ihre Funktion. Die sogenannten Wechseljahre haben ähnliche Folgen wie die Pubertät. Auch beim Mann lässt die Testosteronproduktion der Hoden nach.
Alte und Hochbetagte	Im Alter nimmt die Empfindlichkeit der Zielorgane gegenüber hormonellen Einflüssen generell ab. Die Hypophyse reagiert verzögert auf Signale aus dem Hypothalamus, sodass die Konzentration der Hypophysenhormone leicht sinkt. Auch die Empfindlichkeit von Schilddrüse, Nebennierenrinde und Keimdrüsen auf Hypophysenhormone lässt nach. Die Empfindlichkeit der Niere gegenüber ADH aus dem Hypophysenhinterlappen lässt nach. Hierdurch wird weniger Urin zurückresorbiert. Gleichzeitig lässt aufgrund der verminderten ADH-Wirkung das Durstgefühl nach. Bei Frauen steht die ›Osteoporosegefahr‹ im Vordergrund, dies ist die Folge des Vitamin-D-Hormonmangels und des sinkenden Östrogenspiegels.

Osteoporose → *S. 479, Band 2*

Wiederholungsfragen

1. Nennen Sie die verschiedenen Transportwege und die Transportmechanismen, ordnen Sie diese den einzelnen Hormontypen zu.

2. Erläutern Sie die besondere Stellung der Hirnanhangdrüse (Hypophyse) im hormonellen Regelkreis des menschlichen Organismus.

2.10 Ausgewählte Erkrankungen

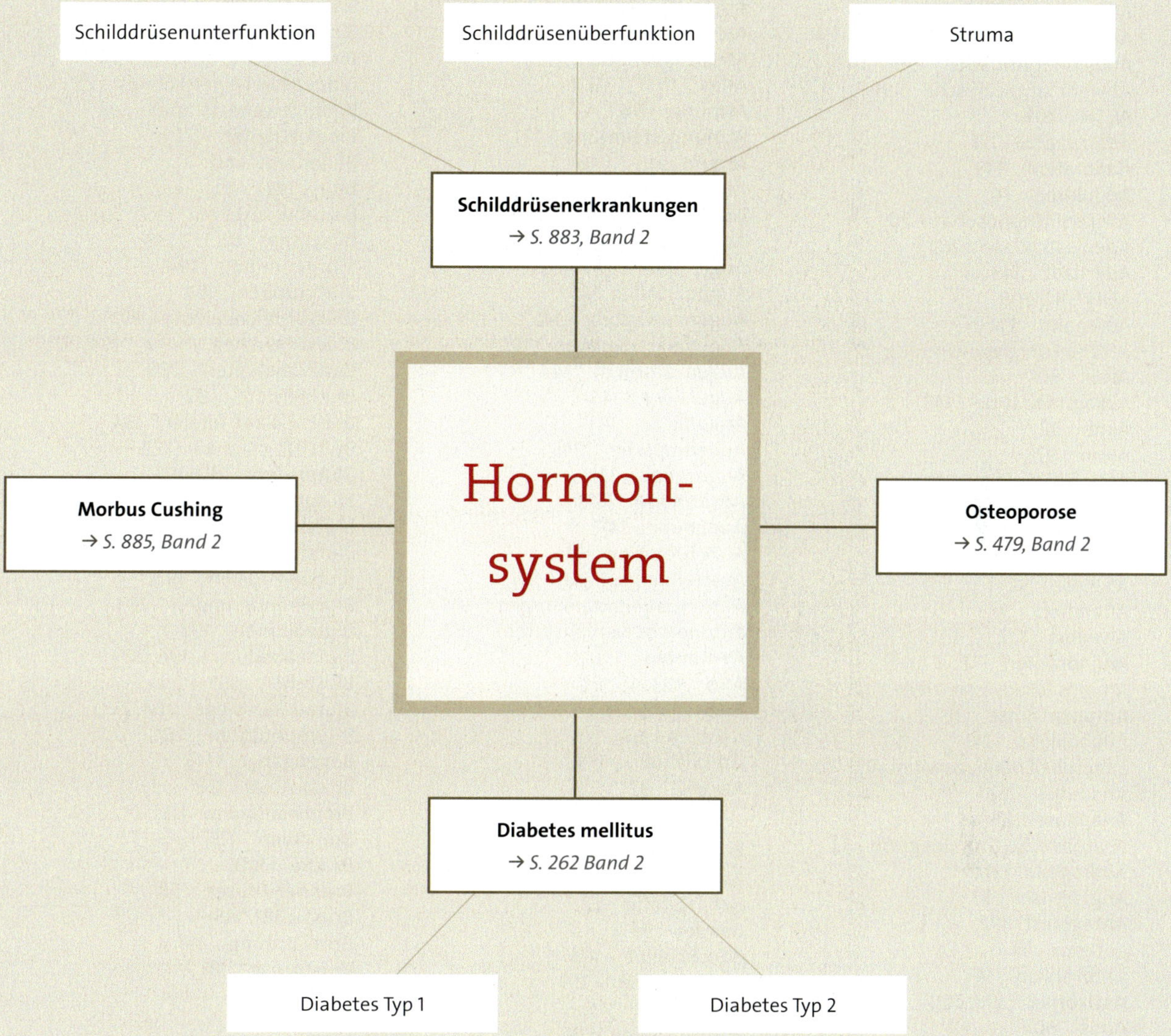

Stichwortverzeichnis

Stichwortverzeichnis

T

U

V

W

Bildquellenverzeichnis

Cover: ***Foto*** **–** Cornelsen/Werner Krüper; ***Logo und Grafik*** **–** Cornelsen Verlag/Rosendahl Berlin – Agentur für Markendesign

S. 11 Abb. 1: Shutterstock.com/Jose Luis Calvo (Mikroskopische Sicht auf die Epidermis); S. **18 Abb. 1:** mauritius images/BSIP/CAVALLINI JAMES; **S. 23 Abb. 2 (ob. li.):** mauritius images/Alamy/MELBA PHOTO AGENCY; **S. 23 Abb. 3 (ob. mi.):** Shutterstock.com/Jose Luis Calvo; **S. 23 Abb. 4 (ob. re.):** mauritius images/Science Source/Biophoto Associates; **S. 23 Abb. 5 (un. li.):** mauritius images/Science Source/Don W. Fawcett; **S. 23 Abb. 6 (un. re.):** mauritius images/Science Source/M. I. Walker; **S. 33 Tab. 1 (alle):** Shutterstock.com/matsabe; **S. 34 Abb. 1 (ob. li.):** Shutterstock.com/MR.Surat Matcha; **S. 34 Abb. 2 (ob. re.):** Shutterstock.com/karelnoppe; **S. 34 Abb. 3 (mi. mi.):** Shutterstock.com/Ukki Studio; **S. 34 Abb. 4 (mi. re.):** Shutterstock.com/Shift Drive; **S. 34 Abb. 5 (un. li.):** Shutterstock.com/DimaBerlin; **S. 34 Abb. 6 (un. re.):** Shutterstock.com/Maridav; **S. 35 Abb. 1:** Shutterstock.com/Blamb; **S. 38 Abb. 2:** Shutterstock.com/Jose Luis Calvo; **S. 38 Abb. 3:** Shutterstock.com/PRASAN MAKSAEN; **S. 42 Abb. 1:** Shutterstock.com/sruilk; **S. 42 Tab. 1 (alle):** Shutterstock.com/matsabe; **S. 45 Abb. 1:** Shutterstock.com/arleksey (Mikrovilli auf der Dünndarmoberfläche); **S. 48 Abb. 1:** mauritius images/Science Source/QA International; **S. 52 Tab. 1 (alle):** Shutterstock.com/matsabe; **S. 61 Abb. 4:** mauritius images/Science Photo Library; **S. 74 Abb. 1:** Shutterstock.com/elenabsl; **S. 78 Tab. 1 (alle):** Shutterstock.com/matsabe; **S. 86 Tab. 1 (alle):** Shutterstock.com/matsabe; **S. 89 Abb. 1:** Shutterstock.com/Jose Luis Calvo (Lichtmikroskopische Aufnahme eines Osteons); **S. 91 Abb. 2:** Shutterstock.com/I. Casavechia; **S. 100 Abb. 2:** Shutterstock.com/DeryaDraws; **S. 108 Tab. 1 (alle):** Shutterstock.com/matsabe; **S. 110 Abb. 1:** Shutterstock.com/medicalstocks; **S. 112 Abb. 1:** Shutterstock.com/medicalstocks; **S. 114 Abb. 2:** Shutterstock.com/Standard Studio; **S. 123 Tab. 1 (alle):** Shutterstock.com/matsabe; **S. 133 Abb. 5:** mauritius images/BSIP/JACOPIN; **S. 138 Tab. 1 (alle):** Shutterstock.com/matsabe; **S. 141 Abb. 1:** Shutterstock.com/SpeedKingz (MRT-Bild eins Gehirns); **S. 142 Abb. 1:** Shutterstock.com/NagyDodo; **S. 144 Abb. 1:** Shutterstock.com/Sakurra; **S. 145 Abb. 2:** Shutterstock.com/Alila Medical Media; **S. 145 Abb. 3:** Shutterstock.com/Blamb; **S. 145 Abb. 4:** Shutterstock.com/BlueRingMedia; **S. 146 Tab. 1 (alle):** Shutterstock.com/matsabe; **S. 149 Abb. 3:** Shutterstock.com/nemoflash; **S. 150 Tab. 1 (alle):** Shutterstock.com/matsabe; **S. 152 Tab. 1 (alle):** Shutterstock.com/matsabe; **S. 154 Abb. 1 (li.):** Shutterstock.com/BlueRingMedia; **S. 154 Abb. 1 (re.):** Shutterstock.com/Jose Luis Calvo; **S. 158 Abb. 2:** Shutterstock.com/Vasilisa Tsoy; **S. 161 Abb. 3 (ob.):** Shutterstock.com/Wirestock Images; **S. 170 Abb. 1:** Shutterstock.com/udaix; **S. 176 Tab. 1 (alle):** Shutterstock.com/matsabe; **S. 168 Abb. 1–3**: Shutterstock.com/W.Y. Sunshine; **S. 179 Abb. 1:** Shutterstock.com/ktsdesign (Spermien nähern sich einer Eizelle); **S. 188 Tab. 1 (alle):** Shutterstock.com/matsabe; **S. 191 Abb. 1:** Shutterstock.com/RomanenkoAlexey (Erythrozyten); **S. 192 Abb. 2:** mauritius images/Alamy/Peter Hermes Furian; **S. 193 Abb. 5:** mauritius images/Alamy/MELBA PHOTO AGENCY; **S. 203 Tab. 1 (alle):** Shutterstock.com/matsabe; **S. 204 Tab. 1 (alle):** Shutterstock.com/matsabe; **S. 214 Tab. 1 (alle):** Shutterstock.com/matsabe

Illustrationen und Grafiken:
Cornelsen/Jörg Mair: S. 12 Abb. 1, S. 14 Abb. 1–2, S. 15 Abb. 3, S. 16 Abb. 1, S. 17 Abb. 2–3, S. 18 Abb. 2–5, S. 19 Abb. 6, S. 22 Abb. 1, S. 24 Abb. 1 + Tab. 1 (1–3, 5, 8) S. 25 Abb. 2, S. 26 Abb. 1–2, S. 27 Abb. 3–5, S. 31 Abb. 2, S. 37 Abb. 2, S. 38 Abb. 1, S. 39 Abb. 4, S. 46 Abb. 1, S. 47 Abb. 4, S. 49 Abb. 2, S. 50 Abb. 1–2, S. 51 Abb. 3, S. 54 Abb. 1, S. 55 Abb. 2, S. 61 Abb. 3, S. 62 Abb. 1, S. 63 Abb. 2, S. 64 Abb. 1, S. 65 Abb. 3, S. 68 Abb. 1, S. 69 Abb. 2–3, S. 71 Abb. 1–2, S. 72 Abb. 1, S. 80 Abb. 1–2, S. 81 Abb. 3, S. 82 Abb. 1–2, S. 83 Abb. 3, S. 84 Abb. 1–2, S. 85 Abb. 3, S. 90 Abb. 1, S. 92 Abb. 1–3, S. 93 Tab. 1 (alle), S. 94 Tab. 1 (alle), S. 95 Abb. 1–2, S. 96 Tab. 1 (1, 2, 5–12), S. 99 Abb. 2–5, S. 100 Abb. 1, S. 101 Abb. 3–5, S. 102 Abb. 1–2, S. 103 Abb. 3–6, S. 104 Abb. 1–2, S. 105 Abb. 3–5, S. 106 Abb. 1–2, S. 107 Abb. 3, S. 108 Abb. 1, S. 111 Abb. 2–3, S. 113 Abb. 2–3, S. 114 Abb. 1, S. 115 Abb. 3, S. 116 Abb. 2, S. 117 Abb. 3–4, S. 118 Abb. 1–2, S. 120 Abb. 1, S. 121 Abb. 3, S. 122 Abb. 1, S. 123 Abb. 2, S. 126 Abb. 1–2, S. 128 Abb. 1, S. 129 Abb. 2, S. 130 Abb. 1, S. 132 Abb. 1–3, S. 133 Abb. 4, S. 134 Abb. 2, S. 135 Abb. 4, S. 136 Abb. 1, S. 143 Abb. 3–4, S. 147 Abb. 1–3; S. 148 Abb. 2; S. 151 Abb. 1, S. 155 Abb. 2, S. 156 Abb. 1–2, S. 157 Abb. 3–4, S. 158 Abb. 1, S. 159 Abb. 3–4, S. 160 Abb. 1, S. 161 Abb. 2, S. 161 Abb. 3 (un.), S. 161 Abb. 4, S. 162 Abb. 1–2, S. 163 Abb. 3–4, S. 164 Abb. 1, S. 165 Abb. 2, S. 166 Abb. 1–4; S. 168 Abb. 4, S. 169

Abb. 5–6, S. 171 Abb. 2, S. 172 Abb. 1, S. 173 Abb. 2–3, S. 174 Abb. 1–2, S. 180 Abb. 2, S. 181 Abb. 3–4, S. 182 Abb. 1, S. 183 Abb. 4, S. 193 Abb. 3–4, S. 194 Abb. 1, S. 195 Abb. 2–3, S. 196 Abb. 1, S. 197 Abb. 3, S. 198 Abb. 1, S. 200 Abb. 1, S. 201 Abb. 2, S. 202 Abb. 2, S. 206 Abb. 1–2, S. 208 Abb. 1, S. 209 Abb. 2, S. 210 Abb. 1, S. 211 Abb. 2–3, S. 213 Abb. 2

Cornelsen/Natascha Welz: S. 16 Tab. 1, S. 59 Abb. 2, S. 192 Abb. 1

Cornelsen/Angelika Kramer: S. 21 Tab. 1; S. 24 Tab. 1 (4, 6, 7); S. 40 Abb. 1, S. 47 Abb. 2–3, S. 57 Abb. 1, S. 58 Abb. 1, S. 60 Abb. 1–2, S. 65 Abb. 2, S. 66 Abb. 1; S. 75 Abb. 2, S.96 Tab. 1 (3, 4), S. 97 Abb. 1, S. 115 Abb. 4, S. 130 Abb. 2, S. 135 Abb. 3, S. 142 Abb. 2, S. 148 Abb. 1; S. 149 Abb. 4–5; S. 168 Abb. 1–3; S. 185 Abb. 2; S. 187 (2–4)

Cornelsen/Gerda Raichle: S. 37 Abb. 1, S. 40 Abb. 2, S. 85 Abb. 4–5, S. 98 Abb. 1, S. 127 Abb. 3, S. 131 Abb. 3, S. 134 Abb. 1, S. 136 Abb. 2, S. 167 Abb. 5, S. 180 Abb. 1, S. 183 Abb. 3, S. 184 Abb. 1, S. 186 Abb. 1, S. 199 Abb. 2, S. 212 Abb. 1

Cornelsen/Karin Mall: S. 182 Abb. 2, S. 202 Abb. 1, S. 207 Abb. 3

Cornelsen/vitaledesign: S. 20 Abb. 1, S. 30 Abb. 1, S. 67 Abb. 2–3, S. 120 Abb. 2, S. 195 Abb. 4, S. 196 Abb. 2